정신의학의 탄생

광기를 합리로 바꾼 정신의학사의 결정적 순간

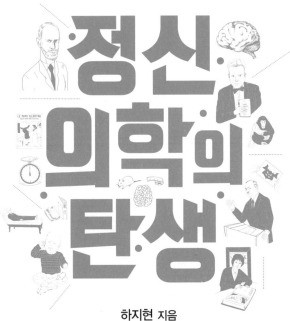

정신
의학의
탄생

하지현 지음

건국대 의학전문대학원 교수

해냄

정신의학 발전의 획기적인 전환점이 된 순간

정신과 의사라는 정체성을 갖기 시작한 지 20년이 조금 넘었다. 그동안 공부하고 진료하면서 마음 한편에서 사라지지 않는 의문은 "무엇을 근거로 이 환자를 판단하는가"였다. 이전까지 의과대학에서 배운 것은 객관적 근거를 중심으로 진단을 내리고, 질병의 원인을 찾아 해결하는 과학적 치료였다. 반면에 정신과적 진단과 치료의 과정은 21세기 첨단과학에 부합하지 않는 듯이 보였기 때문이다. 정신질환의 원인만 해도 한쪽에서는 뇌의 문제로, 다른 한쪽에서는 무의식의 갈등으로 설명한다. 가족력이나 사회적 환경의 압력과 스트레스를 원인으로 보기도 한다. 환자와 질환의 특성에 따라 매번 한쪽의 설명이 잘 들어맞는 경우도 있고, 같은 질환인데도 환자에 따라 다른 설명이 더 그럴듯한 원인이 되기도 한다. 공부하고 환자를 보면 볼수록 정신과가 왜 비과학적이라고 비난받는지 도리어 이해되는 면이 많았다. 혼란만 더해지는 날도 있었다. 설명할 이론이 많다는 것은 답을 모른다는 뜻이기 때문이다. 그러면서도 꾸역꾸역 수백 개의 정신과 질환 진단기준을 외우고, 이론을 공부하고, 수백 가지 약물과 치료법을 익힌 다음 정신과 전문의가 되어 지금껏 일해 왔다. 그리고 공부와 경험이 쌓여가면서 나의 혼란에 그럴 법한 이유가 있다는 것을 조금씩 깨닫게 되었다.

지금 내 앞에 놓인 현대 정신의학이라는 큰 강은 서로 다른 수많은 강줄기에서 하나로 모인 결과물이라는 것을 그동안 놓치고 있었던 것이다. 미친 사람이란 개념 안에 현재의 조현병, 뇌전증(간질), 지적 장애, 신경매독, 알코올의존증 등이 모두 포함되어 있었고, 그들을 사회에서 격리하는 곳이 태초의 정신병원이었다. 정신질환이 뇌 기반의 질환이라는 학파와 마음의 병이라는 학파가 오랫동안 대립해 왔으며, 개인의 문제인지 사회적 환경의 영향인지 논란의 대상이었다. 타고난 기질과 성장 과정의 영향 중 무엇이 우선인지의 문제, 정상과 비정상 사이에 분명한 경계를 세우려는 노력, 사회문화적 변화와 함께 발생하는 개념의 발전, 정신질환 치료는 궁극적으로 생물학적 치료인가 정신 치료인가 아니면 환경과 사회를 변화시켜야 하는가 등 수많은 고민이 각개약진해 왔다. 시기별로 과학적 발견과 사회 분위기의 변화에 따라 우위를 점하기도 하고 비난의 대상이 되기도 하면서 엎치락뒷치락해 온 결과물이 지금 우리가 알고 있는 현대 정신의학이다.

사건과 경험의 누적치가 현재를 구성하듯이, 현대 정신의학에 애매한 부분이 여전히 많은 이유도 인간의 정신세계를 설명하는 방법이 수없이 많고, 수많은 학자들이 이 문제를 설명하기 위해 애써왔기 때문이다. 잘 적용되는 이론은 살아남았고, 일부는 세상의 변화와 새로운 발견으로 도

태되었다. 이 책은 수백 년 동안 현대 의학의 체제에 들어와 자리 잡기 위한 정신의학의 노력을 담고 있다. 정신의학 발전의 전환점이 된 42개의 순간들을 뽑아내서 사진을 찍듯이 몽타주를 작성했다. 이를 펼쳐놓고 보면 형체를 그리기 어려운 인간의 정신세계를 이해하고 치료하기 위해 뇌, 심리, 사회, 문화, 정치, 경제 등 전방위에 걸쳐서 시도했던 사람들의 지난한 노력을 볼 수 있다.

'병리(病理)를 보면 생리(生理)를 더 잘 이해할 수 있다'는 말이 있다. 어디가 문제인지를 보면 어떤 것이 자연스러운 흐름인지 비로소 깨닫게 된다는 의미다. 정신의학이란 기본적으로 마음의 병을 고치는 학문이다. 마음의 병리에 영향을 주는 요소들을 섭렵하고 역사적 흐름을 관찰하고 나면, 이제 어떤 마음이 평온하고 건강한 것인지, 어떤 세상이 안전하고 이상적인 사회인지 나름의 그림이 그려질 것이라 믿는다.

지난 1년 6개월 동안 네이버캐스트에 연재하면서 많은 호응이 있었다. 수많은 네티즌들이 의학의 한 분야에 불과할 수도 있는 정신의학에 대해 궁금증을 가지고 적극적으로 의견을 내며, 자신의 경험을 이야기하는 것을 보았다. 이 책에 소개된 정신의학의 결정적 순간들이 삶과 앎이란 보편적 호기심을 충분히 자극하고 생각할 거리를 주는 주제라는 점에서, 정신의학에 관련된 사람뿐 아니라 인간의 마음과 사회에 관심을 갖는 모든 사람에게 역사를 통한 통찰의 기회를 줄 수 있을 것이라 믿는다.

하지현

차례

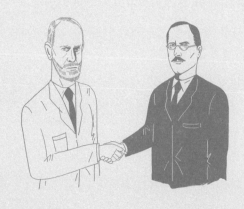

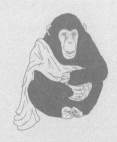

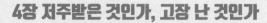

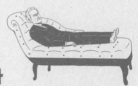

6장 인간의 정신 능력은 성장하는가

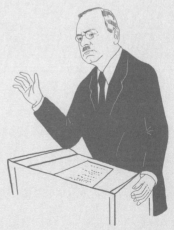

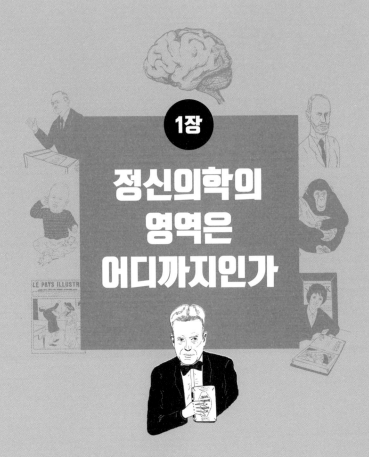

1장

정신의학의 영역은 어디까지인가

1848

성격은
어떻게
결정되는가?

전두엽의 역할

피니어스 게이지의 부상은 많은 의사와 학자들에게 뇌의 기능에 대해 의문을 던졌고, 전두엽이 추상적인 생각, 판단, 예측, 충동 억제 등의 기능을 한다는 것을 추론할 수 있게 했으며, 이는 수많은 실험과 연구를 통해 증명되었다.

1848년 9월 13일, 미국의 버몬트 주에서는 철로를 놓는 공사가 한창이었다. 철도건설회사에서 일하는 25세의 청년 피니어스 게이지(Phineas Gage, 1823~1860)는 앞에 놓인 커다란 바위를 부숴야 했다. 이 작업을 하던 중 다이너마이트가 폭발하면서 1미터 길이의 쇠막대가 그의 머리를 그대로 관통하고 말았다.

동료들은 당연히 게이지가 죽었을 것이라고 생각했으나 그는 살아 있었고, 심지어 몇 분 후에는 의식을 되찾아 걸을 수 있었다. 급히 병원으로 옮겨진 그는 그 지역 의사인 존 할로(John M. Harlow, 1819~1907)에게 응급치료를 받았다. 의사는 머리에서 뼛조각을 뽑아내고, 쇠막대가 뚫고 지나가 뻥 뚫린 머리뼈를 붕대로 감쌌다. 며칠 후 상처 부위가 감염되어 의식이 혼탁해지기도 했지만, 2주 후 머리에서 상당한 양의 고름을 뽑아내고는 안정을 되찾았다. 놀랍게도 4개월이 지난 1849년 1월부터는 정상적으로 업무에 복귀할 수 있었다.

모두가 기적이라고 생각하며 게이지의 복귀를 환영했다. 그러나 문제는 그다음에 발생했다. 사람이 달라져버렸던 것이다. 평소 성실하고 온유한 성격으로 사람들에게 신뢰받던 게이지가 전과 달리 화를 참지 못하고, 충동적이며, 사람들과 쉽게 시비가 붙는 등 성격이 변했다. 숨 쉬기, 밥 먹기, 옷 갈아입기, 집 찾기 등의 일상적 행동에는 아무 문제도 없었지만, 논리적 생각, 예측 능력, 정확한 판단 능력을 잃어버렸다. 처음 그를 치료했던 할로는 1868년에 의학 잡지《매사추세츠 의학 협회보

(*Bulletin of the Massachusetts Medical Society*)》에 뇌의 앞부분인 전두엽의 상당 부분을 잃은 후 게이지의 변화에 대해 기록했다.

> ••• 상사의 말에 따르면 사고 전의 피니어스 게이지는 아주 효율적으로 일하고 자기 일을 잘하는 사람이었다. 그는 사고를 당한 후로 변덕스럽고, 부적절한 행동을 하고, 말도 안 되는 일에 몰두하고, 동료들을 존중하지 않으며, 작은 갈등에도 물러설 줄 몰랐다. 어떨 때에는 집요하고, 고집을 부리며, 타협이 안 될 뿐 아니라 쉽게 결정을 내리지 못하고 우유부단해졌다. 그는 전과 완전히 달라졌기에 동료들은 '더 이상 게이지가 아니다(no longer Gage)'라고 말했다.

몇 차례 큰 사고가 날 뻔한 후, 결국 게이지는 해고되었다. 그 후 뉴욕 등지에서 서커스의 구경거리가 되거나 마부로 일하다가, 사고가 일어난 지 12년 후에 사고로 다친 부위에서 시작한 것으로 추정되는 간질 발작으로 치료를 받다가 사망했다. 그는 자신의 머리를 관통했던 쇠막대를 항상 들고 다녔고, 쇠막대와 함께 묻혔다. 몇 년 후, 할로는 유족의 동의를 받아 그의 시신을 발굴했고 두개골을 정밀 분석했다. 그의 두개골과 쇠막대는 지금도 하버드 의과대학의 워렌 해부학 박물관에 전시되어 있다.

성격을 규정하는 제3의 요인, 전두엽

무엇이 그의 성격을 바꾸었을까? 성격은 도대체 어떻게 형성되는 것인가? 우리나라에서 유행하는 혈액형에 따른 성격 구분이나 사주·골상에 따른 성격 해석은 타고난 기질적인 측면을 강조한다. 반면 과거의 경험,

특히 어린 시절의 기억이 성인기의 성격 형성에 중요한 영향을 미친다는 이론은 양육과 환경의 영향을 강조하는 태도로, 발달이론이나 정신분석이론에서 지지한다. 기질과 양육 논쟁은 지금도 주도권을 주고받으며 치열하게 대립하고 있다. 이러한 상황에 게이지의 사례는 전혀 다른 관점을 제시했다. 바로 전두엽의 역할이다. 전두엽의 손상이 한 사람의 성격을 바꿀 수 있다는 것, 즉 뇌의 변화가 사람의 성격에 영향을 미치는 물질적 기반이라는 것이다.

한 사람의 행동과 판단, 환경에 대한 적응, 사회적 관계 맺기에서 반복적이고 기본적인 반응과 선택의 패턴을 구성하는 것이 성격이라고 정의한다면, 이런 기능을 일차적으로 해내는 기관이 우리의 뇌라는 사실이 처음으로 제시되었다. 게이지의 급격한 성격 변화는 큰 심리적 트라우마를 겪은 후 외상 후 스트레스 장애를 경험하는 것과는 달리 전면적이고 지속적이었다. 이는 분명히 뇌손상에 의해 촉발된 결과였다.

밝혀지는 뇌의 비밀

지금은 좌뇌와 우뇌가 서로 다른 역할을 한다는 사실이 상식에 속하지만, 뇌의 영역별 차이가 처음 밝혀진 것은 공교롭게도 1860년대였다. 1865년, 폴 브로카(Paul Broca, 1824~1880)는 오른손잡이의 좌반구에 언어중추가 있음을 밝혀냈고 이 부분은 지금도 브로카 영역이라고 불린다. 이후 수십 년에 걸쳐 휼링스 잭슨(John Hughlings-Jackson, 1835~1911)과 데이비드 페리어(David Ferrier, 1843~1928) 등 수많은 학자들에 의해 두뇌 각 영역의 기능이 밝혀지기 시작했다. 이것을 집대성한 것이 1930년대 미국의 신경과 의사 와일더 펜필드(Wilder G. Penfield,

1891~1976)다. 그는 뇌의 각 부위별 신체 반응을 그림으로 표현하여, 두 뇌에 두 피질 영역이 담당하는 신체 부위를 대응시켰다. 이 그림을 3차원으로 재현하면 신경이 밀집한 부위인 얼굴과 손 등이 기형적으로 커지는데, 이를 '피질 소인(cortical homunculus)'이라고 하며 지금도 많이 참고하고 있다. 100여 년이 지난 1994년, 아이오와 대학의 안토니오 다마지오(Antonio Damosio, 1944~)는 컴퓨터로 피니어스 게이지의 두개골을 3차원으로 재구성했고 좌우측의 전전두엽(prefrontal cortex)에 손상을 입었다는 것을 밝혀내어 그의 행동 변화와 전두엽 손상의 관계를 현대적으로 재해석했다.

이처럼 게이지의 부상 덕분에 많은 의사와 학자들이 뇌의 기능에 대해 의문을 던졌다. 또한 전두엽이 추상적인 생각, 판단, 예측, 충동 억제 등의 기능을 한다고 추론할 수 있었으며, 수많은 실험과 연구를 통해 증명할 수 있었다. 그런 면에서 전두엽의 기능은 매우 중요하다. 숨을 쉬고, 체온을 유지하고, 심장 박동을 조절하는 것처럼 생존을 위해 필수적인 기능뿐만 아니라 '인간을 인간답게 하는 것'은 전두엽의 기능과 떼려야 뗄 수 없기 때문이다. 그래서 진화론에서는 인간의 뇌를 3단계로 나눠서 발달 과정을 설명하기도 한다. 가장 깊숙한 곳에 생존을 위한 원시 뇌가 있고, 중간에 파충류에서 포유류로 진화하면서 발달한 변연계가 있으며, 마지막으로 고위 중추로 작용하는 대뇌피질과 회백질을 포함한 세 번째 뇌가 등장했다는 것이다.

뇌는 성격의 생물학적 기반

2009년 UCLA의 잭 반 혼(Jack Van Horn)은 2004년에 발표된 게이지

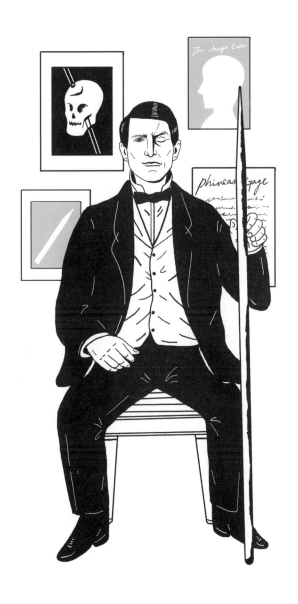

의 뇌손상 3D 구성을 토대로 뇌의 연결 상태를 연구했는데, MRI의 최신 기법으로 대뇌피질의 신경다발의 연결을 시각화하는 DTI(Diffusion Tensor Imaging)를 이용했다.

그들은 게이지가 전두엽의 11퍼센트를 잃었고, 전체적으로는 대뇌피질의 4퍼센트가 손상되었으며, 쇠막대가 정확히 뇌의 좌반구를 꿰뚫은 모습을 시각화했다. 또한 정상인들의 뇌 연결성과 비교하여 게이지가 보인 행동과 판단력의 변화의 실체를 연구했다. 그 결과, 단순히 전두엽만 손상된 것이 아니라 전두엽과 변연계 사이의 연결에도 문제가 생겼다는 것을 알 수 있었다. 감정을 조절한다고 알려져 있는 이 부분이 손상되면서 충동적이고 공격적인 행동을 하거나 다른 사람에게 관대할 수 없었던 것이다. 반 혼은 이런 변화가 전두엽 치매나 조현병(정신분열병)에서 볼 수 있는 증상과도 유사하다고 지적했다.

미국 드라마 〈보스(Boss)〉에서 주인공 잭 케인은 시카고의 시장으로 사실상 수십 년간 도시를 지배하고 있었다. 그런데 어느 날부터 갑자기 환각이 보이고, 피해의식이 심해졌으며, 무자비하고 잔인한 사람으로 돌변했다. 아내도 믿지 못하고, 자신의 정치적 이득을 위해 딸을 감옥에 보내기도 한다. 그는 왜 이렇게 변한 것일까? 시즌 1에서 그는 희귀한 전두엽 치매로 진단받았다. 일반적 치매가 기억력이나 시공간 파악 능력부터 저하되는 것과 달리, 전두엽 치매는 기억력은 멀쩡한 데 반해 성격의 변화가 먼저 오는 특이한 병이다. 퇴행성 치매가 전두엽을 침범하면 오랫동안 일관되던 한 사람의 성격이 극적으로 바뀔 수 있다는 것을 보여준다는 점에서 흥미로운 드라마였다.

이와 같이 피니어스 게이지의 사고는 뇌에서 가장 중요한 전두엽의 기능을 자세히 연구하는 계기가 되었다. 그리고 지금까지도 학자들은 100여 년 전의 이 사례를 최신 뇌과학의 발달에 맞춰서 재해석할 정도로 뇌 연구의 중요한 단서로 검토하고 있다.

정신의학은 정신분석과 같이 무의식을 이해하려 노력하고, 동시에 유전학, 약물학, 뇌과학과 같이 유물론적이고 객관적인 생물학적 이론으로 인간을 이해하려고 한다. 뇌와 마음은 상호작용을 하면서 인간의 모든 행동을 만들어내며, 어느 하나만으로 한 사람의 정신세계를 완전히 설명할 수는 없기 때문이다. 게이지의 사례는 마음의 문제로만 여기던 성격이 두뇌에 생물학적 기반을 두고 있음을 드러낸 사건이라는 점에서 역사적 의미를 갖는다.

무의식을
평가할 수
있을까?

로르샤흐 테스트와 심리 검사의 개발

1920년대, 군대에서 적합한 인재를 찾아내기 위해 특정한 집단에게 인적성 검사를 처음으로 시도했다. 현재 시행하고 있는 정신병리 평가 도구인 심리 검사의 밑그림들이 이 시기에 그려졌고, 그중 하나가 로르샤흐 테스트였다.

"무엇이 보이나요?"

검정 잉크 얼룩의 데칼코마니 그림을 보여주며 검사자가 질문한다.

"음……. 나비가 보여요. 그리고 뭔가 날아가는 것 같네요."

"더 떠오르는 것은 없나요?"

환자가 없다고 대답하자 검사자는 다음 카드를 보여준다. 이런 식으로 10장의 카드에 대한 환자의 반응을 하나하나 평가하고 분석하여 진단을 내린다. 이 검사는 정신과 의사 헤르만 로르샤흐(Herman Rorschach, 1884~1922)가 1921년에 처음 발표한 '로르샤흐 테스트(Rorschach test)'로, 환자의 사고 체계와 내용을 평가한다.

잉크 얼룩으로 들여다본 인간의 무의식

폐렴이 걸리면 흉부 엑스레이를 찍어서 폐의 감염을 평가하고, 혈액검사로 염증 정도를 확인한다. 이처럼 의학은 객관적 진단 도구가 발달하면서 함께 발전했지만, 정신의학만은 예외였다. 인간의 정신 상태를 객관적으로 평가하는 도구를 만드는 것은 기계가 발달한다고 해도 쉬운 일이 아니기 때문이다. 그러나 많은 학자들이 심리 평가를 위한 방법을 개발하기 위해 노력했다.

그중 한 명이 로르샤흐였다. 스위스 취리히에서 태어난 그는 예술 교사였던 아버지 덕분에 어릴 때부터 그림을 그리는 등 창조적인 활동을 하도록 지원받았다. 고등학교를 졸업할 때까지도 미술과 과학 중에 전공을 고민했고 결국 취리히 의과대학에 진학했다. 그는 오이겐 블로일러(Eugen Bleuler, 1857~1939)에게 수학하고 정신과 의사가 되었는데, 조현병(정신분열병)의 진단과 정신병리학에도 상당한 관심을 가졌다. 한편, 당시 유행하던 정신분석 수련을 받아서 무의식의 세계를 알게 되었다. 그는 왜 사람들이 모호한 자극에 대해 각기 다른 반응을 보이는지 의문을 가졌고, 이를 검사 방법으로 이용할 수 있겠다고 생각했다.

사실 모호하고 애매한 잉크 얼룩을 이용한 검사는 과거에도 창의력이나 상상력을 평가하는 데 사용했지만, 의학 영역에서 진단 도구로 이용하지는 않았다. 레오나르도 다빈치나 보티첼리도 잉크 얼룩을 이용해서 성격을 파악할 수 있다는 아이디어를 떠올렸다는 기록이 있지만, 아이디어에 머물렀을 뿐이었다. 로르샤흐는 이를 체계적인 진단 도구로 발전시키려고 했다. 그래서 1911년 정신과 전공의 수련을 받을 당시부터 잉크 얼룩 카드로 청소년과 환자의 반응을 비교해 보기도 했다.

1914년에 스위스로 돌아와 정신병원에서 근무를 시작하면서 어릴 때 관심을 가졌던 잉크 얼룩을 이용한 검사 도구를 만들어 본격적으로 환자나 일반인을 대상으로 시험해 보기 시작했다. 1917년부터 잉크 얼룩에 대한 조현병 환자의 반응 자료를 체계적으로 수집하기 시작했다. 1921년에는 117명의 정상인을 포함한 총 405명의 카드 검사 반응을 분석한 결과를 『정신 진단학(Psychodiagnostik)』으로 발표하면서 조현병 진단에 매우 유용한 도구가 될 것이라고 주장했다.

또한 어떤 종류의 반응은 특정한 심리적·행동적 특징과 관련이 있는 것처럼 보인다고 생각한 로르샤흐는 이 검사가 임상 진단뿐 아니라 개인의 성격과 반응의 성향을 알려줄 수 있을 것이라 생각했다. 정신분석

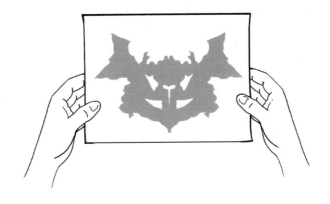

가로서 스위스 정신분석학회의 부회장으로 활동하기도 한 그는 무의식의 존재를 믿었고, 이 검사를 무의식을 평가하기 위한 도구로 이용할 수 있다고 생각한 것이다. 그는 당시 이 검사를 예비 결과로 보고 '형태 해석 검사(Form Interpretation Test)'라고 명명하고는 연구를 더 진행하려 했으나, 1922년 복막염으로 젊은 나이에 사망했다.

그의 죽음과 함께 로르샤흐 검사는 역사 속에 묻힐 뻔했으나, 1929년 미국의 정신과 의사 새뮤얼 벡(Samuel J. Beck, 1896~1980)이 로르샤흐와 함께 일했던 정신분석가 에밀 오버홀저(Emil Oberholzer, 1883~1958)에게 로르샤흐 검사를 배운 데이비드 레비(David Levy, 1892~1977)로부터 이 검사를 소개받으면서 다시 로르샤흐 검사에 대한 연구가 시작되었다. 벡은 마거리트 헤르츠(Marguerite Hertz, 1899~1992)와 함께 로르샤흐가 남긴 평가와 부호화 방식의 기본 틀을 발전시켰다.

정신분석과 정신병리의 발달로 탄생한 로르샤흐 테스트

이 검사는 데칼코마니 기법으로 좌우대칭된 이미지가 그려진 10장의 카드로 시행한다. 17×24센티미터 크기의 무채색 카드 5장, 채색 카드 5장으로 구성되어 있으며, 모두 구체적인 이미지가 아니라서 사람마다 자기만의 방식으로 연상하고 반응한다. 현재까지도 로르샤흐가 처음 제시한 형태 그대로 사용하고 있다. 이 검사는 피험자의 사고 체계가 남들과 비슷하게 상식적인 반응을 보이는지, 기괴하거나 지리멸렬하거나 일반적인 사람들에게서는 거의 나타나지 않는 반응을 보이는지 살펴보고 정상성을 평가한다. 또 무채색일 때의 반응과 유채색일 때의 반응을 비교하여 감정의 활동성이나 충동성을 평가하는 등 인간 정신의 다양한 면을 살펴본다.

이러한 검사는 정신의학계의 두 가지 흐름 속에서 개발되었다. 하나는 로르샤흐가 영향을 받은 정신분석이다. 로르샤흐는 인간이 의식하지 못하는 무의식이 인간의 행동과 생각에 영향을 미친다는 것이 지그문트 프로이트(Sigmund Freud, 1856~1939)의 정신분석을 통해 밝혀지면서 무의식을 투사하는 반응을 통해 전반적인 사고 체계를 평가할 수 있을 것이라는 가설을 세웠다.

다른 하나는 정신병리의 발달이다. 정신병리를 객관적으로 평가하려는 다양한 시도가 20세기 초반에 이르러 일어났다. 알프레드 비네(Alfred Binet, 1857~1911)가 지능 검사를 만들었고, 알렉산드르 루리야(Aleksandr Luriya, 1902~1977)는 신경 인지 검사 체계를 만들었으며, 19세기 말에는 제임스 커텔(James M. Cattell, 1860~1944) 등이 성격 검사를 만들기 위해 인간의 성격 요인을 통계적으로 추출하려 노력했다. 1920년대에는 군대에서 적합한 인재를 찾아내기 위해 특정한 집단에게

인적성 검사를 처음으로 시도했다. 현재 시행하고 있는 정신병리 평가 도구인 심리 검사의 밑그림들이 이 시기에 그려졌고, 그중 하나가 로르샤흐 테스트였다.

정신분석적 관점에서는 분석심리학을 정립한 카를 융(Carl Jung, 1875~1961)이 단어 연상 검사를 만들었다. 수십 개의 단어를 불러주고 그 단어를 듣고 나면 무엇이 연상되는지 묻는다. 이때 특정한 단어에 대해 사람들이 얼마나 빨리, 혹은 늦게 반응하는지 측정해서 무의식적인 콤플렉스를 측정하려 했던 것이다.

인간의 사고체계를 객관적으로 평가하다

심리 검사는 크게 자가 보고 검사와 투사적 검사로 나뉜다. 자가 보고 검사는 설문지를 만들어서 자신이 현재 느끼는 심리 상태나 상황에 대한 판단을 보고하게 하고, 그것을 분석해서 결과를 내는 것이다. 이 방식은 많은 이에게 한 번에 적용할 수 있고, 객관적인 통계 수치를 통해 평균값이나 병적이라 할 만한 수준을 나눌 수 있다는 장점이 있다. 그래서 '몇 점 이상이면 이상이 있다고 의심할 수 있다'는 추정이 가능하다. 벡 우울 척도(Beck Depression Inventory), 미네소타 다면적 인성 검사(Minnesota Multiphasic Personality Inventory) 등이 대표적인 예다.

이와 달리 1935년 크리스티애나 모건(Christiana D. Morgan, 1897~1967)과 헨리 머리(Henry A. Murray, 1893~1988)에 의해 개발되어 구체적인 장면을 제시하고 이에 대한 반응을 보는 주제 통각 검사(Thematic Apperception Test)나 로르샤흐 검사 등은 투사적 검사라고 한다. 이는 통계적으로 일반화하기는 어렵지만 질적으로 미묘한 경계선상에 있거나 특징적인 반응을 수집해서 피검사자의 현재 심리 상태를 평가한다. 그러나 이런 방식은 검사자가 반응을 유도하여 왜곡할 우려가 있고 검사자의 전문적인 숙련도나 경험이 분석에 큰 영향을 미칠 수 있기 때문에, 신뢰성이 떨어진다는 비판을 받는다. 이에 존 엑스너(John E. Exner, 1928~2006)는 1968년에 로르샤흐 연구 재단을 발족하면서 검사의 타당성과 실용성을 재검사했고, 1974년에는 포괄적인 채점과 분류 방법을 체계화시키면서 현재 가장 많이 사용하는 심리 검사가 되는 데 큰 역할을 했다.

1970년대부터는 투사적 검사나 객관적 자가 보고 검사 이외에 임상 진단용 면담을 구조화해서 객관적으로 정신과적 진단을 내리는 구조적 인터뷰 방법이 개발되기 시작했다. 또한 객관적이고 정확한 평가를 위해 컴퓨터를 이용한 전산화 심리 검사도 개발되어 시행하고 있다. 멘사에 가입할 때 지능을 평가하기 위해 실시하는 비언어적 사고 능력 검사인 레이븐 매트릭스 검사(Raven's Progressive Matrices) 역시 컴퓨터를 이용한 심리 검사 방법의 하나다.

2009년 7월 29일, 온라인 백과사전 위키피디아 영어판에서 로르샤흐 잉크 얼룩 검사의 그림과 해석이 공개되며 논란이 일었다. 지식 재산권을 보유한 호그레페 후버 출판사는 위키미디어를 상대로 소송을 걸었다. 심리학자들은 검사 자료 유출로 인해 사람들이 그림에 대한 선입견을 가짐으로써 실제 검사를 받을 때의 반응이 왜곡될 수 있으며 비전문가에 의해 오용 혹은 남용될 것을 우려했고, 한국에서도 이 검사지가 대중에 노출되지 않도록 주의를 기울이고 있다.

이와 같이 1920년대에는 인간의 무의식을 통해 사고 체계를 평가하고 조현병을 진단하려는 대담한 노력으로 로르샤흐의 검사가 자리 잡았다. 지금도 이 검사는 현장에서 널리 사용하며 임상 면담에서는 쉽게 찾기 힘든 미묘한 사고 체계의 이상, 현실 검증력의 장애를 찾아내고 있다.

현재 심리 검사는 다양한 방식으로 발전하고 있다. 정신질환을 진단하고 증상의 심각성을 평가하기 위한 검사 도구가 개발되기도 하고, 정상인의 성격, 기질, 스트레스에 대한 내성, 직업 적성 등을 파악하기 위한 도구도 많이 만들어졌다. 일부 심리 평가 도구는 특정 기업의 비전, 원하는 사원의 기질 등을 반영해서 업무 적성 평가용으로 변환하여 신입사원 채용에 활용하기도 한다.

100여 년 전 로르샤흐, 루리야, 비네와 같은 학자들이 처음 개발한 심리 평가 도구들은 이제 수백 가지로 늘어나서 정신질환의 평가뿐 아니라, 일상적 사회생활에 적합한 사람을 평가하는 것까지 영역이 확대되고 있다. 그러나 설문지 조사의 경우에는 자의적 조작의 가능성(지나치게 좋게 보고하거나, 나쁘게 보고하는 것)이 있고, 대면 검사는 검사자의 능숙함이나 전문성, 해석 능력에 따라 결과가 달라질 수 있다는 것을 명심해야 한다. 몇 개의 심리 검사 결과만으로 한 사람의 정신세계를 정확히 알 수는 없다. 그러나 심리 검사가 발전한 덕분에 사람을 파악하기 위해 주요한 요소가 무엇이고, 전체적으로 어떠한 문제를 갖고 있는지를 알아내는 데 상당히 유용한 무기가 된 것만은 분명하다.

1936

서툰 손재주 때문에
알게 된
스트레스 개념

만병의 근원, 스트레스

한스 셀리에는 40여 년의 연구를 통해 스트레스를 "부담에 대한 신체의 일반적 반응"이라고 정의하며, 스트레스를 의학적 영역으로 끌어들이는 데 주요한 역할을 했다.

1936년, 캐나다 몬트리올 맥길 대학의 교수이자 내분비 의사인 한스 셀리에(Hans Selye, 1907~1982)는 의욕적으로 새로운 연구를 시작하려 했다. 새내기 조교수 셀리에는 대학 내 다른 연구실의 생화학자가 난소 추출물을 분리해 낸 것을 보고 그 물질이 신체에 어떤 작용을 하는지 연구하기로 결심했다. 그래서 생화학자에게 부탁해서 난소 추출물을 얻어 쥐에게 주사한 후 쥐의 몸에서 발생하는 혈액, 조직의 변화를 추적·관찰하는 것을 실험의 목표로 삼았다.

문제는 그가 타고나기를 손재주가 없이 태어난 사람이라는 것이었다! 먼저 우리 안에 있는 실험용 작은 쥐를 잡아서 난소 추출물 용액을 주사해야 했는데, 발버둥치는 쥐에 주사를 놓는 것은 보통 힘든 일이 아니었다. 셀리에는 툭하면 쥐를 놓치고, 버둥거리는 쥐에게 주삿바늘을 제대로 꽂지 못했다. 실험대 안쪽 깊숙이 숨은 쥐를 밖으로 내몰기 위해 기다란 빗자루로 쑤시기도 했다. 몇 달간 힘든 작업을 반복한 후, 드디어 실험한 쥐를 해부했다. 예상대로 쥐의 체내에서 상당한 변화를 발견할 수 있었다. 위궤양이 생겼고 부신이 비대해졌으며 면역 조직이 위축되어 있었던 것이다. 셀리에는 이것이 난소 추출물 때문이라 생각하고, 대조군 실험으로 증명하기로 결심했다.

부담에 대한 신체의 일반적 반응, 스트레스

쥐를 두 집단으로 나누어 한쪽에는 난소 추출물을, 다른 한쪽에는 생리식염수를 주사했다. 다시 한 번 지난하고 괴로운 과정을 반복하며 여러 달이 흘렀다. 생리식염수를 주사한 쥐 집단에서 이전과 같은 변화가 없다면 난소 추출물의 작용이 무엇인지 증명할 수 있을 것이었다. 셀리에는 기대에 차서 대조군 쥐의 배를 갈랐다.

기대와 달리 난소 추출물을 주사한 쥐와 똑같은 결과였고, 셀리에는 쥐를 잘못 꺼냈다고 생각했다. 그래서 식염수 집단의 다른 쥐를 꺼내서 해부했지만 결과는 마찬가지였다. 난소 추출물을 주사한 집단과 동일하게 위궤양, 부신 비대, 면역 조직인 림프샘 위축이 발견된 것이다. 셀리에는 망연자실할 수밖에 없었다.

보통의 연구자라면 몇 달간 헛고생했다고 여기고 실험 결과를 덮어버렸을 것이다. 그러나 셀리에는 대담하게 발상을 전환해서 전혀 다른 관점에서 접근했다. 두 집단에서 모두 비슷한 조직 변화를 보였으니 난소 추출물의 작용이 아니라, 셀리에의 저주받은 손재주가 원인일 수 있다고 생각한 것이다. 쥐가 반복해서 주사를 맞고, 사람의 손을 피해 도망가고, 빗자루에 쫓기는 등 힘든 경험에 대해 반응했다는 가설이었다.

이를 증명하기 위해 셀리에는 한겨울에 쥐 몇 마리를 연구소 건물 지붕 위에 올려두기도 하고, 뜨거운 보일러실 근처에 두거나, 강제로 운동을 시키고, 외과적 처치로 배를 가르기도 했다. 그러고 난 다음 쥐를 해부해 보니, 이번에는 그의 가설이 옳았다는 것을 알 수 있었다. 궤양과 부신 비대가 실험에 사용한 모든 쥐들에게 나타났던 것이다.

셀리에는 연구를 지속하여 이러한 현상을 스트레스에 의한 생물체의 일반적 반응이라는 개념으로 발전시켰다. 1946년에는 《임상내분비학회지(Journal of Clinical Endocrinology)》에 「스트레스와 일반 적응 증후군

(Stress and general adaptation syndrome)」이라는 논문을 발표해서, 지금은 보편적으로 이용하는 스트레스에 대한 개체의 적응 과정을 확립했다. 1단계는 처음 스트레스를 경험하는 개체가 몸 안의 긴장감을 높이고 자원을 최대한 동원하는 '경보 단계'이고, 지속적으로 스트레스를 받으면 같은 상황이라도 이전과 같은 반응을 보이지 못하는 '저항 단계'가 2단계이며, 마지막 3단계로 심한 피로와 자원의 고갈로 인해 스트레스에 반응하지 못하는 '소진 단계'가 온다는 이론이었다. 그는 스트레스란 "부담에 대한 신체의 일반적 반응"이라고 정의하기도 했으며, 1974년에는 스트레스가 꼭 나쁜 것만이 아니라 좋은 스트레스도 있다면서 전자를 디스트레스(distress), 후자를 유스트레스(eustress)라 하는 등 스트레스를 의학적 영역으로 끌어들이는 데 주요한 역할을 했다.

적자생존의 원인을 스트레스로 분석해 낸 다윈

현대사회에서 '스트레스'는 가장 자주 사용하는 단어 중 하나가 아닐까? 수천 년 전 인류는 병의 원인을 신의 벌이나 누군가의 저주에 의한 것이라 여겼지만, 현대인은 스트레스를 범인으로 지목한다. 그런데 스트레스가 몸과 마음에 중요한 영향을 끼칠 수 있다는 사실이 밝혀진 것은 100년도 채 되지 않았다. 스트레스란 원래 물리학에서 사용하던 단어로, '팽팽하다, 좁다'라는 의미의 라틴어 'strictus, stringere'에서 유래했다.

고대 그리스 의학에서는 인간의 몸과 마음이 균형을 이루는 것이 가장 최적의 상태라고 여겼다. 히포크라테스(Hippokratēs, 기원전 460년경~377년경)는 건강함은 조화이고, 질환은 조화가 깨진 상태라고 했다. 우리 몸은 기본적으로 조화로운 상태를 유지하려 한다. 그러나 외부

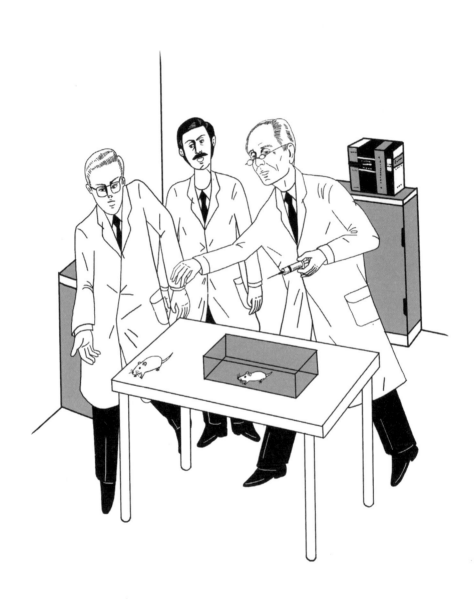

와 내부의 변화는 조화를 깨트리기 쉽고, 우리 몸은 이에 반응한 후 다시금 원래의 상태로 돌아간다. 조화로운 상태를 깨려는 모든 시도가 스트레스이고, 그에 대한 반응이 바로 스트레스 반응이다.

조화로운 상태를 유지하려면 기본적으로 호르몬이 분비되어야 하고, 이것이 체내에서 돌아다니기 위해 혈액순환과 폐쇄적 순환기가 필요하다. 그래야 호르몬이 피드백을 할 수 있는데, 진화론적으로 파충류와 조류를 넘어선 단계에서 이러한 순환 시스템이 나타난다. 스트레스라는 개념과 항상성, 최적의 적응을 위한 시스템의 구축과 발전이라는 개념을 처음 제시한 사람은 진화론의 시조 찰스 다윈(Charles Darwin, 1809~1882)이다. 다윈은 자연환경에는 생명체를 위협하고 변화를 추동하는 힘이 있는데, 진화론적으로 자연환경에 가장 잘 적응하는 개체만 살아남는 적자생존의 압력을 만들어내는 것이 스트레스라고 생각했다.

한편 인간의 몸을 기계와 같다고 생각한 학자도 있었다. 프랑스 생리학자 클로드 베르나르(Claude Bernard, 1813~1878)는 1865년에 '기계론'을 주장했다. 유기체는 항상 외부와 교류하는 살아 있는 기계로, 열이나 습도의 변화와 같은 외부의 영향으로 내부 환경이 방해를 받으면 보호 기능이 발동하여 내부 환경을 다시 만들어내지만, 이에 실패하면 병이 들거나 죽는다는 것이다. 산업혁명과 증기기관의 발명과 같은 기계의 비약적 발전이 인체나 유기체를 이해하는 방법에도 새로운 관점을 주었던 것이다.

스트레스 반응은 개인의 주관적 평가에 따라 달라진다

미국의 생리학자 월터 캐넌(Walter Cannon, 1871~1945)은 1914년에 내부 환경을 정상적으로 유지하려는 기능을 '항상성(homeostasis)'이라

하고, 내부 환경의 안정을 깨려는 외부의 방해 요소를 '스트레스'라고 처음으로 이름 붙였다. 그리고 카테콜아민(catecholamine)이라는 내분비 호르몬이 이 반응에 작동하며, 그중 콩팥 옆에 있는 작은 내분비기관인 부신에서 아드레날린(adrenalin)이 분비된다는 것을 발견했다. 1932년에는 스트레스에 대한 반응은 '싸울 것이냐, 도망갈 것이냐(fight or flight)'로, 외부적 위협에 자동적으로 반응하는 생리적 반응을 '투쟁-도피 반응(fight or flight response)'이라고 정의했다.

이 여세를 몰아서 셀리에가 스트레스의 실체를 검증했고, 우리 몸에서 교감신경과 부교감신경, 시상하부—뇌하수체—부신으로 이어지는 축(HPA axis)의 피드백 순환이 매우 중요하다는 사실이 점차 밝혀지기 시작했다.

이때까지만 해도 이 분야는 생리학자나 의학자의 관심사였는데, 대부분은 스트레스 반응이 누구에게나 똑같이 나타나는 일반적이고 보편적인 것이라고 여겼다. 그러나 같은 자극이라도 어떤 사람은 심하게 받아들이고, 어떤 사람은 그렇지 않은 것에 의문을 품은 심리학자들은 이 문제를 새로운 시각에서 접근했다. 그중 가장 대표적인 학자가 리처드 래저러스(Richard Lazarus, 1922~2002)였다. 1966년 '스트레스의 인지적 리허설'이라는 개념을 정립한 래저러스는 스트레스 반응에는 개인차가 있고, 객관적 사실의 규모나 심각성만큼이나 중요한 것이 주관적 평가이므로 스트레스를 어떻게 받아들이고 인식하는지가 더 중요할 수 있다고 주장했다. 그는 주관적 평가의 중요성을 어떤 사건이 개인의 인성에 미치는 영향, 개인적으로 해결할 수 있는지 여부에 대한 평가, 상황을 새롭게 평가하는 것으로 나누었다.

또한 래저러스는 어떤 사건의 해결 범위나 그에 대한 책임감이 한 개인의 적응 능력을 넘어설 때 발생하는 불안감이 스트레스라고 설명했다. 실제로 일어난 사건뿐만 아니라 상상만으로도 똑같이 스트레스를 유발할 수 있고, 신체 반응도 유사하며, 의학적 측면에서 스트레스에 대한 개개인의 해석과 반응이 중요하다는 사실이 알려졌다.

현대인의 정신 치료에 중요한 개념으로 자리 잡은 '스트레스'

스트레스의 개념은 다윈에서 시작하여 생리학자 셀리에와 심리학자 래저러스를 거치면서 상당히 정교한 이론으로 다듬어졌다. 이제는 일상생활의 많은 부분을 스트레스로 설명한다. 또 정신질환뿐 아니라 내과계 질환, 더 나아가 암의 진행이나 회복과 같은 중증 질환에도 스트레스가 어떤 영향을 끼치는지에 주목하고 있다. 그리고 스트레스를 잘 조절하는 것이 병의 진행을 멈추거나 회복을 촉진하는 데 어떤 도움이 되는지에 대해 실증적 연구를 거쳐 치료적 방법론이 많이 개발되었다. 중증 정신질환뿐만 아니라 정상과 비정상의 경계에 있는 생활방식이나 인간관계의 갈등과 같은 가벼운 정신과적 문제는 스트레스의 정도를 평가함으로써, 주관적 인식과 믿음 체계를 인식하고, 부적절한 삶의 패턴을 찾아내어 교정하는 것이 중요하다.

현대인들의 정신적 문제를 이해하고, 이를 정신의학의 측면에서 이해하고 해석하며, 치료적 도움을 주는 데 스트레스라는 개념은 그만큼 중요하다. 아이러니하게도 그 시작은 바로 셀리에의 저주받은 손재주 덕분이었다. 셀리에에게는 어설픈 손재주와 쥐 실험 과정이 무엇보다 엄청난 스트레스는 아니었을까?

몸이
아픈 것은
혹시 마음 때문일까?

정신신체의학의 역사

마이어는 내적 병리와 함께 환경에 제대로 적응하지 못하는 심리적 이유로 병이 생기는데, 신체와 심리를 하나의 구성단위로 봐야 한다고 생각했다. 그리고 마음이라는 개념적 실체와 뇌라는 현실적 실체가 따로 움직인다는 관점을 극복하고 정신생물학적 통합을 지향해야만 인간을 총체적으로 이해할 수 있다고 했다.

"속이 계속 쓰려요."

"언제부터 그랬지요?"

"벌써 몇 년째입니다. 다른 병원에서도 치료를 받아봤지만, 잠깐 나아지는 듯하다 말곤 합니다. 다른 방도가 없어서 선생님을 찾아왔습니다."

"그렇다면 지금까지 어떻게 살아왔는지 말씀해 보시겠어요?"

환자는 의아했지만, 지푸라기라도 잡는 심정으로 어릴 때부터 지금까지의 삶을 털어놓았다. 이야기를 들은 의사는 이렇게 말했다.

"당신의 위궤양 증상은 어린 시절의 구강 의존 욕구가 적절히 해소되지 못한 채 어른이 되어서 발생한 것입니다. 정신분석적으로는 1~2세 사이에 엄마 젖을 물고 손으로 물건을 집어 입으로 빨면서 감각을 익히는 시기를 구강기라고 하는데 이 시기에 제대로 만족되지 못한 의존 욕구가 무의식적 갈등으로 표출되면서 신체 증상으로 변하지요. 그러니까 약을 먹는다고 해도 잠깐 좋아질 뿐이고, 매번 반복되는 겁니다."

"그래요? 그러면 어떻게 해야 하지요?"

"심리적 문제를 해소해야 합니다. 정신분석 치료를 권하고 싶습니다."

스트레스가 신체 증상으로 나타난다

1930년대 미국의 병원 진료실에서 있었을 법한 면담을 상상한 것이다. 오늘날 이 진단을 다시 살펴보면 스트레스로 인해 위궤양이 재발한 것으로, 심리적 요인이 병을 악화시킨 것은 맞지만 유아기 의존 욕구의 좌절이 직접적인 원인이라고 하는 진단은 지나친 유추다.

이렇게 대담하게 상담한 의사가 프란츠 알렉산더(Franz Alexander, 1891~1964)였다. 그는 헝가리 부다페스트에서 태어나 독일에서 공부한 후 미국으로 건너가 시카고 정신분석연구소를 설립한 초기 정신분석가였다. 1948년에 펴낸 『정신신체의학 연구(Studies in psychosomatic medicine)』에서 각종 신체질환은 특이한 무의식적 갈등과 연관되어 있다고 주장하며 이를 특이점 가설(specificity hypothesis)이라고 불렀다.

정신분석학에서 보았을 때, 구강기에 고착된 성격은 공격성과 자기주장이 강하거나 상당히 의존적이다. 그런데 해소되지 않은 의존 욕구가 무의식적으로 적절히 조절되지 않으면 결국 신체 증상으로 변환되어 나타난다. 알렉산더는 스트레스라는 개념을 적극적으로 사용하지는 않았지만, 그와 유사한 압력을 받으면 위산이 과다 분비되고 조직의 기능에 이상이 생겨서 궤양이 생기는 수준까지 발전한다고 보았다.

알렉산더는 위궤양 외에도 공격적 성격과 본태성 고혈압, 유년기 분리 불안과 기관지 천식, 자기 파괴에 대한 공포와 갑상선 항진증, 완벽주의적 성향이나 지나치게 양심적인 성격과 편두통이 연관되어 있다고 생각했다. 신체의 기능 이상이 장기 조직의 오작동 때문이라는 기계적 관점이 아니라, 인간의 심리와 강한 연관이 있다고 여겼던 것이다. 나중에 심리적 스트레스에 의해 교감신경계가 항진되면 위 점막에서 위산 분비가 증가되어 궤양이 발생할 수 있다는 것이 밝혀지며 그의 이론이 증명되었다. 하지만 심리적 압박이 구강기의 의존 욕구와 직접적인 관계가 있다는 증거가 없다는 한계가 있다.

초기 정신분석에서 히스테리 증상을 치료한 것도 이와 유사하다. 히스테리는 말을 하지 못하거나 몸을 마음대로 움직일 수 없는 등 유사 신경학적 증상이 관찰되는 '전환장애(conversion disorder)'에 가깝다. 신경학적으로 이상이 없는데도 무의식적 갈등으로 몸을 마음대로 움직일 수 없다는 것이다. 프로이트는 자유연상법을 통해 환자가 자신의 과거를 이야기하면서 무의식에 억압되어 있던 기억을 의식화하도록 했는데, 그 과정에서 카타르시스를 느끼면 증상이 해소된다는 것을 보여줌으로써 자연스럽게 정신과 신체의 상호연관을 드러냈다. 이러한 점에 주목한 알렉산더는 성격 문제나 우울증, 강박장애와 같은 심리적 영역의 치료나 무의식에 대해 새로운 이론을 만들어가는 대신, 병원의 영역 안에서 히스테리뿐만 아니라 내과 질환에까지 정신분석이론을 확장시켰다.

정신과 신체를 바라보는 두 가지 관점

철학적 관점에서는 정신과 신체의 개념이 매우 달랐다. "나는 생각한다. 고로 존재한다"라고 한 17세기의 철학자 르네 데카르트(René Descartes)는 세계가 정신과 물질로 이루어져 있는데 인간만이 정신과 육체로 이루어져 있고 나머지 동물은 물질로만 이루어져 있다는 심신 이원론(mind-body dualism)을 주장했다. 인간이 생각하는 것은 정신의 영역이고 배가 아픈 것은 신체(물질)의 영역으로, 서로 분리되어 존재한다는 것이다. 그리고 뇌해부학으로 발견한 송과체(pineal gland)를 통해 정신과 신체가 상호작용을 할 것이라고 주장했다.

이런 철학 사조의 영향으로 신체를 다루는 의학은 정신을 다루는 정신의학이나 종교와는 별개의 영역이라고 생각하는 흐름이 지속되었다. 따라서 정신의학이 의학의 한 부분으로 편입하는 데에는 많은 시간과 노력이 필요했다. 뇌라는 물질에서 정신이 작동하리라고 생각하기는 어려웠고, 신체 질환과 정신이 상호작용한다는 아이디어를 발전시키기란 더욱 어려웠다.

이런 경향 속에서 19세기부터 데카르트의 심신 이원론에 반기를 들고 마음과 몸의 상호작용을 언급하는 의사들이 등장했다. 1818년 독일 의사 요한 크리스티안 아우구스트 하인로트(Johann Christian August Heinroth, 1773~1843)는 인간은 정신과 신체라는 두 요소로 구성되는데, 신체는 외부에 존재하고 정신은 내부에 존재한다는 이원론적 개념을 바탕으로 둘 사이에 상호작용이 있다고 생각했다. 이를 '정신신체(psychosomatic)'라는 용어를 처음 사용하여 설명했다.

치료의 출발점은 환자의 삶을 이해하는 것

19세기 중반, 프랑스 의사 장 마르탱 샤르코(Jean Martin Charcot, 1825~1893) 등이 적극적으로 시도한 최면술도 정신과 신체의 상호작용을 반영했다. 이를 프로이트가 정신분석으로 발전시켰다면, 아돌프 마이어(Adolf Meyer, 1866~1950)는 본격적으로 의학 영역에 정신신체라는 개념을 도입했다. 그는 스위스에서 미국으로 건너가 뉴욕 병원 정신질환연구소 소장을 거친 후 존스홉킨스 병원의 헨리 핍스 클리닉에서도 원장으로 일했다. 마이어는 내적 병리와 함께 환경에 제대로 적응하지 못하는 심리적 이유로 병이 생기는데, 신체와 심리를 하나의 구성단위로 봐야 한다고 생각했다. 그리고 마음이라는 개념적 실체와 뇌라는 현실적 실체가 따로 움직인다는 관점을 극복하고 정신생물학적 통합을 지향해야만 인간을 총체적으로 이해할 수 있다고 했다.

그런 점에서 마이어는 명확한 진단 분류를 최우선으로 하는 에밀 크레펠린(Emil Kraepelin, 1856~1923)의 접근법에 반대하는 입장이었다.

마이어는 질병의 진단도 중요하지만 사람을 파악하고 이해하는 것이 우선이라고 여기며 환자를 '한 명의 아픈 사람'으로 이해하고자 했다. 환자의 삶이 상식적인 수준으로 개선되어야 질병에서 벗어날 수 있다며 환자를 병원에서 데리고 나와서 거주지에서 치료했다. 그는 증상만 인위적으로 좋아지는 것의 한계를 지적하며, 이를 상식 정신의학(commonsense psychiatry)이라고 했다. 증상이 있는 시기뿐 아니라 일생 동안 벌어진 일을 차트로 적는 기법(autobiographical life chart)을 치료에 적극적으로 이용하는 등 사람 전체를 보려는 노력을 지속했다. 이런 접근은 현대의학이 세분화되고 진단 장비가 발달하면서 의학 전반에서 더욱 가치를 인정받게 되었다.

마이어의 개념적 접근은 이후 많은 연구를 통해 객관적으로 입증되었다. 1950년대 중반 미국의 심장내과 의사 마이어 프리드먼(Meyer Friedman, 1910~2001)과 레이 로젠먼(Ray Rosenman)은 산업화한 지역에서 급격히 증가한 관상동맥 질환에 대해 고혈압, 흡연, 높은 콜레스테롤 수치만으로는 설명할 수 없자, 성격 유형과 관련이 있는지 조사했다. 그 결과 조바심, 공격성, 성취욕, 시간적 긴박감, 인정 욕구가 강한 사람들에게 심혈관 질환 발병 위험이 높고 밝혀지자 이러한 유형을 A형 성격이라 하고, 그 반대를 B형 성격이라 했다. 생활습관과 질병의 인과관계를 밝히기 위해 미국 매사추세츠 주의 작은 마을, 프래밍엄의 주민들을 대상으로 실시한 프래밍엄 심장 연구(Framingham Heart Study)에서도 정신과 신체의 관련성이 거듭 입증됐다. 4년 이상이 걸린 장기 추적 관찰에서 A형 성격으로 평가된 사람은 협심증이나 심근경색에 대한 다른 위험 인자를 보정하고도 여전히 심장질환이 많이 발병하여 독립적인 위험 인자로 평가된 것이다.

전인적 치료 수단으로서 입지를 굳힌 정신신체의학

현재 정신신체의학은 정신과 내에서도 미국 정신의학회가 인정하는 여섯 번째 분과 전문의다. 이는 시대적 변화가 반영된 것으로, 지난 10년간 암과 같은 중증 신체 질환의 치료 실적이 좋아지면서 특히 정신신체의학적 접근이 중요해지고 있다. 1960년대만 해도 암을 진단받는다는 것은 대부분 죽음을 의미했기 때문에, 정신과에서는 환자의 가족들이 진단 결과를 환자에게 숨겨달라고 하면 환자의 알 권리나 임종을 앞둔 환자의 심리를 어떻게 다룰지 고민해야 했다. 그러나 1990년대 이후로 암의 치료 성과가 좋아지고, 암을 진단받고도 생존하는 사람이 늘어나면서 관심의 영역도 '암을 진단받고 치료하는 과정에서 경험하는 삶의 질'로 바뀌었다.

한국에서도 2015년 현재 이미 약 100만 명 이상의 사람들이 암 진단을 받은 후 생존해 있다. 이는 50명 중 1명이 암 환자일 정도로 높은 수치다. 암 진단을 받고 힘든 항암 치료 과정을 거치는 동안 인간적 존엄성과 삶의 질을 유지하고 사회적 기능을 해낼 수 있도록 돕는 것이 치료 성과뿐 아니라 치료 중의 삶의 만족도를 올리기 위해 필요하다는 의미다. 실제로 약 10~15퍼센트 정도의 암 환자에게 불안장애, 우울장애와 같은 정신질환이 발생하는데, 심한 정신질환이 아니더라도 치료 실패, 죽음, 재발에 대한 강한 불안이 다모클레스 증후군(damocles syndrome)으로 나타나기도 한다. 체력적 약화와 재발에 대한 두려움으로 신체 능력치가 떨어져 쉽게 피곤해하고 스트레스에 취약해지는 한편, 수술이나 항암 치료와 관련한 외상 후 스트레스 장애도 적지 않다. 이러한 측면에서 암 환자는 정신과적 도움이 필요한데, 그 효과 또한 상당하다. 암세포가 전이된 유방암 환자를 모아 어려움을 공유하며 정서적으로 지지하는 집단 치료를 시행했더니, 치료를 시행하지 않은 집단에 비해서 1년 반을 더 생존했다. 이런 연구 증거가 쌓이면서 최근 많은 종합병원에서 만성 신체질환이나 암 환자를 위한 클리닉을 개설하고 있다.

과거에 정신의학은 의학적 범주로 분류할 필요성은 있지만 다른 의학과 별개로 분류되는 애매한 위치였다. 진단 기준과 치료법의 발전으로 의학의 영역에 들어간 20세기 중반 이후에도 정신의학은 똑같이 뇌 연구를 기반으로 하는 신경학, 신경외과, 재활의학과와 달리 진단과 치료에 대한 불신이 여전히 남아 있다. 그러나 노령화, 의학 기술의 발달에 의한 치료 성공률 증가, 삶의 질에 대한 욕구라는 사회적 변화는 정신신체의학적 개념을 가진 정신과 의사를 요구한다. 지난 10년간 종합병원에서 정신의학은 한 분과로서 효율성을 중요시하고 갈수록 세분화되면서 진단 위주로 환자를 대하는 현대의학의 한계를 보완할 수 있었다. 이제 '진단'이 아닌 '신체—정신—사회(bio-psycho-social)'의 전인적 측면에서 '몸과 마음의 상호작용' 개념을 기반으로 환자를 이해하고 '현대의학의 지식'도 갖춘 의사가 21세기 정신과 의사의 새로운 지향점이 되고 있다.

1948

섹스와
과학이
만나다

킨제이, 매스터스와 존슨 그리고 카플란

성이 과학적으로 증명되고 의학의 영역으로 들어오면서 정신의학에서 성의학이라는 전공이 성립되었다. 처음에는 프로이트가 정신분석으로 성을 이야기하며 심리적인 측면을 강조했고, 다음에는 킨제이, 매스터스와 존슨에 의해 생물학적 요소가 강조되었다면, 이 두 가지를 통합한 사람이 헬렌 카플란이었다.

20세기에 접어들어서도 성(性)에 대해 공공연하게 이야기 하는 것은 금기였다. 1800년대 중반에 불안정한 감정, 예측할 수 없는 행동, 실신이나 감각의 마비 등 신경증적 증상을 '히스테리(Hysteria)'라 했는데, 이는 고대 그리스어의 '자궁(hystera)'에서 유래한 것으로 자궁에서 이런 증상이 발생했다고 믿었기 때문이다. 20세기 초까지도 성에 대해서는 무지했고, 그 누구도 자세히 알고 싶어 하지 않았다.

1900년대 초반에 프로이트가 정신성발달 이론과 오이디푸스 콤플렉스 등의 정신분석 이론을 소개하면서 억제된 성 욕구가 신경증상으로 표출될 수 있다고 설명하자, 서구 사회는 큰 혼란에 빠져 강하게 저항했다.

교양인이라면 성에 대해 대놓고 논해서는 안 된다는 풍조, 그리고 섹스는 오직 아이를 낳기 위한 과정일 뿐 그 이상의 의미는 없다고 여기는 금욕적인 문화 때문에 성에 대해 과학적으로 탐구하는 일은 엄두조차 내지 못했다. 그러던 차에 프로이트가 과감하게 성적 욕망이 인간의 근본적 본능 중 하나이고, 성욕의 무의식적 왜곡과 억압이 증상을 만들어낸다는 심인론적 해석으로 마침내 성 연구에 대한 물꼬를 텄다. 그렇게 수십 년이 흐르고 유럽에서 나치를 피해 미국으로 이주한 많은 유대인과 정신분석가가 주류 정신의학계에 자리를 잡으면서 프로이트의 이론도 함께 정착했다.

그러던 중 1940년대 후반에 처음으로 섹스가 인간의 삶과 정신세계에 중요한 주제임을 공론화한 연구 결과가 세상에 등장하면서, 인간의 성이 의학적 대상으로 한자리를 차지할 수 있게 되었다.

보수적 미국 사회의 성생활을 드러낸 킨제이 보고서

미국 인디애나 대학교의 동물학과 교수인 앨프리드 킨제이(Alfred Kinsey, 1894~1956)는 오직 프로이트의 사례만 이야기될 뿐, 객관적이고 학문적인 조사가 없다는 사실을 발견했다. 이에 따라 록펠러 재단의 후원을 얻어 전국적으로 약 1만여 명의 남녀를 대상으로 면접 조사를 했다. 1948년, 먼저 5,300명의 남성을 조사한 결과를 바탕으로 워델 포므로이(Wardell Pomeroy, 1913~2001), 클라이드 마틴(Clyde Martin, 1918~2014) 등과 함께 『남성의 성생활(Sexual Behavior in the Human Male)』이란 보고서를 출간했다. 그리고 5년 후인 1953년에는 5,940명의 여성을 조사해서 『여성의 성생활(Sexual Behavior in the Human Female)』을 출간함으로써, 일명 '킨제이 보고서'를 완성했다.

이 보고서에서 가장 충격적인 부분은 동성애와 자위에 대한 조사 결과였다. 당시 동성애는 정신적으로 문제가 있는 극히 일부 사람들의 왜곡된 성행위라고들 생각했는데, 보고서에 따르면 동성애자는 3퍼센트 정도이며, 37퍼센트의 남성이 살면서 한 번은 오르가슴을 동반한 동성애를 경험했다.

한편 남성의 70퍼센트가 사창가에 간 적이 있고, 15퍼센트는 반복적으로 방문한다고 답했다. 여성의 경우 62퍼센트가 자위행위를 하고, 절반 정도가 혼전에 성교를 경험했으며, 기혼녀의 26퍼센트가 혼외정사를 한다는 보고는 충격적이었다. 여성도 남성 못지않게 섹스를 즐기고 오르가슴을 경험한다는 사실은 당시 금욕적이고 보수적인 미국 사회에 큰 반향을 불러일으켰다.

이런 놀라운 자료들로 가득
찬 이 보고서는 통계 수치와
도표로만 구성된 재미없는 내
용인데도 미국 내에서 25만 부
가 판매됐고, 전 세계에 12개
언어로 번역되었다.

당시 사람들이 막연하게 짐
작했던 동성애, 혼외정사, 사창
가 방문, 자위행위 등 해서는
안 된다고 여기는 행위를 사실
은 이렇게까지 많은 사람들이

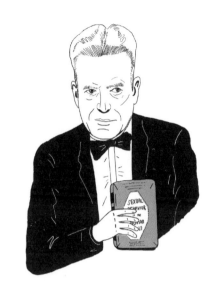

하고 있다는 것을 객관적인 수치로 밝혀냄으로써 사회적으로 거센 후
폭풍이 일었다. 사실을 인정하기보다는 이를 조사한 킨제이에게 공격의
화살을 돌린 것이다. 이에 놀란 록펠러 재단은 연구비 지원을 중단했고,
비난받은 탓인지는 몰라도 킨제이는 두 번째 보고서를 발표한 다음 해
인 1954년에 사망했다. 냉전시대이자 매카시즘의 광풍이 불던 보수적인
시대였음을 감안하면 킨제이 보고서에 대한 미국 사회의 반응이 얼마
나 격렬했을지 짐작할 수 있다. 연구자에 지나지 않던 킨제이의 심적 고
통과 공포는 아마도 감당하기 어려운 수준이 아니었을까?

의학의 영역으로 들어온 성 문제

킨제이가 역학적 방법으로 조사하여 미국 사회의 성생활을 객관적으로 밝혀냈다면, 윌리엄 매스터스(William Masters, 1915~2001)와 버지니아 존슨(Virginia Johnson, 1925~2013)은 생리학적 측면에서 성생활을 면밀하게 연구했다.

매스터스는 1943년 미국 로체스터 대학에서 산부인과 의사가 되었고, 1947년부터 워싱턴 대학에서 일했다. 존슨은 임상심리학자로 1956년부터 매스터스의 연구 보조원으로 일하다가 나중에는 공동으로 연구했다. 1964년에는 생식물학연구재단을 함께 세웠고, 1973년에 공동 소장이 됐다. 사적으로는 1971년에 결혼하여 20여 년간 함께하다가 1993년에 이혼했다. 이들의 삶은 최근 미국에서 〈매스터스 오브 섹스(Masters of Sex)〉라는 드라마로 만들어지기도 했다.

아기를 낳는 일을 돕기보다는 성에 대해 궁금해서 산부인과 의사가 되었던 매스터스는 섹스를 할 때 인간의 몸에 어떤 변화가 일어나는지 궁금해했다. 매스터스와 존슨은 심전도기, 뇌파기기와 같이 생리적으로 측정할 수 있는 다양한 기기를 이용해서 성행위 과정을 관찰하고, 성적인 흥분과 자극이 어떤 식으로 진행되는지 면밀하게 기록했다.

처음에는 이런 민망한 실험에 누구도 자원하지 않아서 성매매 여성을 고용했다. 나중에는 이 조사에 남자 382명과 여자 310명을 프로그램의 지원자로 모집하여 성행위를 관찰할 수 있었고, 총 1만 번이 넘는 성행위를 기록하고 통합하여 1966년에는 『인간의 성적 반응(Human Sexual Response)』이란 결과물을 내놓았다. 매스터스와 존슨은 이 책에서 성행위 과정에서 어떤 생리적 반응이 일어나는지 구체적으로 입증했다. 그들은 흥분기(excitement phase), 고조기(plateau phase), 절정기(orgasmic phase), 쇠퇴기(resolution phase)의 4단계를 제시했고, 50년

50

이 지난 지금도 유효한 기본 모델로 사용된다. 또한 오르가슴을 경험할 때의 생리적 변화와 특징도 자세히 설명했다. 이 연구의 장점은 모든 참가자들이 똑같은 환경과 상태에서 성행위를 하고 이를 기록했기 때문에, 객관적이고 과학적인 결과로 신뢰할 수 있다는 점이었다. 어떻게 실험실에서 성행위를 할 수 있는지 의문을 제기하는 사람도 있었지만, 피험자들은 그러한 상황에 곧 익숙해졌다고 증언했다.

이와 같이 정상 섹스의 반응 과정을 입증한 두 사람은 1970년에 『인간의 성기능부전(Human Sexual Inadequacy)』이라는 책을 통해 조루, 발기부전, 불감증처럼 오늘날에는 중요한 의학적 문제로 여기는 영역을 처음으로 객관적 문제로 범주화했고 질환으로서의 기준을 제시했다. 이 책에서 그들은 2주일 동안 환자 부부를 치료했더니 불감증, 발기부전, 조루, 지루 등의 치료율이 80퍼센트 이상이었다고 주장했다. 매스터스와 존슨의 중요한 업적은 인간의 성행위 과정을 생리학적 측면에서 규명했을 뿐 아니라, 그때까지 쉬쉬하고 넘어가서 정확한 원인과 증상을 알 수 없던 성 관련 문제들을 '의학적 질환'의 측면에서 객관적으로 증명하고 진단적 기준을 제시했다는 것이다. 이를 통해 어둠 속에 있던 성 질환 환자들이 의학적 도움을 받을 수 있게 되었고, 동시에 치료와 연구를 위한 기본적인 근거가 마련되었다. 이들이 제시한 조루 치료법인 '매스터스와 존슨 요법'은 지금도 기본적인 치료법으로 사용되며, 부부 사이의 불감증과 성욕 저하를 다루는 부부 치료법도 처음으로 확립되었다.

정신분석과 생리학을 통합한 치료법의 제시

이렇게 성이 과학적으로 증명되고 의학의 영역으로 들어오면서 정신

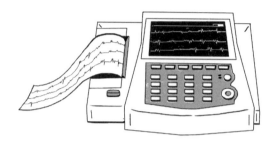

의학에서 성의학이라는 전공이 성립되었다. 처음에는 프로이트가 정신분석으로 성을 이야기하며 심리적인 측면을 강조했고, 다음에는 킨제이, 매스터스와 존슨에 의해 생물학적 요소가 강조되었다면, 이 두 가지를 통합한 사람이 헬렌 카플란(Helen Kaplan, 1929~1995)이었다. 그녀는 미국에서 의대에 섹스 클리닉을 처음 개설한 학자로도 잘 알려져 있다. 오스트리아에서 태어나 콜롬비아 대학에서 심리학 박사 학위를 받고 뉴욕 대학에서 의대를 졸업한 후 정신과 전문의가 되었으며, 1970년에는 정신분석가가 되었다. 물론 성기능의 장애가 생물학적 측면을 기반으로 하고 있는 것은 분명하지만, 그 원인을 이해하고 내면을 치료하는데는 심리적 측면, 특히 정신분석적 이해가 매우 중요한 역할을 하므로두 영역을 모두 다뤄야 한다고 주장했다.

그녀는 매스터스와 존슨과 달리 성반응을 욕망(desire), 자극(arousal), 극치(orgasm)로 나눴는데, 그중 가장 치료하기 어려운 영역이 욕망으로, 깊은 심리적 영역이 관여하기 때문이라고 말했다. 『새로운 성 치료(New

Sex Therapy)』라는 책에서 이 두 영역을 통합한 치료법을 제시하면서 성기능 장애의 직접적인 요인을 무의식적인 갈등으로 보고 일단은 행위불안의 일종으로 여기지만, 만일 치료가 잘 진행되지 않는다면 그보다 깊은 무의식의 세계를 들여다봐야 한다고 주장했다. 예를 들어 질경련이 있는 환자라면 물론 생리적으로 질경련이 있는 것을 증명할 수 있으나, 사실은 무의식적인 불안에 의한 일종의 공황상태가 신체 증상으로 드러난 것으로 해석해야만 치료할 수 있고 재발을 막을 수 있는 것이다. 이는 심인성 발기부전과 같이 생식기의 기능에는 이상이 없지만 성기능에 어려움이 있는 환자를 진단하고 치료할 때 특히 유효한 개념이다.

우리나라에서도 카플란의 성의학 연구소에서 공부한 정신과 의사들이 성의학 클리닉을 열어 활동하고 있으며, 카플란이 제시한 대로 부부치료나 심리 치료를 통해 성기능 장애를 치료한다. 그러나 시간이 오래걸리고 부부가 함께 참여해야 한다는 점에서 대중적으로 받아들여지는데는 한계가 있는 것 같다. 한국에서는 실질적이고 가시적인 변화를 원하는 욕구가 강해서인지, 성의학 클리닉은 비뇨기과나 산부인과에서 약물이나 수술적 치료 위주로 시행되고 있는 것이 현실이다.

이처럼 킨제이의 성생활에 대한 적나라한 보고서, 매스터스와 존슨의 성행위와 성기능 장애에 대한 생리학적 증명, 그리고 카플란의 생리학과 심리학의 통합 과정을 거치면서 성은 모른 척하거나 공개적으로 말해서는 안 되는 금기의 영역에서 벗어날 수 있게 되었다.

자는 동안에도 눈동자는 움직인다

렘수면의 발견

렘수면 동안 신체 기능은 대부분 안정되고 저하되어 있는 것과 달리, 뇌는 상당히 활동적이다. 특히 영유아기나 아동기에 렘수면의 비율이 높은 만큼, 렘수면이 뇌의 발달을 촉진한다고 보는 견해도 있다.

••• 처음으로 과학은 정신이 오직 자신에게만 말을 걸고 있을 때 그 신비한 활동을 어렴풋하게나마 엿보고 있다. 수면을 탐구할 때 우리가 연구하는 것은 망각이 아니라 인간 정신의 영역 전체다.

— 게이 게어 루스(Gay Gaer Luce), 줄리어스 시걸(Jullius Segal)
『수면 및 꿈(Sleep and Dreams)』, 1965년

1951년 가을, 시카고 대학 생리학과 박사 과정 학생인 유진 아세린스키(Eugene Ascrinsky, 1921~1988)는 실험실에서 8세인 아들 올먼드의 머리에 전극을 부착했다. 당시 세계적으로 몇 안 되는 수면 연구 학자인 너새니얼 클라이트먼(Nathaniel Kleitman, 1895~1999) 교수의 제자였던 아세린스키는 우연히 잠든 사람의 눈꺼풀 아래에서 눈동자가 빠르게 움직이는 것을 발견했다. 그때 뇌파, 심박, 호흡 등의 생리적 신호를 측정하는 수면 검사를 하면서 안구 운동도 함께 기록해 보는 게 어떨까 하는 아이디어를 떠올렸다. 이미 1930년대에 깨어 있을 때와 잠들어 있을 때의 뇌파에 차이가 있다는 것이 알려졌지만 그 이상 연구는 진전되지 않았다. 대부분의 연구자들은 잠을 잘 때 신체가 휴식하면서 뇌도 활동하지 않는다고 여겼기 때문이다.

아세린스키는 아들이 자는 동안 뇌파를 측정하고 안구 운동을 살펴보았다. 이상하게도 안구가 움직이고 있는 동안에는 잠을 잘 때 통상적으로 보이는 느린 뇌파가 아니라 깨어 있을 때와 유사한 빠른 진폭의 뇌파가 보였다. 처음에는 측정 기기가 고장난 줄 알았지만, 여러 번 반복해

서 측정해 보니 빠른 안구 운동이 있을 때 특정한 뇌파의 패턴과 이에 따른 생리 신호가 드러났다. 이런 결과는 아들뿐 아니라 다른 성인들도 마찬가지였다.

그러던 중 빠른 안구 운동을 하던 피험자 한 명이 깨어나서, "생생한 꿈을 꿨어요. 아직도 진짜 같아요"라고 말했다. 보통 사람이라면 그냥 넘어갔을 테지만, 아세린스키는 달랐다. 이번에는 안구 운동이 나타났을 때 사람들을 일부러 깨웠다. 그랬더니 깨어난 사람들이 방금 전까지 꿈을 꿨다고 이야기하는 것이었다.

아세린스키는 이를 급속 안구 운동(Rapid Eye Movement)을 수반한다는 점에서 렘수면(REM sleep)이라고 이름 붙이고, 클라이트먼 교수와 함께 연구를 진행했다. 처음에는 클라이트먼 교수도 그의 주장을 믿지 못하고 자신의 딸을 대상으로 같은 실험을 해보았다. 두 사람은 연구 결과를 정리해서 1953년 학술지 《사이언스(Science)》에 렘수면의 존재를 발표했다. 이때부터 자는 동안 뇌에서 어떤 일이 일어나는지에 대한 연구가 시작되었다.

근육이 쉬고 있는 사이에도 활발히 활동하는 뇌

렘수면은 태어날 때부터 겪는데, 갓 태어난 아이의 경우에는 잠의 80퍼센트가 렘수면이다. 이는 성장하면서 서서히 줄어들고, 성인이 되면 총 수면 시간의 20~25퍼센트를 차지한다. 깨어 있다가 잠이 들면 비렘수면(non-REM sleep)인 1단계 수면을 거쳐 2단계 수면 단계로 들어가고 뇌파 중 서파의 비율이 50퍼센트를 넘는 깊은 수면에 진입한다. 시간이 지나면 다시 2단계 수면으로 돌아와 렘수면이 일어나고 일정 시간 지속된다. 그리고 더 얕은 수면 단계로 넘어갔다가 다시 깊은 수면 단계로 들어가는 식으로 순환한다. 보통 한 사이클이 90분에서 2시간 사이로 알려져 있다. 수면 후반부로 갈수록 렘수면의 비율이 높아지고, 우리가 기억하는 대부분의 꿈은 잠의 후반부에 꾼다.

렘수면 중에 뇌파는 깨어 있을 때와 유사하게 움직이는데, 심장 박동이나 호흡이 불규칙하고 체온도 오르락내리락한다. 또한 생리적인 야간 발기가 렘수면 때 일어난다. 반대로 근육은 이완되어 있어서 뇌와 몸이 따로 노는 역설적인 상황이 벌어진다. 신체 기능은 대부분 안정되고 저하되어 있는 것과 달리, 뇌는 렘수면 동안 상당히 활동적이다. 특히 영유아기나 아동기에 렘수면의 비율이 높은 만큼, 렘수면이 뇌의 발달을 촉진한다고 보는 견해도 있다. 뇌는 외부 자극을 받지 않는 동안 열심히 활동하는데, 은행 영업 시간이 끝난 다음 은행원들이 그날의 입출금을 정리하면서 고객을 상대로 할 때보다 더 바쁘게 일하는 것처럼 말이다.

그러므로 렘수면은 학습과도 연관된다. 시험 기간과 그렇지 않은 기간에 렘수면의 비율과 렘수면 중에 나타나는 눈동자 움직임 횟수를 비교했더니, 시험 기간에 렘수면의 비율도 높았고 안구 운동의 횟수도 더 많았다. 즉, 학습을 통해 새로운 지식을 습득하는 것과 렘수면은 관련이 있으며, 익혀서 내 것으로 만들어야 할 양이 많을수록 렘수면의 강도도 강해진다.

렘수면이 처음 알려졌을 때 연구자들 사이에서 이것이 인간만의 특징인지, 아니면 동물에게서도 발견할 수 있는 것인지 궁금증이 일었다. 초기 동물 연구에서 파충류, 조류, 포유류의 일부에서 렘수면을 발견했지만, 원시 파충류에서는 발견되지 않았다. 이를 통해 진화론적으로 볼 때 램수면은 진화된 수면 형태로 조금 더 복잡한 고위 기능을 갖고 있다고 추정할 수 있다.

1960년대 프랑스의 신경생물학자 미셸 주베(Michel Jouvet, 1925~)는 고양이를 대상으로 램수면기에 근육을 이완시키는 뇌 조직을 제거했다. 그리고 고양이의 수면 상태를 관찰했더니 램수면기에 진입한 고양이가 갑자기 일어나서 먹이에 접근하거나 공격하는 행동을 보였다. 주베는 램수면기가 동물의 생존을 위해 꼭 필요한 행동을 자는 동안 반복해서 연습해 보는 기능이 있다고 추정했다. 매일 쓰는 기능이 아니라도 이런 식으로 꿈속에서 연습해 놓으면 뇌는 충분히 훈련되어 신경회로가 최적화되어 있다가, 실제로 중요한 일이 벌어지면 바로 적극적으로 대응해서 생존 가능성을 높인다는 것이다. 그래서 학습적인 측면에서도 단순하게 정보를 외우는 삽화 기억보다는 미로 찾기, 수영하기와 같은 절차 기억을 향상시키는 것과 연관이 있다.

외상 후 스트레스 장애는 램수면으로 인해 악화될 수 있다

우리가 꾸는 꿈들을 한번 떠올려보자. 누군가에게 쫓기거나, 어려운 일을 겪거나, 과거에 힘들었던 경험을 다른 식으로 재연하는 꿈을 꾸기도 한다. 이런 내용을 램수면 기능에 적용하면, 만에 하나 내가 죽을지도 모르는 위험한 상황이 벌어질 때, 혹은 전에 경험한 아주 힘들었던 상황에 다시 던져졌을 때, 그 상황에 의연히 대처하고 재빨리 위험 상황에서 빠져나오기 위해 뇌는 반복적이고 생생한 꿈을 통해 모의훈련을 하고 있는 셈이다. 게다가 안전을 위해 근육을 충분히 이완시켜서 꿈이 아무리 생생해도 몸은 움직이지 않는다. 꽤 정교한 시스템이 아닌가? 게다가 렘수면을 의도적으로 박탈시키면 다음 날 더 많은 양의 렘수면을 취해서 보상받으려 한다. 그만큼 적정한 수준과 양의 렘수면은 인간에게 꼭 필요하다.

이렇듯 렘수면은 기특한 목적을 갖고 있지만, 문제는 부작용도 발생한다는 데 있다. 그중 하나가 외상 후 스트레스 장애다. 끔찍한 사고를 겪은 사람들은 악몽을 꾸는 경우가 많다. 경험한 사건이나 이와 유사한 장면을 꿈에서 재연하는 것이다. 이는 렘수면의 메커니즘이 작동하기 때문이다. 뇌의 입장에서 생각해 보면 끔찍한 사건이 다시 일어날 경우에 대비하여 전처럼 속수무책으로 당하지 않기 위해 열심히 훈련해야 한다. 꿈속에서 열심히 모의훈련을 해서, 물에 빠지면 헤엄쳐서 나오고, 자동차 사고가 나도 놀라지 않고 의연히 대처하기를 기대한다. 그런데 그 꿈이 너무 생생해서 잠을 유지하지 못할 만큼 강렬한 자극이 되면 외상 후 스트레스 장애를 가진 환자들은 악몽을 꾸다가 깨어나고, 깨어난 후에도 꿈을 생생히 떠올리며 몸서리친다. 잠을 자는 동안 조용히 반복 훈련을 하려던 뇌의 계획은 이렇게 어그러진다.

두 번째는 렘수면 행동장애(REM sleep behavior disorder)다. 렘수면 동안 근육이 이완되어서 꿈을 꾸더라도 움직이지 않아야 하는데, 제대로 이완 기능이 작동하지 않는 경우 꿈속의 행동을 현실에서도 하는 일이 벌어진다. 어릴 때의 몽유병과 달리, 중년 이후 노인 연령에서 발생하는 흔치 않은 질환으로, 잠을 자다가 갑자기 일어나 밖으로 나가거나, 도망간다며 허우적거리다가 넘어져 다치거나, 같이 자던 배우자를 때리는 일 등이 벌어진다. 뇌의 정교한 제어 장치가 제대로 작동하지 않는 것이다. 최근 연구에서는 치매나 파킨슨병의 초기 증상으로 보기도 한다.

렘수면의 발견, 수면 의학과 뇌과학의 시작

프로이트의 정신분석에 의해 무의식을 이해하는 데 꿈이 중요하다는 점이 알려진 이후, 1950~1960년대에 꿈의 과학적 배경에 대한 연구도 활발해졌다. 제2차 세계대전으로 유럽에서 미국으로 넘어온 수많은 정신분석가들이 대학교수가 되면서, 정신분석이 한동안 정신의학의 주류가 되고 그들이 꿈에 대한 연구를 적극적으로 지지했기 때문이다. 그러나 생리학적 연구 성과가 속속들이 나오면서 꿈은 무의식보다는 뇌의 시스템과 연관되어 있고, 특히 렘수면이라는 수면 중 뇌의 활동과 관련되어 있다는 것이 알려졌다.

수십 년이 지나면서 렘수면의 발견은 수면과 뇌과학의 발전에 혁신적인 계기가 되었고, 정신분석은 그 중요성이 줄어들었다. 1977년, 하버드 대학의 존 앨런 홉슨(John Allan Hobson, 1933~)과 로버트 맥칼리(Robert McCarley, 1937~)는 꿈이 정신분석적 의미로 만들어지는 것이 아니라, 수면 중 생리적 신호가 무작위로 발생한 것을 뇌에서 해석한 것일 뿐이라는 '꿈 생성의 활성화-생성 모델(activation-synthesis model of dream production)'을 주장하기도 했다.

80년을 산다면 약 26년은 잠을 자는 데 소비한다. 잠을 자는 시간은 충전하거나 낭비하는 시간이 아니다. 그동안 뇌는 복잡하고 유용한 준비 및 통합 작업을 한다. 렘수면을 통해 숨겨졌던 뇌의 활동을 더욱 잘 이해할 수 있게 되었으며, 렘수면의 발견으로 정신의학에서 수면 의학이 시작되었다. 또한 꿈에 대한 관심이 정신분석에서 뇌과학으로 넘어가는 중요한 계기가 되었다.

치료 결과보다
삶의 질이
더 중요하다

해피 메이커, 프로작

이제 21세기의 정신과 약물 치료는 개별 증상을 호전시키기보다는 삶의 질을
향상시키고, 일상생활의 기능성을 회복하고 장기간 유지할 수 있도록 도우며,
약간의 불편함이라 할 수 있는 문제들을 교정해 주는 것으로 흘러가고 있다.
그 흐름의 시작은 프로작의 등장이었다.

1950년대 초중반에 걸쳐 대표적인 정신질환 치료약들이 세상에 등장했다. 항정신병 약물 클로르프로마진(chlorpromazine), 항우울제 이미프라민(imipramine), 항조증약 리튬(lithium) 등이다. 그전까지 다양한 약물 실험들은 뚜렷한 효과를 본 것이 없었고, 전기충격 치료를 제외하고는 획기적인 방법이 없던 상태였기 때문에 정신질환의 생물학적 기반을 지지하는 측은 상당히 좌절해 있었다.

그러던 중 위의 세 가지 약물이 등장하면서 임상에 적용되었고, 1970년대 이후에는 생물학적 방법론이 비약적으로 발전하면서 뇌의 여러 메커니즘들을 이해할 수 있게 되었다. 생리학적·유전학적 측면에서 정신질환의 생물학적 증거들이 드러나면서 어느새 정신의학의 진단과 치료는 생물학적 기반이 주류가 되었다. 이는 복잡하고 이해하기 힘든 뇌의 기능과 구조를 정복할 수 있다는 낙관적인 기대로 이어졌다.

1990년에 미국은 범국가적인 차원에서 뇌 연구 촉진법인 '뇌의 10년(The Decade of Brain)'이란 법을 제정했는데, 과학계의 현안을 대상으로 10년에 걸친 연구 계획을 법으로 규정하여 시행하기로는 뇌 분야가 처음이었다. 물론 이 연구들은 정신질환뿐 아니라, 급격한 노령화로 인해 늘어난 치매, 파킨슨병과 같은 난치성 퇴행성 질환까지 포함한 광범위한 내용이었다.

1970년대에는 정신질환이나 뇌신경학적 질환의 생물학적 연구에 대대적으로 투자할수록 그만큼 좋은 결과가 나올 것이라고 기대했다. 정신질환은 가난이나 학대와 같은 사회환경적 요인, 과거의 부정적 경험에 의한 원인보다는 뇌의 기능적 이상이 더 기본적 원인으로 발병하는 것이고, 곧 그 메커니즘을 밝혀내리라고 믿었던 것이다.

다양한 약물이 도입되면서 가벼운 신경증적 질환인 불안장애, 우울장애부터 중증질환인 조현병, 양극성 정동장애에 이르기까지 약물 치료가 일차적 치료법이 되었으며, 전공의 수련 기간에도 이를 가장 중점적으로 배우기 시작했다. 실제로 약물 치료를 하면 정신분석이나 인지치료에 비해 증상이 빨리 호전되고, 비용도 적게 들어서 경제적이었다. 그래서 정신과 의사는 효율성이라는 측면에서 약물 치료에 많은 비중을 두었다. 한편 심리학자나 기타 다른 영역에서는 정신 치료에 집중하면서 약물 치료와 정신 치료가 양분되었고, 이로 인해 발생한 문제는 현재까지도 이어진다.

정신과 약을 먹으면 바보가 된다는 오해와 편견

그렇다면 고전적 약물 치료는 모두 효과가 있을까? 문제는 그렇지 않다는 데 있었다. 고전적 항우울제로 꼽히는 이미프라민, 아미트리프틸린(amitriptyline) 등의 약은 삼환계 항우울제(tricyclic antidepressant)로 우울증 치료에는 상당한 효과가 있었으나 부작용이 따랐다. 200밀리그램의 고용량을 복용해야 하는데, 이로 인해 목마름, 졸림, 체중 증가, 변비, 어지러움 등의 증상이 나타났다. 우울증은 조현병과 달리 일상생활을 하면서 치료받을 수 있는 병임에도, 약의 부작용 때문에 대부분 입원 치료를 받아야 했다. 그래서 직업이나 학업 등 경력이 단절되거나, 부작용으로 인해 퇴원 후에도 일상생활에 어려움을 겪는 사람이 많았다.

그 결과, '정신과 약을 먹으면 바보가 되고, 멍한 상태가 지속되며, 평생 중독된다'는 오해와 불신이 커졌다.

정신과 의사들과 제약회사에서는 이런 문제를 직시했고, 수십 년에 걸쳐 새로운 약을 개발하기 위해 노력했다. 우울증은 신경전달물질 중 세로토닌(serotonin)과 연관되어 있고, 기존의 삼환계 항우울제는 여기에 영향을 미친다는 것이 수많은 연구들로 입증되었다. 우울증 환자의 세로토닌 기능에 문제가 있고, 회복된 우울증 환자에서도 세로토닌의 변화가 관찰되었던 것이다. 그러므로 세로토닌이 뇌에서 작용하는 효과를 높이는 방향으로 약을 개발해야 했다.

환청과 망상을 호소하는 조현병의 경우에는 도파민(dopamine)이란 신경전달물질과 연관이 있다는 것이 밝혀지면서, 도파민의 효과를 높이려는 연구가 많이 이루어졌다. 또 치매와 같은 기억장애는 아세틸콜린(acetylcholine)과 연관이 있다고 알려졌다. 즉, 주요 정신질환의 원인론 중에 단일한 신경전달물질에 이상이 생길 때 질환이 발생한다는 가설이 설득력을 갖게 되었고, 이 가설에 맞는 약물을 개발하기 위해 많은 제약회사와 연구소가 경쟁에 참여했다.

제약회사 일라이 릴리 소속 연구원인 데이비드 웡(David Wong, 1936~)은 신경세포 말단에서 분비된 세로토닌이 시냅스 수용체에 작용하다가 일정 시간이 지나면 분비되었던 세포로 재흡수되어 파괴된다는 것을 발견했다. 이 과정에서 재흡수되는 구멍을 막는다면 시냅스에서 세로토닌이 작용하는 시간을 늘려 효과를 극대화할 수 있으리라고 생각했다. 여러 가지 시약을 검토하던 중 1972년 5월에 강력한 효능을 갖는 화학 구조물을 개발했고, 1974년에 이를 발표했다. 1년 후 플루옥

세틴(fluoxetine)이란 이름을 얻은 이 약은 '프로작(prozac)'이라는 상품명으로 출시되었다. 1977년 2월에는 미국 식약청에 등록하고 신약을 개발했다. 오랜 임상 시험을 거쳐 1986년에 벨기에에서 처음 출시됐고, 미국에서는 1987년 12월에 식약청의 승인을 받아 1988년 1월부터 시판되면서 드디어 프로작의 시대가 열렸다.

프로작이 가져온 문화적 충격과 라이프스타일의 변화

프로작은 세로토닌에만 집중적으로 작용하면서 예전 항우울제의 부작용을 극복할 수 있었다. 삼환계 항우울제는 노르에피네프린(norepinephrine), 아세틸콜린, 히스타민(histamine) 등의 신경전달물질 수용체에 영향을 주어 부작용을 일으켰지만, 졸리고, 살이 찌고, 입이 마르는 부작용이 현저히 줄면서 일상생활을 하면서도 우울증 치료를 받을 수 있었다. 프로작은 작용 기전을 바탕으로 '선택적 세로토닌 수용체 흡수 억제제(selective serotonine reuptake inhibitor; SSRI)'라는 약물군으로 분류되는 대표적 항우울제로, 불면, 두통, 성기능 장애, 소화불량 등의 부작용이 있다.

이후에 다른 제약회사에서 파록세틴(paroxetine), 서트랄린(sertraline), 시탈로프람(citalopram) 등을 개발하면서 경쟁을 벌였지만, 프로작의 등장으로 인한 문화적 충격과 정신질환 치료의 혁명적 변화에 버금가지는 못했다. 프로작의 등장 이후 매년 수천만 명의 미국인이 거리낌 없이 항우울제를 복용하기 시작했다. 2011년 기준으로 미국 내 항우울제 매출은 무려 110억 달러에 달했고, 처방 건수는 2억 6,400만 건에 이르렀다. 이는 미국 전체 약물 시장 3,200억 달러, 처방 건수 40억 2,000만 건

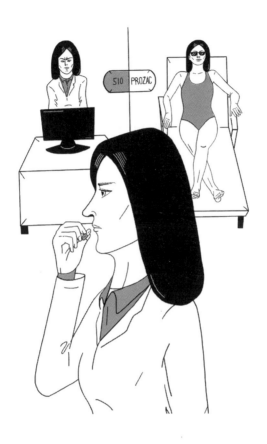

과 비교해 볼 때 '아주 드물게 이상한 사람만 복용하는 약'이 아니라는 것을 의미한다. 작년에 미국에서 가장 많이 처방된 항우울제는 심발타 (cymbalta, 성분명: duloxetine)로 프로작과 약간 다른 작용 기전을 가졌는데, 매출액 52억 달러에 처방건은 1,886만 건이었다.

프로작이 가져온 라이프스타일의 변화는 대단했다. 과거의 우울증 치료는 '자살할 만큼 심한 우울증' 환자를 죽지 않게 하는 것이 목적이었다. 그러나 프로작이 세상에 나온 다음부터는 일상생활에 어려움을 겪을 만큼의 증상이 아니더라도 항우울제 복용을 꺼리지 않게 되었다. 살아가면서 맞닥뜨리는 심리적 불편감을 없애고 조금 더 행복해지고 싶은 사람이라면 프로작을 찾았다.

세상에는 두 가지 종류의 약이 있다. 먼저 부작용을 감수하고라도 증상이 호전되기를 바라고 복용하는 약이다. 대표적인 예가 항암제다. 머리카락이 빠지고 구토를 반복하더라도 암세포를 이겨내기 위해 복용한다. 감염병을 치료하기 위한 항생제도 그렇다. 초기의 항우울제도 그러했다. 완치되지 않고, 재발이 반복되고, 자살의 주요 원인이 되는 우울증과 싸워야 했다. 이로 인한 부작용과 후유증은 감내할 수 있었다. 그러나 프로작이 세상에 나온 후부터는 치료 반응성이나 효과만큼이나 부작용이 적고 복용이 간편하며 삶의 질을 유지할 수 있는지 여부도 중요해졌다.

과거의 약이 '라이프 세이버(life saver)', 즉 구명의 기능을 했다면 이때부터는 '해피 메이커(happy maker)'로 무게중심이 옮아가기 시작한 것으로 거대한 변화의 시발점이 되었다. 과거에 제약회사들이 항암제, 항생제, 항바이러스제를 개발하는 데 역점을 두었다면, 프로작의 성공에 따라 장기간 복용하면서 삶의 질을 향상시키고 행복감에 도움을 주는 약에도 관심을 갖기 시작한 것이다. 대표적인 것이 발기부전 치료제인 비아그라(viagra, 성분명: sildenafil)와 탈모 치료제 프로페시아(propecia, 성분명: finasteride) 같은 약이다. 발기가 안 된다고, 대머리가 된다고 생명에 지장은 없지만 삶이 썩 즐겁지 않다. 게다가 심한 우울증, 암, 감염 질환에 걸린 사람보다는 이와 같이 가벼운 우울 증상이나 발기, 탈모 문제가 있는 사람의 수가 훨씬 많으니 그 혜택을 누릴 대상도 엄청나게 확대되었다.

항우울제 복용이 간편해지고 부작용이 줄어들자, 미국 대학생들 사이에서는 프로작을 복용하는 파티가 유행하기도 했다. 그리고 선택적 세로토닌 흡수 억제제의 적응증(치료 효과가 기대되는 병이나 증상)이 서서히 넓어졌다. 과거에는 병으로 여겨지지 않던 월경전증후군, 사회공포증과 같은 '삶의 불편함'이 정신질환의 일종으로 진단명을 갖게 된 것은 프로작과 같은 항우울제가 상당한 치료 효과가 있었기 때문이었다. 이제 과거와 달리 라이프스타일의 문제를 개인과 개인, 사회적 관계로 풀어내려 하지 않는다. 그 대신 의학적 시스템 안에서 질환으로 치환하여 자신을 환자로 규정하고 약물 치료로 해결하려 한다. 이는 문화비평가들이 21세기 라이프스타일의 특징적 문제점 중 하나라고 비판적으로 이야기하는 것이기도 하다.

삶의 질을 향상시키는 약물 치료

안타깝게도 프로작이 나왔다고 해서 우울증이 완전히 정복된 것은 아니었다. 프로작과 비슷한 획기적인 항우울제가 다양하게 등장했지만, 선택적 세로토닌 흡수 억제제를 8주 동안 복용하고 난 다음 우울 증상이 사라져서 예전 수준으로 회복되는 '관해(remission)'을 경험하는 환자의 비율이 겨우 35퍼센트에 불과했다. 3명 중 1명만 확실히 좋아지고, 부분 관해가 되는 환자들을 포함해서 3명에 2명 정도만 치료 효과를 기대할 수 있었다. 그래서 단일 신경전달물질 가설은 처음처럼 스포트라이트를 받지 못한다. 그러면서 복수의 신경전달물질을 포함하는 약물이 새롭게 등장했다. 세로토닌 노르에피네프린 재흡수 억제제(serotonine norepinephrine reuptake inhibitor; SNRI), 노르에피네프린 도파민 재흡수 억제제(norepinephrine dopamine reuptake inhibitor; NDRI) 등 다양한 기전을 가진 새로운 항우울제들이 우울증 치료에 도입되었다. 최근에는 멜라토닌(melatonin) 수용체에 작용하는 아고멜라틴(agomelatine)이란 약이 개발되는 등, 기존의 약물에 잘 반응하지 않는 중증 우울증을 최소한의 부작용으로 치료하는 약을 만들기 위해 많은 연구비가 투입되고 있다. 뇌의 원인을 규명하려고 노력하고, 섬세한 약물을 개발하는 것만으로는 우울증과 같은 정신질환 증상을 완전히 없애기가 어렵다는 뜻이기도 하다.

한편 대표적인 정신분열병 치료제인 클로르프로마진이나 할로페리돌(haloperidol)도 환청, 망상과 같은 중증 정신 증상의 치료에는 탁월했으나 몸이 굳어지고 얼굴 표정이 없어지는 추체외로 증상이나 졸림과 같은 부작용은 피할 수 없었다. 게다가 장기 복용하면 몸의 일부분이 불수의적 운동을 하는 만발성 운동장애가 생길 수 있다는 치명적인 단점이 있었다. 환청이나 망상 등 양성 증상이 사라져서 퇴원하고도, 감정 표현이 제한적이고 무감각해지는 음성 증상이 지속되어 학업이나 회사 생활, 사회생활을 자발적으로 하지 못하는 경우가 많았다.

따라서 1990년대 이후에는 비전형적 항정신병 약물들이 개발되어 환청과 망상, 흥분과 같은 고전적 정신 증상에 대한 효과는 동일하지만 만발성 운동장애와 같은 부작용이나 음성 증상을 조절하는 약이 쏟아져 나왔다. 이 역시 입원 치료만 한다면 별다른 문제가 없었을 증상을 치료하는 것이 목적이었다. 리스페리돈(risperidone), 올란자핀(olanzapin), 쿼티아핀(quetiapine)과 같은 약이 시중에 나오면서 현재 약물 치료의

90퍼센트를 대체하고 있다. 미국에서 2012년을 기준으로 내외과 약을 포함해서 가장 많은 매출을 올린 약은 비전형 항정신병 약물인 아리피프라졸(aripiprazole)로, 64억 달러어치가 판매되었을 정도다. 그만큼 정신분열병 환자라고 해도 환청만 없애는 것이 중요하지는 않으며, 남들처럼 사회생활을 할 수 있고 장기 복용으로 인한 치명적인 부작용이 없는 것을 더욱 중요하게 여긴다.

이제 21세기의 정신과 약물 치료는 개별 증상을 호전시키기보다는 삶의 질을 향상시키고, 일상생활의 기능성을 회복하고 장기간 유지할 수 있도록 도우며, 약간의 불편함이라 할 수 있는 문제들을 교정해 주는 것으로 흘러가고 있다. 그 흐름의 시작은 프로작의 등장이었다. 물론 전에 비해 부작용은 줄어들었지만 증상을 완전히 없애지는 못했다는 것은 여전히 문제다. '뇌의 10년'을 선언한 후 25년이 지났고 그전에 비해 많은 것을 알게 되었지만 여전히 미흡하다. 더 노력하면 나아지리라는 희망적 태도보다 한 알의 약으로 모든 괴로움이 사라지기를 바라는 것은 어쩌면 인간의 오만함이 아닐까? 신약의 등장이 정신질환의 치료 대상을 넓히고 그 장벽을 낮추었다는 점에서 획기적인 것은 분명하다. 그러나 인간의 괴로움은 뇌의 생물학적 기능 이상만 밝힌다고 해결되는 것이 아니라, 사회문화적 환경이나 개인의 심리 상태에 의해 많은 영향을 받으므로 복합적으로 이해하고 치료적으로 접근해야 한다.

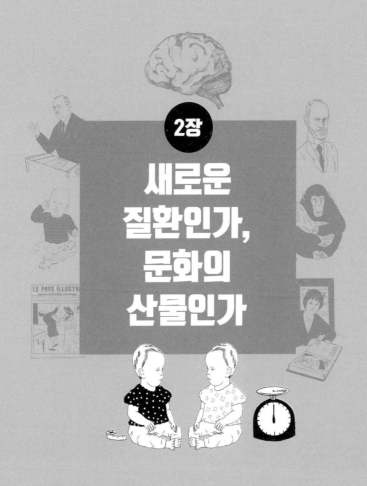

2장

새로운
질환인가,
문화의
산물인가

1866

안 먹거나
너무 많이 먹는 것이
정신질환이라고?

거식증과 폭식증

걸은 거식증이 젊은 여성에게 많이 발생하며 지나치게 마르려고 하는 특이한
병으로, 3명 중 1명이 사망한 것으로 보아 쉽게 낫는 병이 아니라고 보았다. 또
한 정신적인 원인이 있을 것이며 이를 히스테리 상태로 봐야 한다고 주장했다.

"박사님, 제 환자를 한번 봐주시기 바랍니다."

1866년 1월 17일, 영국 런던의 의사 켈슨 라이트(Kelson Wright)는 왜 그런지 도저히 이해할 수 없는 환자를 선배 의사 윌리엄 걸(Sir William Gull, 1816~1890)에게 의뢰했다. 17세 소녀였는데 167센티미터의 키에 몸무게가 37킬로그램에 불과했다. 수개월에 걸쳐 약 15킬로그램의 체중이 줄어들었는데 그 원인을 찾을 수 없었다. 1년 전부터 생리를 하지 않았지만, 다른 신체 징후에는 이상이 없었다. 설사를 하지도 않았고, 다른 감염의 증거도 없었다. 심박수가 55~60회로 떨어진 것이 관찰될 뿐이었다.

"저는 먹고 싶지 않을 뿐이에요."

소녀는 육식을 거부했고, 다른 음식도 거의 섭취하지 않았다. 그렇다고 누워만 있는 것도 아니었고, 일상 활동은 도리어 활발한 편이었다. 걸은 심박수가 낮고 저체온인 이 환자의 체온을 높여주면 도움이 될 것이라고 판단했다. 다양한 방법으로 이 환자가 음식을 먹게 하려 노력했고, 또 여러 가지 약을 처방해서 식욕을 돋우면서 약 3년간 치료했다. 마침내 1868년 3월에 몸무게가 58킬로그램이 되면서 정상으로 돌아올 수 있었다.

걸은 그즈음 이와 유사한 환자들을 여러 명 진료했고, 체중 저하가 단순히 감염이나 영양실조 때문이 아니라는 심증을 굳혔다. 이들은 자발적으로 굶었고, 여기에는 심리적인 원인이 있는 듯했다. 걸은 소녀를 포함한 환자 3명의 병세를 자세히 묘사하고 정리하여, 1873년 「신경성 식욕부진증: 히스테리성 소화불량, 히스테리성 식욕 부진증(*Anorexia Nervosa: Apepsia Hysterica, Anorexia Hysterica*)」이라는 논문을 발표했다. 그는 신경성 식욕부진증(이하 거식증)이 젊은 여성에게 많이 발생하며 지나치게 마르려고 하는 특이한 병으로, 3명 중 1명이 사망한 것으로 보아 쉽게 낫는 병이 아니라고 보았다. 또한 정신적인 원인이 있을 것이며 이를 히스테리 상태로 봐야 한다고 주장했다.

같은 시기인 1873년, 프랑스의 살피트리에 병원의 에르네스트 샤를 라세그(Ernest-Charles Lasègue, 1816~1883)도 이와 유사한 환자를 보고하는 논문을 발표했다. 히스테리성 거식증은 독립적으로 진단할 수 있는 문제이며, 이런 증상은 고통을 피하기 위한 노력에서 비롯된다는 가설을 세웠다. 라세그는 걸에 비해 심리적 측면을 더 중요하게 보았고, 특히 부모의 영향과 가족 내 상호작용에 주목해서 현대 정신의학에서 진단하는 거식증의 특징을 포착했다.

왜곡된 신체 이미지로 시작되는 섭식 거부

굶어서 살을 빼는 것은 본능에 역행하는 행동이다. 20세기 초반까지도 못 먹어서 영양실조로 죽는 사람이 부지기수였다는 점을 생각해 보면 이런 현상을 이해하기는 더욱 어렵다. 20세기 초에는 뇌하수체의 기능 저하로 전반적인 생체 기능이 떨어지면서 체중이 줄어드는 '시몬드 증후군(Simmond's syndrome)'이 주목받으면서 거식증을 이 문제로 설명하려는 경우도 있었다. 그렇지만 걸이 주장했듯, 거식증의 근본적인 원인은 정신적인 문제라는 사실이 차차 밝혀졌다.

거식증 환자들이 식욕이 없는 것은 아니다. 식욕은 있지만 먹고 싶어 하지 않고, 지나치게 말랐는데도 자신이 뚱뚱하다고 믿는다. 마치 볼록 거울에 비친 자신을 바라보는 것처럼 자신의 신체 이미지가 왜곡된 것이다. 음식을 먹지 않고 열심히 운동하며, 먹더라도 바로 토하고, 설사제나 변비약을 사용해서 먹은 것은 전부 몸 밖으로 배출하려 애쓴다. 일반적인 영양실조와 달리 서서히 살을 뺀 것이기 때문에 빈혈 증상이 없고, 혈액 검사 결과도 대부분 정상 범위에 있다.

피골이 상접했지만 일상적인 활동은 하기 때문에 가족들도 문제의 심각성을 느끼지 못하는 경우가 많다. 이들은 자신이 먹지 않으면서도, 요리를 좋아하고, 레시피를 모으고, 음식을 그릇에 예쁘게 담으며, 잘게 쪼개는 데 몰두하는 등 음식에 집착하여 기이한 행동을 하는 것이 특징이다. 즉, 먹는 것은 싫어하지만 종일 음식에 대해 생각하고, 자신의 체중 변화에 과도하게 관심을 가지며 칼로리와 운동량에 박학다식하다.

의학계에 이런 기이한 현상이 알려지기 시작한 것은 1613년 페드로 메히오(Pedro Mexio)에 의해서다. 그는 프랑스 콩폴랑 지역에 살던 잔 발랑(Jane Balan)이라는 소녀가 10세 때부터 3년간 고기와 음료를 마시지 않은 채 살았다고 학계에 처음으로 보고했다. 이후에도 몇 개의 사례가 있었으나, 걸이 이 증상을 처음으로 체계적으로 집대성했고 '신경성 식욕부진증'이라는 지금의 진단명으로 불렀다.

완벽주의 부모에 대한 소녀들의 무의식적 반항

흔치 않은 기이한 병으로만 인식되던 거식증은 20세기에 들어서면서 서서히 그 사례가 늘어나기 시작했다. 1978년, 미국 휴스턴의 베일러 의대 정신과 교수이자 정신분석가 힐데 브루흐(Hilde Bruch, 1904~1984)가 1960년부터 치료해 온 70명의 사례를 『황금 새장: 신경성 식욕부진증의 수수께끼(The Golden Cage: The Enigma of Anorexia Nervosa)』란 제목의 책으로 엮어내면서 더 널리 알려졌다. 브루흐는 사례를 세세히 묘사했으며, 자신이 생각한 거식증의 원인과 치료법을 제안했다.

그에 따르면 대부분의 환자는 청소년기의 소녀들로 좋은 가정에서 자라났고, 부모는 완벽주의적인 면이 강하며 자식을 통제하려는 경향이 있었다. 즉, 환자의 입장에서는 부모가 마치 황금으로 만든 새장 안에 자신을 가두어 키우는 것처럼 느껴진다는 것이다. 이에 대한 무의식적인 반항으로, 자라는 것을 거부하고 성숙하지 않은 상태에 머무르려고 하는 것이 거식증 환자의 전형적인 정신역동이라고 해석했다.

브루흐 박사는 미국의 젊은 여성들 사이에서 거식증을 광범위하게 발견할 수 있는데, 이는 날씬한 사람을 지나치게 선호하고 뚱뚱한 사람은 게으르고 무능한 사람으로 여기는 문화적 풍토 때문이라고 주장했다. 이 책은 15만 부 이상 팔릴 정도로 수십 년간 대중적인 인기를 얻었다.

거식증에 대한 대중의 관심이 폭발적으로 늘어나게 된 것은 1983년에 최고의 인기를 누리던 남매 듀오 카펜터스의 카렌 카펜터(Karen Carpenter)가 33세로 요절하고부터다. 그녀는 심한 다이어트를 하던 끝에 거식증에 걸렸고 결국 그 후유증으로 사망했는데, 그 사실이 세간에 알려지면서 대중적으로 거식증의 심각성이 부각되었던 것이다.

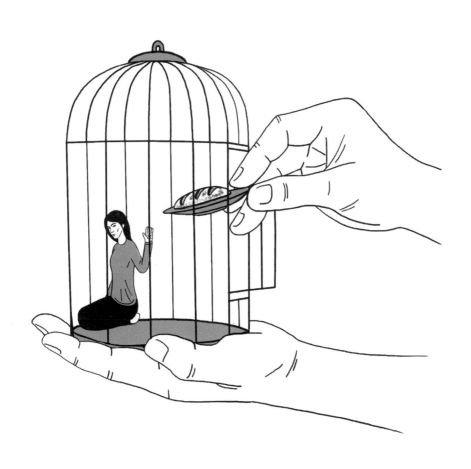

1980년에 거식증이 『정신질환의 진단 및 통계 편람(The Diagnostic and Statistical Manual of Mental Disorder; DSM)』 3판에 포함되면서 정신의학 분야에 공식적으로 등장한 후로 환자 수도 많아지고 역학 조사의 대상이 되었다. 거식증은 5 대 1 정도로 여성이 더 많고, 전체 인구의 약 0.5퍼센트에게서 발생한다. 잘 알려지지 않았지만 10년 내 사망률이 5~10퍼센트에 이를 정도로 중증의 질환이기도 하다. 치료가 어려울뿐더러 만성화되는 경향이 강하다.

심각한 수준으로 체중이 저하되면 입원 치료를 원칙으로 하는데, 이 때 일차적인 중요 목표는 신체 건강을 회복하고 체중을 증가시키는 것이다. 그러나 너무 급격한 체중 증가는 도리어 신체에 무리를 주기 때문에 체중을 서서히 증가시키면서 먹고 토하는 행위를 하지 못하게 막아야 한다. 매일 아침 환자들이 일어나면 소변을 보게 한 후 같은 시간에 체중을 재고, 매끼 식사를 하고 난 다음에는 충분히 소화가 될 때까지 한 시간 동안은 화장실이나 보이지 않는 장소에 가서 구토하지 못하게 막는다. 이들은 체중이 조금이라도 늘어나는 데 극심한 공포를 느끼고 먹지 않고 지내는 것에 익숙한 상태이기 때문에, 음식물을 소량만 섭취하더라도 매우 불편해하며 강박적으로 몸에서 빼내려고 노력한다. 이렇게 체중을 늘린다고 해도, 퇴원 후에는 다시 먹기를 거부하거나 폭식 후에 구토를 반복하는 등 재발 위험이 높다.

정서적 허기가 폭식을 부른다

거식증과 같이 급격하고 위험한 수준으로 체중이 저하하지 않으며 정상적으로 체중을 유지하지만 과도한 양의 음식을 짧은 시간 안에 먹고,

경우에 따라서는 포만감을 없애기 위해 의도적으로 토하기를 반복하는 신경성 폭식증(bulimia nervosa, 이하 폭식증)도 음식과 관련한 정신질환이다. 거식증과 달리 폭식증은 그 역사가 훨씬 깊어서 로마시대로 거슬러 올라간다. 당시 로마 귀족들은 만찬을 즐기다가 배가 부르면 더 많이 먹고 마시기 위해 의도적으로 구토했고, 이때 토사물을 받아내는 쟁반을 '보미토리움(vomitorium, 구토물 담는 용기)'이라고 부를 정도였다. 로마 황제 클라우디우스와 비텔리우스는 비만과 폭식으로 유명했다. 한편 고대 이집트인들은 병에 걸리는 것을 막기 위해 한 달에 3번은 토해서 몸을 가볍게 하고 몸 안의 독소를 배출하는 것이 좋다고 믿었다.

19세기까지 유럽에서 폭식증에 대한 언급은 주로 거식증의 일환으로 설명하는 정도였고, 20세기 초반부터 체중 조절을 위해 설사제를 사용하는 사례가 등장하기 시작했다. 그런데 점차 거식증이 아닌 환자들 중에서 폭식과 구토를 반복하는 사례가 발견되기 시작했다. 피에르 자네(Pierre Janet, 1859~1947)는 1908년 프랑스 의사 장 마르탱 샤르코가 치료한 기이한 사례를 보고했다. 한 소녀가 장밋빛 리본을 허리에 두르고 왔는데, 허리에 감은 리본 이상으로는 절대 살찌지 않기 위해 먹고 토하는 것을 반복했다.

정신분석가 카를 아브라함(Karl Abraham, 1877~1925)은 1916년에 '신경성 허기(neurotic hunger)'라는 개념을 통해 정신분석적으로 폭식을 해석했다. 깊은 무의식 속의 불안과 내적 갈등이 공허함을 불러일으키는데, 이 감정을 해결할 수 없으면 '배고픔'으로 전환하여 먹는 행동을 통해 어떻게든 해소해 보려고 노력한다는 것이다. 이 해석은 지금도 '정서적 허기(emotional hunger)'라는 개념으로 상당히 유용하게 사용된다.

　그 후 수십 년 동안 다양한 종류의 폭식증 환자가 보고되었다. 그때까지 대부분의 의사들은 폭식증을 거식증의 아형(subtype)으로 여겼다. 만성화된 거식증으로 환자의 체중은 회복되었으나 폭식 습관이 남은 것으로 보거나, 앞으로 거식증이 될 환자로 분류한 것이다. 시간이 지나면서 거식증처럼 급격한 체중 저하는 보이지 않지만 조절하기 어려운 심한 폭식과 구토를 반복하는 환자들이 있으며, 거식증 환자보다 그 수가 훨씬 많다는 것이 알려지기 시작했다. 이들은 거식증 환자들과 달리 정서적으로도 불안정하고, 체중 증가와 체형에 대해 더욱 집착하며, 대인관계에 예민하고 어려움을 느낄 뿐 아니라, 술이나 마약 등에 대한 의존증상이나 성격장애가 있다. 또 거식증보다 발생 연령이 높고, 가족이나 본인이 비만이었던 경우가 많았다.

　신경성 폭식증이 독립적인 질환으로 확립된 것은 런던 모즐리 병원에 식이장애 클리닉을 열었던 제럴드 러셀(Gerald Russell, 1928~)에 의해서다. 폭식을 하고 나서 구토하기 위해 손가락을 입속에 집어넣다 보면 손등에 굳은살이 박인다. 그는 환자의 손등에 있는 굳은살을 폭식증 환자의 중요한 징후의 하나로 보았고, 나중에 러셀 징후(Russell's sign)라는 이름이 붙었다. 그는 1970년대에 폭식증 환자들의 특징적인 신체 증상을 찾아내서 체계화했다. 턱밑의 침샘이 비대화하고, 구토 시 역류한 위산으로 치아의 안쪽 에나멜이 부식되는 것이 대표적이다.

　러셀은 중증 거식증 환자들뿐 아니라 날씬해지고 싶어 하는 여성이나 20대들에게서 생각보다 흔히 발견된다면서, 폭식증을 독립적인 질환으로로 봐야 하고, 절제가 안 되고 일상생활에 어려움을 겪는 환자들을 찾아내서 집중적으로 치료해야 한다고 주장했다. 1980년에 신경성 폭식증이 『정신질환의 진단 및 통계 편람』 3판에 포함되자 본격적인 역학조사가 있었고, 연구에 따라서는 10대나 20대 여성의 10퍼센트 가까이 발생한다고 알려졌다. 일반적으로는 10만 명에 14명 정도가 폭식증으로 진단 가능하다고 추산한다.

현대사회가 만든 거식증과 폭식증

왜 식이장애가 현대사회에 만연하게 된 것일까? 1940년대 이후 서구사회의 '날씬함에 대한 추구'가 폭식증과 거식증이 정신질환으로 자리 잡는 데 가장 큰 영향을 미친 것은 분명하다. 날씬함은 독립성, 자율성, 절제의 상징처럼 인식되었고, 미디어에서 보이는 모델이나 스타는 비정상적인 날씬함을 유지하면서 청소년과 젊은 여성은 그들을 따라 하고 싶은 욕망을 갖게 된다. 완벽한 여성이라는 이미지를 위해 지난하게 투쟁하며 자신의 신체 이미지를 왜곡하고, 살찌는 것에 대한 병적인 공포심이 생긴다. 그래서 항상 먹는 것을 생각하는 과민한 상태에서 지나치게 굶고 억제하다 보면, 어느 순간 억제를 감당하지 못하고 폭식의 방아쇠가 당겨진다. 그 폭식을 감당하지 못하기에 먹은 음식을 게워내고 그에 대한 죄의식이 악순환을 이루면서 정상적인 생활이 불가능해진다.

200년 전만 해도 수많은 사람들이 먹을 것이 없어서 굶어 죽었고, 16세기 초상화 속 미인들은 통통하고 살집 있는 사람이 대부분이었다. 19세기 산업혁명 이후 서구 사회는 윤택해지고 산업화와 현대화로 삶의 질이 더욱 향상되면서, 날씬함은 '미덕이자 추구해야 할 가치'가 된 반면 뚱뚱함은 '추한 것이자 자기 관리에 실패한 것'이라는 이미지가 형성되었다. 이러한 사회심리적 환경의 변화와 압력은 사람들이 자신의 몸을 바라보는 신체 이미지에 영향을 줄 수밖에 없다. 그중 일부 사람들에게는 먹는 것, 살찌는 것 자체를 거부하는 거식증이라는 심한 정신질환이 발생했고, 더 많은 이들에게는 먹는 것에 대한 두려움과 강박적 억제를 견디지 못하고 폭식과 구토를 반복하는 증상이 생긴 것이다.

우리나라에서도 거식증과 폭식증은 드문 병이 아니다. 건강보험심사평가원의 통계 자료에 의하면 2014년에 거식증으로 치료받은 환자는 2,233명(남: 590명, 여: 1,643명)이었다. 세부 자료에서 60세 이상의 환자가 973명이나 되는데, 이는 우울, 불안, 불면 등의 신경증적 증상으로 식욕 저하를 보이는 노인 환자들에게 잘못 진단 내린 것으로 추정된다. 거식증이 가장 흔한 연령인 10~29세 사이의 여성이 432명으로 전체 치료 받은 환자의 19.3퍼센트였고, 실제 진료 횟수를 나타내는 진료일수는 전체 진료일수의 55.7퍼센트로 가장 많은 비중을 차지하고 있어 실제로 꽤 많은 환자가 진료를 받고 있다는 것을 알 수 있다. 또한 신경성 폭식증으로 치료받은 환자는 총 1,966명이었는데, 여성 환자의 비중이 1,859명으로 94.5퍼센트에 달했고, 연령대별로는 10~39세가 67퍼센트로 높은 비중을 보였다.

정신질환은 생물학적인 변인이 가장 중요한 요인이기도 하지만, 이처럼 사회적 환경의 변화에 따라 증상이 부각되고 진단명이 생기며 치료의 대상이 되는 질환도 있다. 그렇기 때문에 정신과적 진단과 정신질환은 고정적이어서는 안 되고 세상의 변화에 맞춰서 그 기준을 바꿔야 할 것이다.

1999

약을 팔기 위해
병을 판다

신종 질환의 등장과
제약회사 마케팅의 끈끈한 관계

과거에는 객관적으로 분명하고 뚜렷한 증상이 일정 기간 사라지지 않을 때에만 병원을 찾았지만, 현대사회에서는 일상의 스트레스로 인한 삶의 문제, 증상보다는 라이프스타일의 문제, 삶의 큰 흐름 속에서 불가피하게 맞닥뜨리게 되는 징상적 발달 과제로 인한 주관적 불편함을 '질환의 범주'에 놓고 의사와 상담하고 해결하려는 경향이 늘어났다.

"사람들과 쉽게 친해지기 어려워요."

"토론이나 조별 발표를 해야 하는 강의는 수강 신청을 할 때 망설여집니다."

"사람들 앞에 자신 있게 서기가 어려워요."

이런 어려움을 호소하는 사람은 정신과적으로 치료해야 할 병이 있는 사람으로 진단해야 할까, 아니면 성격적인 특징이라고 여겨야 하는 것일까?

일반적으로 의학적 진단은 몇 가지 원칙하에 내린다. 첫 번째는 원인으로 진단을 내리는 것이다. 예를 들어, 간에서 암 조직이 확인되면 간암으로 진단할 수 있다. 결핵은 외부에서 결핵균이라는 분명한 원인이 몸 안으로 들어와서 발생한다. 두 번째는 암과 같이 신체의 장기 일부에 병적 변형이 일어났을 때 진단을 내릴 수 있다. 세 번째는 신체의 변형으로, 뼈가 부러지는 것처럼 신체 일부가 손상되었을 때다. 네 번째는 기능의 이상으로, 혈압이 필요 이상으로 높은 상태가 유지되는 고혈압, 콩팥의 기능이 정상적으로 작동하지 않아 몸 안에 노폐물이 쌓여 문제가 되는 만성신부전과 같이 장기 기능이 제대로 작동하지 않을 때 진단할 수 있다. 그외에도 여러 가지 방법이 있지만 객관적으로 검증이 가능하다는 점은 대동소이하다.

이와 같은 방식으로 의학 진단은 발전해 왔다. 이에 반해 정신질환은 진단이 똑떨어지지 않는다. 나라마다 이상행동이 다른 것처럼 사회문화적인 영향도 배제할 수 없고, 연령별로 차이가 날 수 있으며, 시대별로 이상행동의 정의도 다르다. 더욱이 분명한 객관적 검사법이 별로 없기 때문에 피검사나 엑스레이 사진을 찍는 것처럼 확실한 방법이 없다. 그래서 정신과에서는 정신질환을 어떤 방식으로 진단하고 분류하는지, 그리고 정상과 비정상을 어떤 방식으로 나눌 수 있는지에 대해 오랫동안 논쟁을 벌여왔다. 고전적 중증 정신질환인 조현병, 주요 우울증, 양극성 정동장애, 치매, 정신지체와 같은 병에 대해서는 이견이 별로 없지만, 가벼운 정신질환은 경계를 어디에 두는지, 무엇을 이상행동으로 판단하는지에 따라 질환으로 진단을 내릴 수도 있고 정상범위 안에 둘 수도 있다. 이는 '낮과 밤의 경계'는 몇 시부터인지 묻는 것과 비슷하다.

그런데 현대사회에서는 조현병, 양극성 정동장애 같은 전통적인 정신질환보다 모호한 문제로 불편을 호소하며 그 문제를 병원에서 해결하려는 사람들이 확연히 늘어나면서 진단과 치료에 대한 논쟁에 불이 붙기 시작했다. 예를 들어 대인관계나 사회적 상황에서 느끼는 긴장감을 불편해하는 사람들이 늘어나면서, 이를 일상적인 불편감이나 성격적인 특성으로 보지 않고 일종의 질환으로 보고 치료해야 할 대상으로 여기는 경향이 생긴 것이다. 조금 불편하기만 한 것이 아니라 질환으로서 정의되어 적극적인 치료의 대상이 되고, 이런 문제를 가진 사람은 환자가 된다. 대표적인 것이 불안장애 중 하나인 사회공포증(social phobia)과 거절에 대해 매우 예민하게 반응하는 회피성 인격장애(avoid personality disorder)다.

불안신경증에서 독립한 사회공포증

1872년, 카를 웨스트팔(Carl Westphal, 1833~1890)은 사람이 많은 장소에서 불안해지고 긴장되는 증상에 대해 '광장공포증(agoraphobia)'이라는 단어를 처음으로 만들었고, 19세기 말 피에르 자네가 사회적 관계에서 부적절한 긴장감을 보이는 환자에게 '사회공포증'이라는 단어를 처음 사용했다. 그러나 이때만 해도 사람들이 수줍어하거나 사회적인 상황에서 심하게 긴장하는 것은 일반적으로 누구에게나 있을 법한 문제로 보았지, 사회공포증이라는 독립적 질환으로 분류하지는 않았다. 이후에 흔히 사용하게 된 단어인 '신경증'의 진단과 치료에는 20세기 초반부터 프로이트의 정신분석학이 주요한 이념적 틀을 제공했기 때문에 공포증이나 불안증을 개별적으로 진단하지 않고 '불안신경증'이라는 넓은 범주에서 진단했다. 무의식적 갈등이라는 큰 문제가 있어서 자아가 이를 잘 통제하면 증상이 생기지 않지만, 갈등을 잘 다루지 못하고 확 튀어오르거나 초자아를 중심으로 한 죄의식이 지나치게 통제하게 되면 불안이나 우울과 같은 증상이 생겼다고 보았기 때문에, 강박증, 사회공포증, 고소공포증, 공황장애와 같이 개별적 불안 증상을 독립 질환을 나눠야겠다고 생각한 사람이 정신과 의사 중에서는 드물었던 것이다.

정신분석이 유럽과 미국의 정신의학계를 주도하던 시기가 지나고, 1966년에 아이작 막스(Isaac Marks, 1935~)와 마이클 젤더(Michael Gelder)가 영국에서 관찰한 환자들의 다양한 공포증을 리뷰 형식으로 발표했다. 사회적 상황에 참여하라는 요구에 약 25명의 환자가 불안을 나타냈는데, 다른 영역에서는 별다른 문제가 없었지만 유독 '사람들 앞에서 얼굴을 붉힐지 모른다는 두려움, 파티에 가는 두려움' 등의 증상을 호소했다. 이러한 결과에도 그들은 "정신분석은 공포증을 세분화하기보다는 원인을 중심으로 일원적으로 파악하고 해석하는 것을 선호한다"라고 결론지었다. 이 발표는 당시에 주목을 끌지 못했다.

이후에도 몇 개의 보고서가 있었으나 사회공포증을 독립적인 질환이라고 밝힌 연구는 거의 없었다. 그 후 10여 년이 지나서 『정신질환의 진단 및 통계 편람』 3판을 준비한 특별위원회의 로버트 스피처(Robert Spitzer, 1932~2015) 팀은 불안신경증을 여러 가지 불안장애로 세분화하는 과정에서 묵혀두었던 이들의 리뷰를 가져왔고, 분명한 한계와 빈약한 근거에도 불구하고 편람에 이를 포함시켰다. 처음으로 커다란 '불안신경증'이란 지붕 아래에 옹기종기 모여 있던 불안 증상들이 집을 차려 독립하게 된 셈이다.

그래도 문제는 여전히 남아 있었다. 인간의 정신세계에서 정상과 비정상의 경계에 있는 불명확한 회색지대는 꽤 넓을 수 있기 때문에 어디부터 병이라고 정확히 진단할 수 있는지 모호했다. 그런데 분명함을 원하고 불안에 대한 최소한의 자극도 견디지 못하는 세태에 따라 『정신질환의 진단 및 통계 편람』 3판은 불안 증상에 대한 기준을 낮추는 동시에 회색지대를 줄여 확고하고 분명한 진단 기준을 세웠다. 그러다 보니 상대적으로 정상과 비정상이 2 대 8로 나뉘어 비정상으로 진단할 수 있는 여지가 늘어났다. 결국 정상적인 수줍음을 사회공포증의 전 단계이자 위험 인자로 보게 되었고, 일시적인 긴장과 떨림까지도 진단 범위에 들어가버렸다. 이렇게 되면 임상적으로 볼 때 모호하지만 여전히 정상 범위인 사람이 잠깐 동안 비적응 양상을 보였다는 이유로 그 사람에게 질병이 있다고 낙인 찍을 위험이 생겼다. 이는 나중에 많은 비판을 받았다.

또한 몇 가지 단순한 증상으로 판단하는 느슨한 진단 기준으로 인해 아직 노련하지 못한 정신과 의사나 정신보건 관련자들이 이 기준에만 맞춰 환자를 파악하고 재단하는 일이 발생했다. 진단이 더 중요해지고 사람은 사라진 셈이다. 환자가 불안신경증을 일으키는 원인을 총체적으로 이해하기 위해서는 정신역동적 이해, 삶의 긴 흐름, 무의식적 갈등, 정신사회적 스트레스 등을 종합적으로 이해해야 할 필요가 있는데 그 부분을 놓치는 부작용이 발생한 것이다. 한편으로는 진단이 너무 손쉬워지면서 환자가 양산될 위험도 생겼다. 환자가 양산되면 기뻐할 사람은 누구였을까?

사회공포증은 사람들이 만들어낸 병이다

처음에 사회공포증이라는 진단명이 발표되었을 때 정신과 의사들은 큰 관심을 갖지 않았다. 『정신질환의 진단 및 통계 편람』 3판에 있는 수백 개의 진단 중 하나였고, 아직은 낯선 진단명이었을 뿐이다. 『정신질환의 진단 및 통계 편람』 4판이 나오면서 진단 기준이 완화되었고, 사회공포증은 '사회불안장애'로 이름이 바뀌었다. 2002년에는 《하버드 정신의학 비평(Harvard Review of Psychiatry)》에서 사회공포증이 주요 우울장애나 알코올의존증에 이어 세 번째 흔한 정신질환으로 꼽히기까지 했다. 5명 중 1명이 사회공포증으로 진단받게 된 것이다.

30년 전만 해도 진단명도 존재하지 않던 질환이 어느새 미국에서 세 번째로 많이 발견되고, 환자의 수도 많은 질환이 되어버렸다. 대인공포 바이러스라도 퍼졌을까? 여기에는 1990년대 중반 이후의 사회문화적 변화도 한몫했다. 신자유주의와 자기계발만이 살 길이라고 여겨졌고, 더

강한 개인적 능력과 사회적 경쟁력이 요구되었다. 내성적이고 조용한 사람으로 머물러 있으면 안 되는 상황이 되었다. 프로 운동선수들이 스테로이드와 같은 근육강화제를 사용해 체력을 의도적으로 신장시키는 것을 묵인하는 관행이 있었던 때처럼, 성격에 대해서도 비슷한 상황이 벌어졌다. 언제나 활기차고 외향적이며 적극적인 사람만이 성공할 수 있다는 이데올로기가 사회에 범람하면서, 평균에 머무르거나 조직이 시키는 일을 완수하는 데 그치지 않고 24시간 주도적으로 일하고 활력을 유지하는 사람이 유능하다는 분위기가 형성되었다. 그러다 보니 내향적이고 수줍음이 많거나 대인관계에서 소극적인 사람은 무능하고 경쟁력이 떨어지는 사람으로 평가받게 되었고, 현대사회에서 경쟁력을 유지하기 위해서는 약을 복용해서라도 성격을 바꿔야 한다는 사회적 압력까지 받게 된 것이다.

두 번째로 문명이 획기적으로 발전하면서 생활이 편리해진 만큼 참을성이 줄어든 시대적 흐름도 이러한 상황에 기여했다. 예전 같으면 그냥 넘어갈 수 있는 증상들도 문제로 받아들여 '병으로 인식하게 되는 문턱'이 낮아진 것이다. 과거에는 객관적으로 분명하고 뚜렷한 증상이 일정 기간 사라지지 않을 때에만 병원을 찾았지만, 현대사회에서는 일상의 스트레스로 인한 삶의 문제, 증상보다는 라이프스타일의 문제, 삶의 큰 흐름 속에서 불가피하게 맞닥뜨리게 되는 정상적 발달 과제로 인한 주관적 불편함을 '질환의 범주'에 놓고 의사와 상담하고 해결하려는 경향이 늘어났다. 내 몸과 마음이 100퍼센트 완벽한 상황이 되기를 바라는 사람이 늘어난 것이다. 그만큼 개인의 경쟁력이 중요한 시대이기도 하고 적은 불편도 견디기 싫어하는 흐름 때문이기도 하다.

세 번째 대중의 학습도 한몫했다. 심리 서적이나 미디어에 의해 대중들이 교육받으면서 맞닥뜨려 넘어야 할 삶의 어려움을 의료화하고 더 나아가 심리화하려는 경향이 확대 재생산되었다. 자신의 경쟁력을 약화시킨다고 여기는 문제점에 '병명'을 붙임으로써, 인격의 한 부분이 아니라 고칠 수 있는 증상으로 파악하는 것이다. 약물 치료나 인지치료와 같은 인위적인 방법을 동원해서 더 높은 능력치를 가진 인간으로 자신을 개조하고 싶다는 욕심 혹은 절박한 내적 요구가 이를 가속화시켰다.

여기에 일부 전문가들이 자신의 영역을 넓히고자 한 욕심도 기여했다. 고뇌, 신중함, 자기 내적 영역에 대한 탐구를 질병의 증상으로 인식한 것이다. 특히 사회공포증을 진단하기 위해 설문지에 포함된 질문에는 '공중화장실에서 소변 보기' '낯선 사람에게 전화하기', '고압적인 영업사원 대응하기' 등이 있었다. 누구나 불편할 수 있는 상황임에도 불구하고 연구자의 욕심은 이러한 설문을 가능하게 했다. 많은 연구자들은 자신이 특별히 관심을 갖고 연구하는 질환은 희귀한 문제가 아니라 생각보다 많은 사람들이 앓고 있으며, 누구나 걸릴 수 있는 질병이라고 주장한다. 그래야 대중의 관심을 받을 수 있고, 더 큰 규모로 연구를 시행할 수 있기 때문이다. 미국의 심리학 잡지 《사이콜로지 투데이(Psychology Today)》에서 1990년대의 장애로 사회 공포증을 지적하면서, 그 중요성이 언론과 학계에서 부각되었다. 그 후 3.7퍼센트 정도로 조사되던 유병률이 불편한 상황의 종류, 이로 인한 삶의 어려움 정도의 역치를 어떻게 설정하느냐에 따라 13퍼센트까지 많아질 정도로 큰 차이를 보였다. 인식의 정도와 증상에 대한 민감도에 따라 병을 가진 사람의 수가 고무줄처럼 달라졌다.

1990년, 브라운 대학 정신의학과 교수 피터 크레이머(Peter Kramer, 1948~)는 '미용 정신약리학(cosmetic psychopharmacology)'이라는 용어를 만들어내며 프로작과 같은 새로운 항우울제로 '안녕한 상태보다 더 좋은(better than well)', 즉 질병이라고 할 만한 수준의 증상이 없는 정상 범주 안에 있으면서도 더욱 활력 있는 수준의 건강 상태를 이끌어 낼 수 있다고 보았고, 최상으로 도약하고 싶은 인간의 욕망을 자극했다.

제약회사의 정교한 마케팅 전략으로 확립된 '사회공포증'

환자가 늘어나서 좋은 것은 의사들만이 아니라, 치료제를 파는 제약회사였다. 그런 면에서 새로운 질환의 개념을 미디어와 대중에 널리 알리는 데에는 제약회사의 마케팅도 크게 공헌했다. 크리스토퍼 레인(Christopher Lane, 1966~)은 『만들어진 우울증(Shyness: How Normal Behavior Became a Sickness)』이란 책에서 이에 대해 비판적으로 보고했다. 팍실(paxil, 성분명: paroxetine)이라는 선택적 세로토닌 재흡수 억제제를 개발한 제약회사 스미스클라인비첨 사(현재는 글락소스미스클라인 사)는 후발 주자로, 프로작과 졸로프트(zoloft)가 이미 우울증 치료제로 확고히 자리잡고 있어서 비집고 들어갈 틈이 없었다. 차라리 새로운 영역을 개척하는 편이 낫겠다는 결론을 내린 그들은 대형 홍보회사와 계약을 맺어 1999년부터 수천만 달러 규모의 대대적인 캠페인에 들어갔다. "약을 팔기 전에 질병을 팔라"는 그들의 전략은 큰 성공을 거뒀다. "사람 알레르기가 있나요?"란 슬로건은 꽃가루가 알레르기를 일으키듯이 사람에도 알레르기 반응이 일어나는 예민한 사람이 있다는 프레임을 던져줬다. 알레르기에 항히스타민제를 복용해야 하듯이 사람에 알

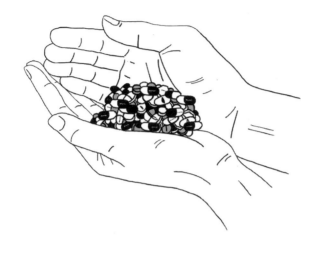

레르기가 있는 사람도 약을 복용하면 치료할 수 있다는 것이다. 그외에도 "당신의 삶이 기다리고 있어요", "나아!", "나는 할 수 있다", "그들에게 당신이 잘할 수 있다는 것을 보여주세요" 같은 주도적이고 외향적인 삶을 긍정하는 캠페인을 벌였다.

언론도 여기에 합세했다. 《월스트리저널(Wall Street Journal)》에는 "우울증 약으로 중증 수줍음을 치료한다"는 기사가 실렸다. 1994년 《뉴스위크(Newsweek)》에는 "수줍음이 많은가? 건망증이 많은가? 불안한가? 간단한 처방이 있다"라는 제목으로 식당에서 혼자 식사하는 게 힘들고 공중화장실을 사용하는 데 어려움을 느낀다면 약을 먹으면 된다는 기사도 있었다. 1999년 3월에 팍실은 사회불안장애 치료제로 식약청의 허가를 받았고, 제약회사는 마케팅에 더욱 박차를 가했다. 2000년대 초에는 처방 건수가 연 2,500만 건을 넘으면서 10억 달러가 넘는 매출을 달성했다.

이 과정에서 그들은 정교한 마케팅 전략을 구사했다. 먼저 의사에게 이런 질환이 치료 가능하고, 진단할 수 있다는 것을 교육시켰다. 동시에 대중들에게 이 질환의 문제를 널리 알렸다. 더욱이 새로운 기삿거리에 목마른 미디어에 잘 포장된 설문지와 통계, 연구 결과 등을 제공하면 극적인 이야깃거리가 만들어졌다. 또한 유명인을 전략적으로 이용하기도 했다. 유명한 미식축구 선수가 〈오프라 윈프리 쇼(The Oprah Winfrey Show)〉에 출연해서 자신이 극심한 수줍음에 시달렸는데, 이제는 자기 병을 알게 되었다고 고백한 것이다. 이런 방식으로 대중은 사회공포증의 존재를 확실히 알게 되었다. 이 세 가지 전략으로 처음에는 그 존재도 미미했던 사회공포증이 몇 년 만에 미국에서 가장 흔한 정신질환 중 하나가 되었다.

환자이고 싶은 욕망 대 환자이고 싶지 않은 욕망

한 번의 성공은 반복을 낳는다. 이후 정신과 의사들은 생리 전의 우울감이나 짜증을 '월경전 불쾌장애(premenstrual dysphoric disorder; PMDD)'로, 아이의 산만함과 과잉활동을 '주의력결핍 과잉행동장애(attention deficit hyperactivity disorder; ADHD)'로 진단명을 포장해 널리 알리면서 치료 대상을 넓게 잡았다. 여기에 제약회사의 후원을 받은 전문가의 연구 발표, 미디어의 관심, 제약회사의 공격적 대중 마케팅, 더 나아가 개인의 경쟁력 강화라는 현대사회의 요구까지 합쳐져 새로운 질환이 자리 잡는 메커니즘이 확고히 형성되었다. 물론 이 질환을 앓는 환자가 전혀 존재하지 않는 허상의 진단이라는 의미는 절대 아니다.

그러나 대중의 머릿속에 '특정한 행동 문제나 심리 문제—정신과적 진단—치료의 필요성'이라는 연쇄 고리를 만드는 데 이와 같은 순환 메커니즘이 영향을 미친 것은 분명하고, 이에 대한 공도 있지만 과도 뚜렷하다. 특히 최근에는 정신질환의 개념을 미디어가 먼저 만들어내는 수준이 되었다고 할 수도 있다. 예를 들어 '결정장애증후군'이나 '번아웃증후군(burnout syndrome)'이 대표적인 예다. 어느 순간부터 정신의학은 특이한 병리나 무의식적 갈등을 오랜 시간에 걸쳐 개인적으로 치료하는 것이 아니라, 사회문화적인 흐름이 요구하는 삶의 불편함과 라이프스타일의 문제를 산업적 관점에서 의학적으로 해결해 주는 전달자 같은 역할마저 하게 된 것이다.

다른 한편으로 정신과적 문제를 가진 이들이 약물 치료가 필요 없는 증상에 대해서도 심리학자, 사회사업가, 목회 상담자, 놀이치료사, 예술 치료사에게 도움을 청하면서 상담 및 치료사들의 영역도 넓어졌다. 이는 지난 수십 년 동안 정신질환으로 정의되는 개념이 급속도로 넓어지고 그 경계가 모호해진 덕분이었다.

크게 보면 자신을 '환자로 여기고 싶어 하는' 사람이 많아진 동시에 '환자이고 싶지 않은' 욕망이 모순적으로 충돌하는 현상이 발생했다. 그래서 환자가 늘어난다고 보고되지만 실제로 병원을 찾는 사람의 수는 그만큼 늘어나지는 않았고, 유사 정신 치료를 찾는 사람들과 심리 상담 전문가를 자처하는 이들이 빠른 속도로 늘어나는 기현상이 벌어지는 것이 현대사회의 특징 중 하나가 되었다.

정신의학의 약물 치료 흐름에 맞춰 『정신질환의 진단 및 통계 편람』 4판을 만든 주역 중 한 명인 듀크 대학교의 앨런 프랜시스(Allen

Frances, 1942~) 교수조차도 2013년 개정된 5판에 대해서는 강하게 비판했다. 그는 "제약회사들은 정신질환이 보편적이고 쉽게 진단되며 뇌의 화학적 불균형에 기인하므로 약으로 해결하면 된다는 잘못된 믿음을 퍼뜨렸다"며 "치료약은 심각한 정신장애에는 필수적이지만, 인간 조건에서 피할 수 없는 일상적인 문제에는 결코 필요가 없다"라고 말했다. 또한 정신장애 진단이 정확하면 큰 이득을 주지만, 부정확하면 큰 해를 끼치며, 진단을 제대로 내리는 데는 시간과 전문성이 필요하다고도 했다. 가벼운 정신적 문제들은 처방약이 필요 없을 정도라면서 심리 치료나 환경 변화 혹은 시간의 변화에 잘 반응하여 치유된다고 했다.

이 같은 현상은 결국 현대사회에 어떻게든 적응하고 살아남으려는 현대인의 욕망과 안간힘이 투영된 것이다. 의학적 측면에서 당뇨, 고혈압, 비만, 고지혈증 등을 묶어 심혈관계 위험 요소로 '대사증후군'이라는 명칭을 갖는다. 이는 문명국가의 과잉 영양과 운동 부족이 큰 원인의 하나다. 일종의 현대사회병이라고 할 수 있다. 또 한국에서 대장암이 늘어나는 것도 육류 섭취량이 늘어난 것과 연관이 있다. 이와 같이 현대사회에서 질병의 증가와 감소는 사회문화적인 변화와 밀접한 연관이 있다. 병의 진단을 위한 조직의 변성, 원인균의 검출과 같은 방식이 없는 정신질환의 진단명은 더욱이 사회문화적 변화에 영향을 받기 쉽고, 시대상을 신속하게 반영한다. 현대인이 성공하고 경쟁에서 승리하기 위해 자기계발을 게을리 하지 않아야 하고, 능력치를 최대치로 유지해야 하고, 완벽한 정신과 신체 상태를 지속해야만 한다는 강박적 욕망은 100년 전에는 생활 속의 작은 불편이라고 할 만했던 문제, 성격적인 특성이라고 할 만했던 기질을 고쳐야 할 증상으로 묶어서 치료할 대상인 정신질환으로 만들어내도록 했다. 여기에 자신의 영역을 넓히려는 정신과 및 심리 관련 전문가의 욕구와 치료제를 팔기 위해 새로운 시장을 만들려는 제약회사의 마케팅이 대중의 욕망이란 불씨에 강한 바람을 불어준 셈이었다. 그래서 1970년대만 해도 진단명도 존재하지 않던 '사회공포증'은 1980년대 초 진단명으로 생명을 얻고 불과 20년 만에 미국에서 세 번째로 많이 진단되는 정신질환이라는 거인으로 자라났다.

살면서 어떤 마음의 어려움을 맞닥뜨렸을 때 '내가 환자라서 병에 걸린 것이라면 약 한 알로 해결이 될 텐데' 하는 기대를 가질 수 있다. 그러나 한 사람의 정신적 문제를 진단하고 해결 방법을 찾는 것은 신중해야한다. 정신과 의사는 몇 가지 불편하다는 증상만 듣고 뚝딱 진단을 내려서는 안 된다. 그렇지 않으면 사회적 유행에 휩쓸려 누구나 1~2개쯤은 정신질환을 갖는 상황이 되어, 비타민이나 영양제를 아침마다 먹듯이 정신과 약물을 복용할 수도 있을 테니 말이다.

1906

내 머릿속에도
지우개가 있다

알츠하이머 치매

치매는 기억력을 비롯해 언어 능력, 시지각 및 시공간 구성 능력, 관리 기능 등의 인지 기능이 연령이나 교육 수준에 비해 많이 저하되고, 이로 인해 대인관계와 직업 및 일상생활 기능에 현저히 지장을 주는 복합적인 임상 증후군을 가리킨다.

"이름을 써보세요."

51세의 여성이 의사의 지시에 따라 종이 위에 펜으로 자신의 이름을 적고 있었다. 앞머리의 철자는 쓰고 마무리를 짓지 못한 그녀는 완전한 이름 쓰기에 실패한 후 말했다.

"나는 나를 잃어버렸어요."

의사는 여성에게 나이, 거주지, 남편의 이름 등을 물었지만 그녀는 제대로 대답할 수 없었다. 마침내 점심 식사로 이 여성이 돼지고기와 콜리플라워를 먹은 것을 확인한 의사가 물었다.

"점심에 뭘 먹었죠?"

(고기를 썹고 있으면서) "시금치요."

"지금 뭘 먹고 있어요?"

"감자를 먹었고, 지금은 고추냉이를 먹어요."

의사가 "5를 써보세요"라고 하자, 그녀는 '여자'를 썼다.

아우구스테 데터(Auguste Deter, 1850~1906)는 카를 데터와 결혼해서 평범한 삶을 살던 중, 40세가 되었을 때부터 혼돈 상태를 경험하고, 잠을 자지 못하며, 한밤중에 소리를 지르는 증상이 생겼다. 동시에 뿌리 깊은 부정망상(delusion of infidelity)으로 남편을 끊임없이 의심했다. 그녀는 집에 돌아가는 길을 찾지 못했고, 주위에 있는 물건을 집어 던졌으며, 피살당하지 않으려고 방구석에 숨어 있었다. 남편은 아내를 더 이상 집에서 돌볼 수 없어서 1901년 11월 25일에 독일 프랑크푸르트의 정신병원에 입원시켰다. 그곳에서 만난 의사가 알로이스 알츠하이머(Alois Alzheimer, 1864~1915)였다.

알츠하이머는 처음에 그녀를 일반적인 조현병 환자로 생각했는데, 그녀와 인터뷰할수록 인지 기능에 상당한 문제가 있다는 것을 깨달았다. 그녀는 주치의를 병원 간호 조수로 생각했고, 새로운 환경인 병원의 규칙을 이해하지 못했으며, 자기 의견을 말할 수 없다고 호소했다. 시간이 지날수록 그녀의 병세는 점점 악화되어 사람을 알아볼 수도 없었고, 시간과 장소를 올바로 인식하는 지남력이 현저히 떨어졌으며, 기억력이 저하되었다. 마침내 사지를 오그린 채 침대에 누워서 대소변을 가리지 못했고, 결국 1906년 4월 8일에 사망했다.

15년 동안 뇌 조직 슬라이드를 정리한 알츠하이머

담당 의사가 평범한 정신과 의사였다면 수많은 중증 환자 중 한 명으로 넘어갔을 테지만, 알츠하이머는 관심을 가지고 그녀의 병세를 기록했다. 당시 독일 정신병리학에서는 정신질환의 원인을 뇌의 이상이라고 보았으며, 급속도로 발전하던 물리학, 화학, 생물학 지식을 의학에 적용하려는 움직임이 있었다. 특히 독일은 루돌프 피르호(Rudolf Virchow, 1821~1902) 같은 병리학자, 하인리히 코흐(Heinrich Koch, 1843~1910) 같은 세균학자 등의 영향으로 현미경으로 연구하는 의학이 발달해 있었고, 알츠하이머도 그 흐름 안에 있었다.

알츠하이머는 1864년 바바리아 주에서 태어나서 튀빙겐 대학, 베를린 대학 등에서 공부하다가 1886년 뷔르츠부르크 대학에서 의대를 졸업했다. 그 후 프랑크푸르트암마인의 시립 정신병원에서 근무를 시작했다.

같은 시기에 함께 일한 프란츠 니슬(Franz Nissl, 1860~1919)은 세포 조직 염색술을 개발하여 조직학에서 중요한 업적을 남긴 인물이었다.

이러한 영향으로 알츠하이머는 뇌 매독 환자의 두뇌 조직병리를 연구하면서 정신질환의 원인을 조직학적 방법론으로 찾아내려 했다. 그는 사망한 뇌 매독 환자를 해부하여 뇌 조직을 얇게 잘라 슬라이드에 놓고 조직 검사를 마친 뒤, 슬라이드들을 정리해 두는 무미건조한 일을 15년 동안이나 계속했다. 한편으로 조현병 환자의 두뇌 구조도 연구했으나 뚜렷한 변화는 찾지 못했다. 그러던 중 데터가 사망했고, 그녀의 뇌 조직에서 뚜렷한 병리현상을 발견했다.

그녀의 뇌를 조사해 보니, 나이에 비해 눈에 띄게 수축해 있는 것이 육안으로 보일 정도였다. 조직 검사를 해보니 신경섬유가 흐트러져 있었고, 처음 보는 이상단백질 덩어리인 플라크(plaque)를 발견했다. 그 후 데터와 유사하게 인지 기능이 뚜렷이 저하된 환자를 부검해 뇌 조직을 살펴보면 이와 유사한 소견을 내릴 수 있었다. 1906년 11월 3일, 아우구스테 데터는 알츠하이머 치매의 첫 번째 환자로서 '조기 발병하는 치매의 병리 조직과 임상 증상' 발표에서 처음으로 소개되었다. 1910년 독일의 정신과 의사이자 유명한 정신병리학자 에밀 크레펠린은 이 병을 처음 발견한 알츠하이머의 이름을 따서 『정신병리 교과서(Psychiatrie: Ein Lehrbuch für Studierende und Ärzte)』 8판에 '알츠하이머 치매'라 명명했다.

1915년에 알츠하이머가 사망한 후, 후학들은 그가 치매 환자를 진짜 진료했는지 의심을 품고 비판했다. 1995년이 되어서야 뮌헨 대학 도서관 지하실에서 알츠하이머 박사가 처음으로 기록한 원본, 부검 소견, 환자의 슬라이드까지 발견되었다. 데터의 사례는 그 진료 기록을 옮긴 것이었다. 이 발견으로 인해 그동안의 의심과 논란은 종지부를 찍었다.

신경영상학이 발달하면서 치매의 진단이 가능해지다

치매(dementia)는 기억력을 비롯해 언어 능력, 시지각 및 시공간 구성 능력, 관리 기능 등의 인지 기능이 연령이나 교육 수준에 비해 많이 저하되고, 이로 인해 대인관계와 직업 및 일상생활 기능에 현저히 지장을 주는 복합적인 임상 증후군을 가리킨다.

치매에는 알츠하이머 치매만 있는 것이 아니다. 『정신질환의 진단 및 통계 편람』 4판은 혈관성 치매, 두뇌손상성 치매, 파킨슨병에 의한 치매, 피크병에 의한 치매 등 11가지로 나눈다. 로버트 카츠만(Robert Katzman, 1925~2008)은 1976년에 가장 흔한 치매가 알츠하이머형 치매라고 발표했고, 대략 전체 치매 환자 중 50~60퍼센트 정도로 추정했다. 이후 치매라는 것이 공공보건 영역에서 매우 중요한 질환으로 인식되기 시작했다. 하지만 알츠하이머형 치매는 환자를 부검해야만 특징적 병리 조직으로 확인할 수 있으므로, 알츠하이머형 치매의 특징적 임상 양상을 정확히 평가하는 것이 매우 중요해졌다.

1984년, 알츠하이머 치매의 원인을 아밀로이드의 축적으로 보고 핵심적인 조직 변형인 노인성 반점(senile plaque)의 베타 아밀로이드(beta-amyloid)를 찾아냈다. 1986년에는 두 번째 중요한 병리 조직인 신경섬유매듭(neurofibrillary tangles)의 핵심 구성 요인인 타우 단백질(tau protein)의 존재를 확인할 수 있었다.

알츠하이머 치매는 신경섬유와 시냅스의 손실이 두드러지며, 컴퓨터 단층촬영(computed tomography; CT)이나 자기공명 영상법(magnetic resonance imaging; MRI), 단일광자 단층촬영(single photen emission computed tomography; SPECT)이나 양전자 단층촬영(positron emission tomography; PET)과 같은 영상의학적 진단법이 개발되면서 진단적 방법론도 비약적으로 발전했다. 과거에는 치매가 한참 진행된 다음에야 겨우 추정적으로 진단할 수 있었고, 사실상의 확진은 사망 후에 부검을 통해서만 가능했다. 그러나 핵의학적 영상학인 SPECT로 혈류의 저하를 측정하거나 '기능적 영상기법'인 FDG-PET를 이용해 치매 초기에 특징적 부위의 조직 기능이 저하된 것을 포도당 이용률 저하로 측정하여 과거보다 훨씬 빠르게 치매를 진단할 수 있게 되었다.

노령 인구의 증가로 발현 가능성이 높아진 치매 유전자

진단만 하는 것은 사형선고일 뿐이다. 노령화가 진행되면서 치매로 진단되는 환자들이 늘어나면서, 이들을 치료할 방법을 찾아야 했다. 다른 정신질환 치료제와 달리 치매와 같은 인지 기능 개선제는 늦게 개발되어, 1980년대 중반인 1986년이 되어서야 아세틸콜린 분해 억제제인 타크린(Tacrine)이 임상시험 단계에 들어섰다.

과거의 정신질환 치료제들이 우연히 발견된 데 비해, 인지 기능 개선제는 미리 확립된 가설에 입각해 개발되었다. 치매로 인한 병변이 기억력과 가장 관련이 많은 뇌 신경전달물질인 아세틸콜린의 작용을 줄이는 것으로 보고 아세틸콜린의 기능을 향상시키는 방향으로 진행되었다. 지금까지 검증되어 시판된 약은 대부분 아세틸콜린과 관련한 약으로, 몸에서 아세틸콜린 분해 효소가 작용하는 것을 억제하여 시냅스 내에 아세틸콜린이 오래 남도록 하는 것이다.

1993년에는 알츠하이머 치매의 유전적 위험 인자인 APOE-e4가 염색체 19번에 있다는 것을 발견했고, 같은 해에 처음으로 콜린분해효소 길항제인 타크린이 미국 식양청의 승인을 받았다. 이외에 NMDA 수용체 길항제인 메만틴(memantine)과 같은 약이 있고, 항산화제, 항염증제 등도 있다. 최근에는 알츠하이머 치매의 근본적인 원인으로 보이는 아밀로이드의 축적을 예방해 주는 베타 아밀로이드 길항제가 개발되어 임상시험 중에 있다. 이 주사를 맞으면 베타 아밀로이드를 덜 생성하고, 노인성 반점과 같은 치매의 병리적 뇌변성을 막을 수 있었다.

치매가 대중적 관심을 받고 공공보건의 중요한 요인의 하나가 된 것은 사실상 의학의 발달과 보건위생의 발전, 문명화로 인한 평균수명의 비약적 증가와 직접적으로 연관되어 있다. 불과 몇십 년 전만 해도 60세를 넘기면 잔치를 열 정도로 축복받을 만한 일이었다. 그러나 지금은 급속한 노령화가 사회문제가 될 정도로 평균수명이 높아졌고, 신체적으로 건강한 노인의 수가 늘어났다.

예전에는 치매 유전자가 발현하기 전에 사고나 감염 등으로 중장년기에 죽는 이들이 많아서 치매 유전자는 수백만 년 동안 우리 몸 안에만 있었다. 인간의 생존에 부적합한 대부분의 유전자들은 생존 경쟁과 진화론적 선택 과정에서 도태된 개체와 함께 사라져버렸다. 그러나 치매 유전자는 매우 치명적인 뇌변성을 가져오는데도 본격적으로 발현될 기회가 없었기 때문에 조용히 우리 몸 안에 내재해 있었던 것이다. 그러다가 20세기 이후 인류가 한 번도 경험해 보지 못한 노인 인구의 증가, 즉 고연령 개체의 절대수 증가는 치매와 관련한 유전자의 스위치를 켜서 인지 기능만 빠르게 퇴화시키는 치매라는 병을 만들어낸 것이었다. 평균수명의 증가가 꼭 좋은 것만은 아닐 수 있다는 것은 아이러니하다.

실제로 2010년 미국에서는 20세기 초반 주요 사망 원인이던 감염 질환이 순위권 밖으로 벗어난 데 비해 치매가 여섯 번째 사망 원인으로 올라섰다. 우리나라에서도 분당서울대학교병원 연구팀이 진행한 '2012년 치매 유병률 조사(보건복지부, 2013)' 결과, 2012년 기준 치매 유병률이 65세 이상 노인의 9.18퍼센트인 54만 1,000명(남성 15만 6,000명, 여성 38만 5,000명)으로 나타났다. 알츠하이머형 치매는 71.3퍼센트, 혈관성 치매는 16.9퍼센트, 기타 치매는 11.8퍼센트다. 현재의 노령화 추세대로라면 2030년에는 65세 이상 노인 중 치매 환자 수가 약 127만 명, 2050년에는 약 271만 명으로 20년마다 약 2배씩 증가할 것으로 추산하고 있다.

알츠하이머가 처음 치매 환자를 찾아내고 진단할 때만 해도 이 병이 주요한 질환이 될 줄은 상상하지 못했을 것이다. 겨우 100년 사이에 평균수명이 2배로 늘었고 인구의 10퍼센트 가까이가 60세 이상인 국가들이 늘어나면서, 살아가는 동안 치매를 만날 가능성이 확연히 늘어나는 극적인 환경의 변화가 일어나리라고 어찌 알았겠는가.

지켜볼 것인가, 치료할 것인가

산만함과 주의력결핍 과잉행동장애

ADHD는 분명 존재하는 질환이며, 수많은 아이와 청소년, 더 나아가 성인 중에도 치료를 받아야 일상생활을 유지할 수 있는 사람들이 있다. 그렇지만 질리언 린이나 마이클 펠프스와 같은 경우를 보면, ADHD의 진단 범위를 신중하게 결정할 필요가 있다.

초등학생 여자아이가 있었다. 교실에서 가만히 앉아 있지 못하고 계속 돌아다니는 바람에 선생님이 수업을 진행할 수 없었다. 여자아이에게 여러 번 지적했지만, 그때뿐이었다. 붙잡아 앉혀놓고 가르쳐봐도 옆에서 나는 작은 소리에도 쉽게 고개를 돌리고 손가락을 만지작거리기만 할 뿐, 마치 밑 빠진 독에 물을 붓는 것 같았다. 선생님은 아이의 어머니를 불러 주의를 주었지만, 별다른 효과가 없었다. 결국 어머니는 아이를 병원으로 데려갈 수밖에 없었다. 상담을 끝낸 의사는 아이에게 다가와 "애야, 참을성이 참 많구나. 그런데 조금만 더 참을 수 있겠니? 엄마와 잠깐만 얘기하고 올게"라며 라디오를 켜놓고 상담실을 나갔다. 복도로 나간 의사는 어머니와 함께 아이의 행동을 지켜보기 시작했다. 아이는 음악에 맞춰 춤을 추며 행복한 표정을 짓고 있었다.

"아이는 병이 있는 게 아닙니다. 춤에 소질이 있으니 무용학교에 보내면 어떨까요?" 의사의 조언에 어머니는 동의했다. 아이는 얼마 지나지 않아 런던의 로열 발레 학교에 입학했다.

1926년에 태어나 세계적 무용수이자 안무가가 된 질리언 린(Gillian Lynne)의 실화다. 로열 발레 컴퍼니의 일원이었고, 은퇴한 후에는 뉴욕 브로드웨이에서 〈캣츠(Cats)〉, 〈오페라의 유령(The Phantom of the Opera)〉 등의 안무가로 활동했다.

만일 린을 주의력결핍 과잉행동장애(이하 ADHD)로 진단했다면? 1920년대에는 별다른 치료제도 없었기에 특수 학급으로 옮겨져 학습

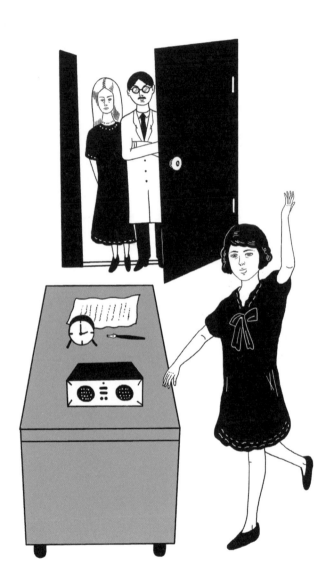

부진아로 분류되었을 것이다. 치료가 되지 않는다면 아이는 문제아이자 학습 부진아이며 학급의 골칫덩어리로 자라나면서 자존감이 매우 낮아졌을 것이다. 만일 치료가 되었거나 지금처럼 약을 먹을 수 있었다면 집중력이 향상되어 공부를 잘할 수도 있었겠지만, 그랬다면 천재적 무용가는 볼 수 없었을 것이다.

왜 ADHD가 증가했을까?

정신의학에서 정상과 비정상을 가르는 문제는 신중할 필요가 있다. 20세기에 들어서면서 ADHD가 늘어나고 특히 문명이 발달한 국가일수록 관심의 대상이 되는 이유는 사회문화적 요소가 질환을 진단하는 데 많은 영향을 끼치기 때문이다. 우리나라도 예외는 아니다. 2013년 10월 한 국회의원의 보고에 따르면, 전년도에 ADHD 치료 약물 사용량이 중고생 연령대에서 약 22퍼센트나 늘었다고 한다.

현대사회에 적응하고 목표를 성취하는 데 매우 중요한 덕목 중 하나가 한 가지 일에 집중하는 능력이다. 특히 기억하거나 학습할 때는 주변의 방해가 있어도 깊고 오래 집중할 수 있는 능력이 필요하다. 그리고 주변의 자극을 배제하고 원하는 일에만 집중을 유지하는 선택적 주의력(selective attention)과 최대한 오랫동안 집중을 유지하는 지속적 주의력(sustained attention)이 모두 필요하다. 집중력은 전두엽을 중심으로 서서히 발달하며, 특히 집중력을 유지하는 데는 뇌의 전 영역이 고루 활성화되어야 한다. 뇌의 20퍼센트를 차지하는 전두엽은 상대적으로 발달이 늦다.

인간의 뇌는 오랜 기간에 걸쳐 서서히 진화해 왔다. 수만 년 전부터 지금까지 유전자는 환경의 변화에 적응하기 위해 변이하여 가장 필요한 요인들을 발현했고, 그 능력을 많이 가진 객체가 더 많은 자손을 남길 수 있도록 발달했다. 그런데 지난 100여 년간의 변화는 이전과 달리 지나치게 빨랐다. 겨우 두세 세대가 지났을 뿐인데, 같은 나이의 인간에게 요구되는 시간당 학습량은 배가 되었고 기억 속도도 빨라졌다. 여기에 평균적인 뇌가 적응할 수 없게 되었고, 상대적으로 많은 이들이 '환경 적응에 실패한 ADHD'라고 진단받고 질환의 범주에 속하게 된 것이다.

물론 지금도 정신건강의학과에 대한 편견과 정신질환에 대한 낙인이 두려워서 치료받아야 할 아이들이 도움을 받지 못하는 것이 현실이다. 그러나 그보다 주목할 것은 현재 이 사회에서 진행되고 있는, 브레이크가 망가진 폭주 기관차와 같은 교육 현실이다. 한국어도 제대로 익히지 못한 상태에서 시작하는 영어 교육, 일류 대학에 대한 강박으로 초등학교 때 고등학교 수학 문제를 풀 만큼 선행교육을 강요하는 사회적인 분위기로 인해 두 가지 문제점이 발생한다. 첫째, 뇌 발달이 아직 준비되어 있지 않은 상태의 아이들에게 과잉으로 교육시키다 보니 평균 학업 성취 요구도가 올라가게 되어, 사실은 정상인 아이들조차 공부를 따라가지 못하는 것으로 평가하면서 이를 집중력의 문제로 진단한다. 둘째, '학습과 시험'이라는 방식을 통해 좋은 대학에 들어가는 것만이 성공의 잣대가 되면서 그외에는 모두 쓸데없거나 이류로 치부된다.

1920년대의 린이 21세기 대한민국에 태어났다면 당연히 ADHD로 치료를 받아야 했을 것이다. 어떤 간 큰 정신과 의사와 부모가 아이를 무용학교에 보낼 것을 제안하고 동의하겠는가? 이상적인 생각만 가지고 살기에는 녹록지 않은 나라와 시대라는 것을 의사나 부모 모두 너무나 잘 알고 있으니 말이다. 질리언 린의 사례는 켄 로빈슨(Ken Robinson)의 테드 강연인 〈학교가 창의력을 죽인다(Do schools kill creativity?)〉에서 소개되면서 우리나라에서도 작은 바람을 일으킨 바 있다.

ADHD는 개인의 문제만이 아니다

올림픽에서 금메달만 무려 18개에 총 22개의 메달을 따낸 미국의 수영 영웅 마이클 펠프스(Michael Fred Phelps Ⅱ)는 어릴 때 심한 주의력 결핍과 산만함 때문에 9세에 ADHD로 진단받아 약을 복용했다. 학교에서 오랫동안 교사로서 아이들을 가르쳐왔던 어머니 데비 펠프스는 학교에 제대로 적응하지 못하고 지나치게 산만한 마이클에게 집중할 일을 찾아주기 위해 수영을 가르치기 시작했다. 에너지를 수영에 발산하고 나면 학교에 적응하리라 기대했던 것이다. 그런데 마이클은 수영에서 엄청난 잠재력을 발휘하기 시작했다. 수영을 즐기고 높은 기록을 성취하면서 일반적인 ADHD 환자라면 따라가기 어려운 훈련 스케줄을 소화해냈다.

어머니는 가정교사를 고용해서 "초당 3미터를 수영한다면 500미터 가는 데 몇 초 걸릴까?"와 같이 마이클이 좋아하는 방식으로 수학을 가르쳤다. 마이클은 상태가 점차 좋아졌고, 6학년이 되었을 때 어머니는 마침내 약물 치료를 중단했다. 몇 년간 수영을 통해 다져진 신체적 집중력과 인내심이 학업에도 충분히 적용될 것이라 믿었기 때문이다. 결국 마이클은 역사에 길이 남는 수영 선수가 되었고, 선수생활을 하면서 미시간 대학에 진학해 스포츠 마케팅을 전공할 정도로 두 가지 일을 모두 잘해내는 성인으로 성장했다.

ADHD는 분명 존재하는 질환이며, 수많은 아이와 청소년, 더 나아가 성인 중에도 치료를 받아야 일상생활을 유지할 수 있는 사람들이 있다. 그렇지만 질리언 린이나 마이클 펠프스와 같은 경우를 보면, ADHD의 진단 범위를 신중하게 결정할 필요가 있다. ADHD의 진단 범위를 관대하게 해석하면, 환자에게만 문제가 있는 것이 아니라 사실은 주변 환경의 압박이 너무 강한 동시에 집중을 흐트러뜨리는 자극이 지나치게 많아서 상대적으로 집중력을 발휘하기 어려운 것일 수도 있다. 그런데도 ADHD를 '집중력 결핍'이라는 개인의 증상이나 질환의 문제로만 판단한다면 결국 개인이 해결해야 할 문제로만 인식하게 되는 상황이 벌어지지 않을까?

'다름'의 가치 존중하기

정신의학에서는 행동을 객관적으로 평가하고 주관적 괴로움을 인지하며 그로 인해 일정 기간 이상 사회적 기능에 분명한 문제가 발생했다고 판단할 수 있을 때 정신질환으로 진단한다고 정하고 있다. 조직검사로 암을 진단하거나 혈액검사로 병균을 찾아내 감염을 확진하는 것과는 다른 방식이라서 모호하고 자의적이라는 비판을 받기도 한다. 또한 여러 사례를 통해 정신질환의 진단에 사회문화적 요인이 얼마나 많은 영향을 미치는지를 알 수 있다.

우리는 아이들이 책상을 어지럽히면 공부할 준비가 안 되어 있다고 탓한다. 그렇지만 아인슈타인(Albert Einstein)의 책상을 보면 정신없이 복잡하고 전혀 정돈되어 있지 않았다. 그는 그런 산만한 책상 위에서 상대성이론을 발견했고 세상에 널리 알렸다. 아인슈타인의 책상을 보면 ADHD로 진단받을 정도였다. 그의 일대기를 보면 시간 약속을 매번 놓치고, 산만하고, 관심 있는 것 외에는 지나칠 정도로 무관심해서 가정생활에 어려움을 겪었다. 지금의 엄격한 정신의학의 관점에서 보면 비정상이라 할지 모르지만, 그는 천재였다.

정신의학적 측면에서 '정상'이란 사회적으로 '평균값' 안에 들어가는 것을 일차적인 기준으로 삼는데, 그 사람의 창의성이나 재능을 평가하는 부분에서 정상과 비정상의 개념은 부정적인 요인으로 작용한다. 우리는 우리와 다르게 보이는 사람을 '다름'이 아니라 '비정상'으로 보고 싶어 한다. 이것이 정신의학의 테두리 안에서 과학과 의학이라는 포장지에 가려지면 희생자를 만들어낼 가능성도 있다는 사실을 명심해야 한다.

1928

정신질환은
유전되나

유전과 환경

특정한 유전자를 갖고 있는 사람이 나쁜 환경에서 부정적인 경험을 반복적으로 겪는 경우, 그렇지 않은 사람이 같은 영향을 받을 때보다 정신질환이 발생할 위험이 훨씬 높다고 해석할 수 있다. 또, 경우에 따라서 어떤 특정한 유전자적 특질은 환경의 영향을 막아주는 기능을 한다고도 해석할 수 있다.

"혹시 이 병이 유전되지는 않을까요? 정신병은 유전된다고 하던데……."

　　"왜 그렇게 생각하시죠?"

　　"미친 사람들의 집안이라는 게 있잖아요. 집안 대대로 흘러 내려오는 광기의 피……. 영화나 소설에 자주 나오던데요."

　우울증이나 조울병 혹은 조현병을 치료하는 과정에서 환자나 가족들에게 자주 이런 질문을 받는다. 정신질환의 원인에 대해서는 여전히 논란이 많다. 복잡한 현대사회에서 받는 스트레스로 정신적인 문제를 가진 사람들이 늘어났다거나, 폭력이나 사고로 인한 심리적 트라우마 때문에 정신질환이 생겼다고 보는 것은 환경적 원인을 중시하는 의견이다. 반면 한 가족에 유전적으로 특정한 정신질환이 많다거나, 유전자 변이가 일어나고 뇌의 특정 영역에 변화가 있으며 뇌 활동에 이상이 생기는 것 등을 원인으로 추정하는 것은 생물학적 원인을 중시하는 태도다. 이 두 가지 관점은 정신질환의 원인으로서 아직까지 결론을 내리지 못하고 있다.

　200년 전만 해도 정신질환자는 태어날 때부터 문제가 있다고 치부하거나 악마가 씌었다고 여겼으며, 병의 원인을 찾아 치료하기보다는 사회에서 격리하려고만 했다. 근대에 들어오면서 비로소 정신의학이 과학적 체계를 조금씩 갖추었고, 정신병리학의 발달로 객관적인 정신과적 진단 체계가 성립하면서 비로소 치료의 가능성을 발견했다. 그리고 이를 바탕으로 비슷한 증상을 가진 환자들을 오랫동안 관찰하게 되면서, 정신질환의 원인론을 본격적으로 다양하게 연구하기 시작했다.

쌍둥이와 입양아 연구로 증명된 정신질환의 유전적 영향

유전 연구의 대표적인 방법에는 쌍둥이 연구와 입양아 연구가 있다. 먼저 쌍둥이 연구는 일란성과 이란성 쌍둥이, 친형제 사이에서 같은 질환의 유병률 차이를 분석하는 것으로 유전적 영향을 수치화한다. 일란성 쌍둥이는 원칙적으로 같은 유전자를 공유하므로 둘 사이에 다른 점이 있다면 환경의 영향이라고 추정할 수 있다. 1875년 영국의 유전학자인 프랜시스 골턴(Francis Galton, 1822~1911)은 쌍둥이 연구의 중요성을 주장하면서 "본성과 양육의 영향을 정확하게 저울로 달 수 있는 기회"라고 했다.

입양아 연구는 환경적 영향과 생물학적 영향을 구별하는 데 도움이 된다. 부모가 친자식과 입양한 자식을 같이 키웠다면 두 아이의 경제적·사회적 배경과 양육 태도 등 환경은 같다고 가정할 수 있다. 이때 정신질환의 유병률을 분석해서 그 차이를 보면 유전적 영향을 판단할 수 있다. 예를 들어 어떤 집안에서는 A라는 질환을 가진 환자가 드문데, 입양한 아이에게 발병했다고 하자. 그 아이의 생물학적 부모를 추적해서 그들 가계에 A질환이 자주 생긴다는 것을 발견했다면, 환경의 영향보다 유전의 영향이 더 크다고 추정할 수 있다.

정신질환에 대한 '제대로 된' 쌍둥이 연구는 1928년 독일에서 시작됐다. 정신과 의사 한스 룩센부르거(Hans Luxenburger, 1894~1976)는 독일 바이에른 지방의 모든 정신병원에서 환자 명단을 확보한 후 쌍둥이가 있는지 확인했다. 그 결과 1만 6,000명의 환자 중에서 211명이 쌍둥

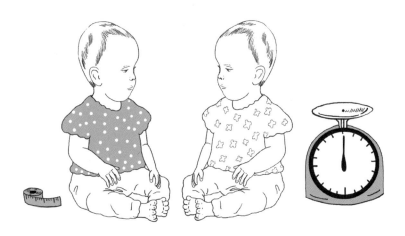

이 중 한 명임을 알아냈다. 룩센부르거는 이들과 면담하여 106명을 조현병으로 진단했고, 생존해 있으면서 입원하지 않은 쌍둥이 형제 65명을 찾아가 면담한 결과 일란성 쌍둥이 중 두 사람 모두 조현병 환자인 경우가 7.6퍼센트 정도임을 밝혀냈다. 반면 이란성 쌍둥이 중에서는 전혀 없었다. 1800년대 중반에 신경증의 유행과 1900년대 초반에 정신분석의 유행으로 정신질환의 원인이 환경이나 마음에 의한 것이라는 해석이 대세였을 때, 이 연구를 통해 처음으로 정신질환이 생물학적 원인에 의해 발생할 수 있다는 근거가 마련됐다.

첫 번째 연구의 한계는 표본의 수가 적었다는 것이었다. 그래서 미국의 프란츠 칼만(Franz Kallmann, 1897~1965)은 1940년대 초반에 뉴욕주 공립 정신병원에 등록된 조현병 환자 중에서 쌍둥이 691명을 찾아내어 같은 연구를 했고, 일란성 쌍둥이에서는 85.8퍼센트, 이란성 쌍둥이는 14.7퍼센트 일치한다는 사실을 밝혀냈다. 또한 일반 형제들 사이에서는 7명 중 1명꼴로만 일치해서, 친족 간의 유전자 일치율이 떨어질수록 병의 일치율도 떨어진다는 점을 증명했다. 이 결과는 1950년 파리에서 열린 제1회 세계정신의학회에서 발표되면서 큰 반향을 불러일으켰다.

정신질환은 환경적 요인도 있다

한편 가정환경이 어떤 영향을 미치는지에 대해 체계적인 연구가 함께 진행되었다. 당시 조현병의 원인으로는 어머니가 아이에게 반복적으로 전달하는 '이중 구속 메시지(double bind message)'가 꼽히고 있었다. 겉으로는 "공부하지 않아도 돼. 건강한 것만으로도 엄마는 만족한다"라고 말해 놓고는 나중에 성적이 잘 나오지 않으면 화내는 것처럼, 겉으로 하는 말과 속마음이 다른 모순적 메시지를 들으며 자란 아이가 나중에 조현병에 걸린다는 설명이었다.

이러한 가설에 대해 1968년 신경과학자였던 시모어 케티(Seymour Kety, 1915~2000)는 1924~1947년에 덴마크 코펜하겐의 입양아 5,483명을 대상으로 생물학적 부모가 조현병을 앓는 아이가 정상인 가정에 입양되어 어떻게 자라나는지 조사해 발표했다. 당시 덴마크에는 입양 등록부가 있어서 연구자들에게 입양된 아이의 혈연관계를 추적하는 것을 허용했기 때문에 이런 실험이 가능했다. 조사해 보니 직계 혈연에 조현병이 있는 입양아 집단에서는 조현병이 10퍼센트 발견되었고, 그렇지 않은 대조군에서는 거의 발견되지 않았다. 연구 범위를 덴마크 전역으로 넓힌 케티는 1992년 조현병 입양아의 생물학적 혈연관계에서 조현병이 아닌 일반의 혈연관계보다 유병률이 10배나 높게 나타났다고 발표했다.

이후 이와 유사한 연구들이 쏟아져 나오면서 조현병뿐 아니라, 양극성 정동장애(조울병), 주의력결핍 과잉행동장애, 알코올의존증과 같은 많은 정신질환에 유전적 영향이 존재한다는 것이 밝혀졌다. 이전까지 정신질환은 스트레스나 심리적 트라우마에 의한 것이라 여겨왔던 대중적·학문적 인식의 근본을 흔드는 객관적 증거들이었다.

현재까지 여러 가지 연구들이 있지만 지금까지 정리된 바는 다음과 같다. 일반적으로 조현병의 평생 유병률은 1퍼센트로, 100명 중 1명이 걸린다. 일란성 쌍둥이 중 두 사람 모두 조현병인 경우가 47퍼센트, 이란성 쌍둥이의 경우는 12퍼센트다. 부모 중 한 사람이 조현병일 경우 자녀는 8~18퍼센트, 부모가 모두 환자일 경우 자녀들이 병에 걸릴 확률은 15~55퍼센트로 보고되고 있다. 이와 같이 유전자 일치율이 높을수록 유병률이 올라가는 것은 분명하다. 그렇지만 여전히 의문은 남는다. 일란성 쌍둥이는 유전자가 100퍼센트 일치하는데도 47퍼센트만 같은 병에 걸린다는 것은 병이 발현하지 않은 53퍼센트에 환경적 영향이 존재함을 보여주는 것이다.

유전학자이자 정신과 의사인 피터 맥거핀(Peter McGuffin)은 2001년에 그동안 나온 유전과 환경에 관한 많은 연구들을 메타분석하여 주요 정신질환의 유전적 영향력을 통계적으로 처리한 결과를 《사이언스》에 발표했다. 그는 유전적 영향과 공유 환경에 의한 영향(가족 환경, 경제력, 문화적 배경), 비공유 환경의 영향(교통사고, 개인적 실패 등 혼자 경험하는 사건)을 나눠서 분석했다. 조현병의 경우에는 유전적 영향이 약 75퍼센트, 비공유 환경의 영향이 25퍼센트였고, 자폐증은 유전적 영향이 90퍼센트, 주의력결핍 과잉행동장애는 80퍼센트로 높은 수치를 보였다.

특정 유전자는 스트레스의 영향을 많이 받는다

그렇다면 유전적 영향과 환경적 영향은 서로 독자적일까? 조현병의 나머지 53퍼센트의 환경적 영향은 도대체 어떤 식으로 작용하는 것일까? 이에 대해 흥미로운 사실을 밝힌 연구가 있다.

영국 런던 킹스 칼리지의 아브샬롬 카스피(Avshalom Caspi)는 세로토닌 운반체(5-HTT)의 유전자 형질 변형과 스트레스의 빈도 사이의 상관관계가 우울증 발생에 미치는 영향을 연구하여 2003년 《사이언스》에 발표했다. 뉴질랜드에서 1,037명의 아동들을 대상으로 3세부터 26세 때까지 2년에 1번씩 꾸준히 면담 평가를 진행했다. 이들이 가진 세로토닌 운반체의 대립형질쌍을 길이로 분류하여 긴 것 2개(l/l), 긴 것과 짧은 것(l/s), 짧은 것 2개(s/s)의 세 집단으로 나누었다.

21세와 26세가 되었을 때 그동안 경험한 건강, 직업, 거주 등의 14개의 다양한 스트레스 요인을 조사했다. 30퍼센트는 한 번도 심한 스트레스를 경험하지 않았고, 20퍼센트는 2개, 15퍼센트는 4개 이상의 큰 스트레스를 경험한 것으로 보고했다. 큰 스트레스를 경험한 횟수와 주요 우울장애 진단 확률을 비교해 보았더니 큰 스트레스를 경험하지 않은 집단은 대립형질쌍에 상관없이 우울증 진단 확률이 동일했는데, 경험 횟수가 늘어날수록 대립형질쌍에 따른 차이가 관찰되었다. 짧은 대립형질을 2개(s/s) 가진 집단이 긴 것 2개를 가진 집단(l/l)에 비해 약 두 배 정도 성인기에 주요 우울증이 발병할 확률이 높았던 것이다. 짧은 대립형질 집단은 스트레스 경험률이 클수록 자살 시도도 많았지만, 긴 대립형질 집단은 스트레스에 영향을 받지 않았다.

즉, 특정한 유전자를 갖고 있는 사람이 나쁜 환경에서 부정적인 경험을 반복적으로 겪는 경우, 그렇지 않은 사람이 같은 영향을 받을 때보다 정신질환이 발생할 위험이 훨씬 높다고 해석할 수 있다. 또, 경우에 따라서 어떤 특정한 유전자적 특질은 환경의 영향을 막아주는 기능을 한다고도 해석할 수 있다. 물론 다른 연구자들이 같은 방법론으로 같은 결과를 재연하지 못해서 비판받고 있지만, 시사하는 바가 큰 연구였다.

뇌와 마음, 고차원적 복잡계 시스템의 증명

인간의 마음은 생물학적 기반과 성장하면서 겪는 개인의 경험이라는 두 가지 변수가 상호작용하면서 발달한다. 그 안에서 건강하고 정상적으로 반응하면서 살아가기도 하고, 적응에 실패하여 심각한 심리적 불편과 기능 저하를 불러일으키는 정신질환이 발생하기도 하는 것이다. 가난이나 사회적 핍박, 스트레스나 심리적 트라우마라는 환경적 경험이 정신질환을 만든다는 심인론(心因論)으로만 정신질환을 설명하던 기존의 정신의학계에 유전적 영향에 대한 방법론이 도입되었다. 그 후 100년간 다양한 조사와 연구가 진행되면서 정신질환의 원인에 영향을 미치는 유전과 환경의 상호작용에 대해 많은 것이 밝혀지고 있다.

아직까지는 어떤 질환도 단일한 원인을 찾아내지 못했다. 이는 과학이 무능하고 덜 발달되었기 때문이 아니다. 그만큼 인간의 정신세계는 뇌라는 하드웨어와 마음이라는 소프트웨어가 서로 밀접하게 연결되어 벌어지는 고차원적 복잡계 시스템이다. 유전 연구의 도입은 정신의학의 발달에서 생물학적 기반의 존재를 입증한 중요한 사건이라고 평가할 수 있다.

1980

끔찍한 사고가
남긴
깊은 상처

외상 후 스트레스 장애의 역사

인간이 인간을 스스럼없이 죽이고, 또 언제든지 죽을 수 있다는 공포 속에 살아야 하는 전쟁 상황은 생존 본능의 근본적인 부분을 건드리는 만큼 가장 큰 스트레스 경험에 속한다. 그리고 그 경험은 전쟁 기간, 더 나아가 전쟁이 끝나고 한참이 지나고도 후유증을 낳는다. 이것이 PTSD 개념의 시발점이다.

●●● 첫 번째 장면

뉴욕의 한 지하철 안, 제이콥이란 남자가 눈을 뜬다. 객실 안을 걸어 다니지만 아무도 관심을 보이지 않는다. 그는 열차에서 내리다가 이상한 환영을 본다. 또 시끌벅적한 클럽에서 음악에 취해 있다가 끔찍한 환영을 보고 공포에 휩싸여 쓰러진다. 미국의 평범한 청년이었던 그는 베트남전에서 칼에 찔려 큰 부상을 당한 이후 20년 동안이나 전쟁의 기억에 시달리고 있었던 것이다.

●●● 두 번째 장면

미국 펜실베이니아 주 소도시 클레어턴의 제철소에 다니는 마이클과 닉, 스티븐은 절친한 친구 사이로 종종 사슴 사냥을 즐긴다. 이들은 징집되어 베트남전에서 죽을 고비를 넘겼지만 베트콩에게 고문당해 육체와 정신이 피폐해진다. 겨우 탈출해서 고향으로 돌아온 마이클은 닉이 베트남에서 실종되었고, 스티븐은 반신불수가 되었다는 것을 알게 된다. 스티븐에게 매월 거액이 송금되는 것을 알고 마이클은 닉이 살아 있다고 확신하고는 베트남으로 향한다. 그리고 죽음의 도박장에서 감정 없는 기계처럼 러시안룰렛을 하는 닉을 발견한다.

첫 번째는 에이드리언 라인(Adrian Lyne) 감독의 〈야곱의 사다리 (Jacob's Ladder)〉(1990), 두 번째는 마이클 치미노(Michael Cimino)

감독의 〈디어 헌터(Deer Hunter)〉(1979)다. 주인공들은 모두 베트남 전쟁에서 끔찍한 경험을 하고 정신적 후유증을 겪고 있다. 제이콥처럼 과거의 전투 장면이 재현되는 것은 플래시백(flashback)이라 하고, 닉처럼 극도로 위험한 행동을 하면서도 공포나 두려움 등의 감정을 느끼지 못하는 것은 해리(dissociation)와 무감각(numbness)이라 하는데, 외상 후 스트레스 장애(post traumatic stress disorder; PTSD)의 특징적 증상이다.

인간이 인간을 스스럼없이 죽이고, 또 언제든지 죽을 수 있다는 공포 속에 살아야 하는 전쟁 상황은 생존 본능의 근본적인 부분을 건드리는 만큼 가장 큰 스트레스 경험에 속한다. 그리고 그 경험은 전쟁 기간, 더 나아가 전쟁이 끝나고 한참이 지나고도 후유증을 낳는다. 이것이 PTSD 개념의 시발점이다.

PTSD는 나약한 개인만의 문제가 아니다

고대 그리스의 역사학자 헤로도토스(Herodotos, 기원전 484~425년경)는 마라톤 전투에서 한 전사가 자신은 다치지 않았는데도 눈앞에서 병사가 죽을 때마다 눈이 머는 증상을 보였다고 썼다. 이것이 PTSD에 대한 최초의 기록이다. 1700년대 프랑스 나폴레옹 군대의 군의관 도미니크 장 라레(Dominique Jean Larrey, 1766~1842)는 전쟁터에서 부상자를 치료하며 PTSD처럼 보이는 증상을 기록했는데, 처음에는 강한 흥분과 상상, 이어서 열감과 소화기 증상, 나중에는 좌절감과 우울 증상의 세 단계를 거치며 발생한다고 했다.

총이나 대포가 본격적으로 도입되어 다치거나 죽는 병사의 수가 기하급수적으로 늘어나면서, 병사들의 심리적 외상은 의사와 지휘관에게 중요한 문제가 되었다. 미국 남북전쟁 때 내과의사 제이콥 멘데스 다 코스타(Jacob Mendes Da Costa, 1833~1900)는 일부 병사들의 혈압과 맥박 수가 갑자기 오르며 고통을 호소하는 특이한 증상을 보고하면서, 이를 '병사의 심장', '짜증난 심장(irritable heart)'이라는 이름으로 1871년 학계에 발표했다. 이때만 해도 전쟁에 참여하여 생긴 스트레스로 인한 질환이라기보다는 '향수병'으로 보는 경향이 컸다. 그렇지 않으면 병사가 훈련을 덜 받았거나 애국심이 부족한 탓에 드러난 개인적 나약함, 집으로 돌아가고 싶어서 부리는 꾀병으로 여겼다.

그러나 유럽 전역이 휘말린 제1차 세계대전이 발발하면서 이 문제가 소수의 부적격 병사만 겪는 문제가 아님이 밝혀지기 시작했다. 대규모 포격이 일상화되고, 지루하고 긴 진지전 공방 속에서 많은 수의 병사들이 충격, 놀람, 혼란함, 예민함, 악몽에 시달렸다. 군의관이나 장교는 포격으로 죽는 병사들을 가까이에서 목격하거나 포탄(artillery shell) 소리로 인한 충격으로 발생한 문제로 보고 '셸쇼크(shell-shock)'라고 명명했다. 그런데 포격을 경험하지 않은 병사들에게서도 유사한 증상이 발견되었고, 후방 캠프에서 며칠 쉬면 65퍼센트 정도가 회복되어 전선으로 복귀할 수 있었다. 그러므로 이는 포격으로 인한 충격으로 뇌가 손상되었다기보다는 전쟁 자체가 주는 참혹함과 스트레스가 정서적인 혼돈을 일으키고, 극심한 공포를 불러온 것이었다.

한편 정신분석의 창시자 프로이트도 아들들을 전장에 보냈고, 전쟁의 궁핍함과 끔찍함을 견뎌내면서 병사들이 심리적으로 고통받는 모습을 목격했다. 그는 산도르 페렌치(Sándor Ferenczi, 1873~1933), 카를 아브라함, 앨프리드 어니스트 존스(Alfred Ernest Jones, 1879~1958), 에른

스트 지멜(Ernst Simmel, 1882~1947) 등과 함께 『정신분석과 전쟁 신경증(Psycho-analysis and the war neuroses)』(1919)을 출판하면서 '전쟁 신경증(war neurosis)'의 개념을 제안했다.

그들은 이런 증상을 마음 안의 '전쟁 자아'와 '평화 자아' 사이의 무의식적 갈등의 결과물로 해석했다. 이는 외상 신경증의 일종으로 평화 시기에 작동하던 자아와 전쟁 중에 작동하는 새로운 자아(싸워 이기고, 살인해야 하는)가 서로 격렬하게 충돌하면서 발생한다. 그 와중에 오래된 평화 시기의 자아는 외상 신경증 증상으로 도망가서 자신의 자아를 방어하려 한다. 전쟁 시기의 자아가 득세하면 타인을 공격하려 하고, 이로 인해 결국 자신의 생명도 위험에 처할 수 있기 때문이다.

이런 정신분석적 해석이 나올 정도로 PTSD는 의학적으로도, 전쟁의 측면에서도 주요 문제로 떠올랐지만, 여전히 심약한 병사들에게 생기는 문제라고 인식했다. 그렇기에 군의관과 군지휘관은 문제가 생길 만한 병사를 입대 전에 걸러내기 위한 심리 검사를 개발하는 데 주력했다. 그러나 제2차 세계대전에서 입대 지원자 중 무려 100만 명을 걸러내고도 유사한 증상을 호소하는 병사는 사라지지 않았다. 용감하게 작전을 수행한 병사가 급작스럽게 PTSD 증상을 호소하는 일도 잦았던 것이다. '전쟁 신경증'이라는 용어는 '전쟁 소진증(combat exhaustion)' 혹은 '전투 피로증(combat fatigue)'으로 바뀌었고, 개인적 나약함보다는 환경에 의해 발생하며 모든 병사에게 생길 수 있다고 인식이 전환되었다.

그래서 베트남전쟁 때부터는 작전 지역 인근에 병사들을 위한 휴양지도 함께 건설했다. 전투 중의 심리적 피곤과 소진을 휴양지에서 적극적으로 해결해야 한다는 것이었다. 그래서 베트남의 다낭, 태국의 파타야 등 동남아의 유명 관광지의 상당수는 미군의 휴양지로 개발되면서 발전했다.

사건 당사자뿐 아니라 목격자까지도 포함되는 외상 후 스트레스 장애

전쟁에서 복귀한 군의관들이 일반인들을 치료하면서 교통사고, 자연재해, 강간이나 강도와 같은 큰 스트레스로도 비슷한 증상이 발생할 수 있음을 발견했다. 1952년, 『정신질환의 진단 및 통계 편람』 1판을 발간하면서 '총체적 스트레스 반응(gross stress reaction)'이라는 병명을 등재했다. 처음에는 전쟁 관련 외상에만 국한했으나, 임상에서도 이 개념을 적용하여 환자를 진단하기 시작했다.

1968년에 『정신질환의 진단 및 통계 편람』 2판이 발간되면서 이 병명이 삭제되자, 미국 상이군인회를 중심으로 제대한 군인들이 적극적으로 문제를 제기하기 시작했다. 실제로 참전 후 20년이 지난 다음에도 10~15퍼센트는 상당한 수준의 PTSD 증상을 경험하고 있었기 때문이었다. 진단명이 없어지면 치료받을 근거도 없고, 이에 대해 보상받을 수도 없었다. 제대 후 귀향하여 전쟁 영웅으로 환대받았으나 일부는 반전운동가들에게 비난당하기도 했고, 학업이나 직업 훈련을 제대로 받지 못했기 때문에 생활에 어려움이 많았다. 그러다 보니 PTSD 증상과 유사한 증상을 호소하는 제대 군인이 늘어나면서 사회적 문제로 대두되기에 이르렀다. 게다가 전쟁 장면의 재현, 해리 증상, 무감각, 불면, 악몽, 집중력 저하 등의 증상이 꽤 오랜 기간 지속되면서 일상생활과 사회적 활동에 지장을 준다는 점이 점차 명확해졌다.

결국 1980년에 『정신질환의 진단 및 통계 편람』 3판을 발표하면서

PTSD라는 진단명으로 등재되었다. 일부에서는 강력한 로비 집단인 상이군인회가 의학계에 영향력을 행사한 결과라고 비판하기도 했다. 전쟁 같은 극히 드문 상황에서만 벌어지는 심리적 문제를 일반화시켜서, 스트레스로 인한 심리적 후유증을 지나치게 확대 해석할 수 있다는 것이다.

이런 우려에도 정신의학계와 심리학계에서는 PTSD에 대한 정보를 쌓아갔다. 이 증상이 전쟁 경험뿐 아니라 심한 교통사고나 강도 사건, 자연재해 직후에도 발생하고(급성 PTSD), 사건 후 상당한 시간이 지나서도 발생한다는 것(지연성 PTSD)이 면밀한 조사와 임상 사례를 통해 밝혀진 것이다. 진단 기준을 수립하기 위한 소위원회에서는 어느 정도의 스트레스를 트라우마적 스트레스라고 할 수 있는지, 자연재해와 인재에 따른 차이가 있는지, 스트레스 기간은 증상에 어떤 영향을 주는지 등을 정밀하게 검토했고, 다른 불안장애나 우울증과 구별되는 PTSD만의 특징적인 증상을 구분 짓기 위해 노력했다. 그 결과, 『정신질환의 진단 및 통계 편람』 3판부터 구체적으로 명시된 진단 기준이 지금까지도 통용되는 기본적 골격이 되었다.

1987년의 3판 개정판과 1994년의 4판에서 PTSD의 진단 기준이 조금씩 달라지지만, 기본적으로 제시하는 스트레스 원인은 일상적인 상황 이상으로 생명을 위협하거나 신체적 통합성을 위협할 정도의 심한 부상이나 그와 연관한 사건이어야 한다. 5판에서는 직접 당한 사람뿐 아니라 목격자, 가까운 가족이나 친구에게 큰 사건이 난 경우도 포함된다는 사실이다. 주관적으로는 힘든 일이지만 객관적으로 일상에서 경험할 수 있을 만큼 크지 않은 사건은 PTSD의 원인에서 제외한다.

또한 반복적으로 악몽이나 플래시백을 경험하고 사건이 일어난 곳을 피하거나 일상적으로 반응하지 못하고 무감각해지는 증상이 있고, 여기에 자율신경계가 과하게 각성하면서 집중력 곤란, 짜증과 예민함, 불면 등이 동반되며, 이런 증상이 최소 한 달 이상 지속될 때 PTSD라고 진단할 수 있다. 이렇듯 상당히 좁고 명확한 진단 기준을 마련하여 PTSD 진단의 엄밀성과 정확성을 높였다.

명시적 기억이 누락된 곳에서 활동하는 감정적 기억

일단 진단명과 기준이 명확해지고 나자 많은 연구들이 쏟아져 나오기 시작했고, 1990년대 걸프전쟁과 2001년 9·11 테러 이후 관련 연구가 확연히 증가했다. 특히 9·11 테러 이후 쌍둥이 빌딩이 무너지는 현장에서 살아남았거나 그 사건을 직접 목격한 사람뿐 아니라 TV로 본 사람들 중에도 PTSD 증상을 호소하는 이들이 나타났다. 흥미로운 것은 뉴욕에서 가까운 곳에 거주할수록 증상의 빈도가 높았고 멀수록 줄어들었다는 점이다. 다른 연구에서는 직접적인 피해자 중 12퍼센트에서 PTSD가 발생하고 목격자도 그 3분의 1 수준인 4퍼센트가량 발생한다는 결과가 드러나기도 한다.

또한 집단적으로 심각한 외상적 경험을 한 후 행동 패턴의 변화가 관찰되기도 했다. 9·11 테러로 미국 내 장거리 여행에 비행기를 이용하는 사람 수가 급감했고, 장거리 운전을 선택하는 사람이 늘어났다. 실제로는 비행기 사고로 사망할 확률보다 같은 거리를 자동차로 여행할 때 사망할 확률이 60배나 높지만, 테러를 목격한 외상적 사건은 집단에 트라우마가 되어 비합리적인 회피 행동을 하게 만든 것이다.

한편 신경생물학적으로 PTSD의 특징적 증상을 설명하려는 연구도 많았다. 외상으로 전전두엽의 기능이 저하되면서 억제 능력이 상실되고, 그 사건을 제대로 기억하지 못하며, 현실적인 인식을 하지 못하는 해리 증상이 발생한다. 뇌는 해리 상태의 외상 기억을 다시 의식 과정이나 언어 기억으로 재입력하기 위해 노력하는데, 이 과정에 사건과 관련된 이미지가 갑자기 몇 초간 짧게 재연되는 플래시백 증상이 나타난다. 기억이 제대로 입력되면 사건 경험을 편안하게 이야기할 수 있지만, 대부분 PTSD 환자들은 재입력에 실패한다. 그래서 명시적이자 언어적 기억인 과거 기억 혹은 자서전적 기억으로 해마에 저장될 기억 분량이 비어버리고, 대부분의 기억이 감정적 기억으로 편도 등에 저장되어 설명할 수 없는 공포를 느끼거나 회피 반응을 보인다. 전두엽을 중심으로 한 대뇌피질이 감정과 기억을 관장하는 변연계를 적절히 통제하지 못하는 것이다. 그리고 과거의 일을 실시간으로 느끼고 반복하므로 시간적으로는 현재진행형으로 이해한다.

한편 뇌는 해마의 일정 부분이 빈 것을 감지하고 그 부분을 채우기 위한 노력을 반복하여 플래시백이 계속됨으로써, 환자에게는 느닷없이 사건 당시의 고통스러운 이미지가 재연되고 수면 중에도 악몽이 반복되면서 일상생활을 지속할 수 없게 된다.

PTSD에 대한 이해가 높아지면서 여러 가지 심리적·정신과적 치료가 개발되었다. 안구운동 민감 소실 및 재처리 요법(eye movement desensitization and reprocessing; EMDR)은 눈동자의 움직임을 적극적으로 이용하여 REM 수면과 유사한 상황을 만들어 외상 기억을 재처리하고 해리, 자율신경계 과각성을 치료하는데, 특히 PTSD에 치료 효과가 입증되어 널리 사용되고 있다.

인간에 대한 기본 신뢰를 흔들어놓는 인재의 후유증

자연재해를 겪었을 때에는 피해자의 5퍼센트에서 PTSD가 발생하지만, 사고나 기술적 재난에서는 7~10퍼센트로 늘어나고, 성폭행이나 총기 난사와 같이 인간에 의해 일어난 사건의 경우에는 35~50퍼센트로 급증한다. 이는 어쩔 수 없는 자연재해에 비해 같은 인간에 의해 저질러진 사건이 인간에 대한 신뢰를 흔들어놓기 때문이다. 그래서 대형 사건이 일어나면 언론과 대중은 그 사건이 '인재(人災)'인지 여부를 놓고 공방을 벌이곤 한다. 사건의 성격이 미치는 영향과 후유증이 그만큼 달라지기 때문이다.

살아가다 보면 트라우마가 될 만한 사건과 그로 인한 경험은 피하려고 해도 어쩔 수 없이 마주치게 된다. 이때 그 사건에 사로잡히면 남은 삶이 엉망이 되기 쉽다. PTSD에 희생당하지 않기 위해서는 그런 일이 일어났음을 일단 받아들이고, 내 인생의 완벽무결함을 포기하며, 상처난 자신을 있는 그대로 인정하고, 모든 위기를 성장과 새출발의 기회라고 여겨 '새로운 정상(new normal)'을 찾기 위해 노력해야 한다. 2014년 국가적 사회적으로 큰 충격을 가져온 세월호 사고 이후로 우리 사회에서 이러한 노력은 꼭 필요하다고 생각한다.

1978

악의 화신인가, 정신질환자인가

사이코패스 개념의 발달

정신이 혼미한 섬망이 아닌 상태에서도 광기를 보이는 사람이 있는데, 정신분
열증 같은 질환이 없고 이해력도 충분한 상태인데도 사회통념에서 벗어나는
행위를 하는 사람을 사이코패스라고 지칭했다.

1975년 8월 16일, 솔트레이크 인근을 순찰하던 경찰이 낯선 자동차 한 대를 발견했다. 수상하게 여긴 경찰이 번호판을 조회하려고 다가가자, 차는 갑자기 속도를 높여 달아났다. 이에 경찰은 차를 추격해서 운전자를 체포하고 차 안을 수색했다. 쇠지레, 스키 마스크, 수갑, 철사, 얼음송곳 등 수상한 물건들이 발견되었다. 마침내 여성들을 납치해 성폭행한 후 살해한 연쇄살인범 테드 번디(Ted Bundy, 1946~1989)의 범행이 만천하에 드러났다.

신출귀몰한 연쇄살인범 테드 번디

　　테드 번디는 1946년 11월 24일 미국 버몬트 주의 미혼모 시설에서 엘리너 루이즈 코월(Eleanor Louise Cowell)의 아들로 태어났다. 필라델피아에서 조부모, 어머니와 함께 살던 테드는 어머니를 따라 터코마에서 새로운 삶을 시작했다. 그가 5살이 되었을 때 어머니와 결혼한 군병원 요리사 조니 번디(Johnny Bundy)의 성을 따라 시어도어 번디(Theodore Bundy), 즉 '테드 번디'라는 이름을 갖게 되었다. 내성적인 소년이었던 번디는 고등학교에 진학한 후 사교적이고 매력적인 10대로 자랐고, 우수한 성적으로 장학금을 받아 퓨젓사운드 대학에 입학했다. 이후 워싱턴 대학으로 옮겨 심리학을 전공했고, 교수들의 총애를 받았다. 대학을 졸업한 후에는 워싱턴 주지사 선거운동원으로서 정치에 관심을 갖기도 했고, 법률 공부를 하기도 했다. 이렇게 평범한 삶을 살아가던 번디는 1973년경부터 젊은 여성만 골라서 납치하고 살인하는 연쇄 살인마가 되었던 것으로 추정된다.

경찰은 번디를 체포한 후 최근 벌어진 몇 건의 실종에 대해 그를 취조했다. 납치되었다가 극적으로 살아남은 캐럴 다론치(Carol DaRonch)가 여러 용의자 중에서 테드 번디를 범인으로 정확히 지목했다. 그는 범행을 일절 부인하며 결백을 주장했다. 그러나 희생자가 실종된 마을에서 신용카드로 연료를 구입한 기록이 있었고, 팔다리가 부러졌다는 의료 기록이 없는데도 번디가 깁스를 하고 다니는 모습을 봤다는 친구의 증언은 그가 범인이라는 증거가 되었다. 그런데 결정적 증거가 없었기에 검찰은 일단 캐롤 다론치의 납치 사건에 대해서만 기소했다. 당일의 알리바이를 증명할 수 없었던 번디는 유죄판결을 받았다. 수감된 후 심리평가에 따르면 조현병, 기분장애, 알코올의존증, 뇌손상, 지능 저하, 인격장애 환자로 진단할 만한 부분이 하나도 없다는 결과가 나왔다.

시간이 흐르면서 경찰은 그의 차 안에서 발견된 머리카락이 희생자 캐린 캠벨(Caryn Cambell)의 것일 가능성이 있고, 차량에서 발견된 쇠지레의 형태와 두개골이 함몰된 모양이 비슷하다는 것을 근거로 번디를 살인죄로 기소했다. 수세에 몰린 번디는 변호사를 해고하고, 직접 스스로를 변호했다. 변론 준비를 위해 법원 도서관에서 서류 작업을 하겠다고 요청하여 정기적으로 도서관을 방문하다가, 1977년 6월 7일에 열려 있는 창문을 통해 탈옥에 성공했다. 일주일의 수색 작업 끝에 다시 체포되었지만 이에 굴복할 테드 번디가 아니었다. 12월 30일, 그는 수감 중이던 독방 천장을 뚫고 두 번째로 탈옥에 성공했고, 이번에는 멀리 플로리다로 도망갔다.

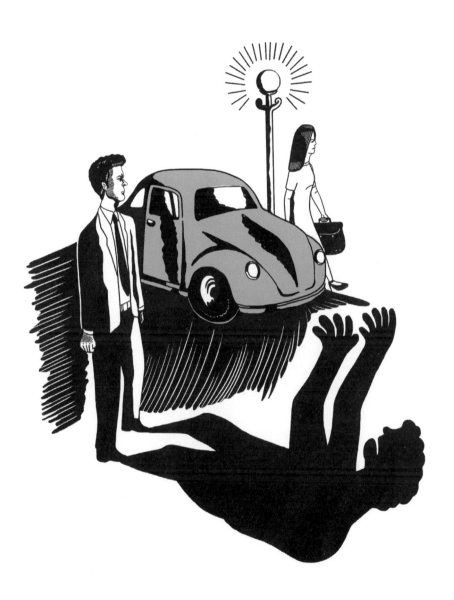

탈옥한 후 조용히 숨어 살았다면 잡히지 않았을지 모른다. 그러나 번디의 살인 본능은 다시 솟아올랐다. 크리스 헤이건(Chris Hagen)이라는 가명으로 숨어 지내던 그는 1978년 1월부터 플로리다 대학의 여학생들을 납치해 살인을 저질렀다. 기숙사 방에서 마스크가 발견되었으나, 당시에는 컴퓨터나 인터넷이 발달하지 않아서 다른 주에서 벌어진 사건과의 연관성을 알아차릴 수 없었다. 2월 15일, 번디의 차량이 훔친 것임을 알아낸 경찰은 그를 검거했고 결국 그가 살인 사건의 유력한 용의자라는 사실이 밝혀졌다.

재판이 시작되었지만 피해자들이 모두 죽었기 때문에 그가 범행을 부인하는 한 살인죄를 입증하기 어려웠다. 이때 치의학자가 희생자의 몸에서 발견된 잇자국이 번디의 치열과 동일하다는 것을 입증했다. 7월 30일, 드디어 배심원들은 그를 유죄로 판결했다. 그러자 1980년 1월부터 번디는 변호사를 고용해서 정신이상으로 인한 무죄를 주장하기 시작했다. 그러나 유력한 증거들이 제시되면서 결국 살인죄로 사형선고를 받았다.

범죄를 저지르고도 죄책감을 느끼지 않는 존재들

번디는 최소한 30명, 많게는 100명의 여성을 납치·살인했던 것으로 추정되는 역사적인 연쇄살인범이었다. 일반적인 범죄자들이 험악한 인상인 것과 달리, 그는 훤칠하고 매력적인 외모를 지녔고 지적이고 상냥한 말투를 썼다. 그가 자신의 결백을 주장하면, 사람들은 그가 뭔가를 숨기고 있다고 의심하기보다는 정말 그럴 수도 있겠다고 착각할 정도였다고 한다. 얼굴과 말투만 봐서는 그가 연쇄살인범에 성범죄자라는 사실을 짐작하기 어려웠다. 그러다 보니 살인죄로 사형선고를 받은 다음에도 전국에서 그를 흠모하고 그의 결백을 믿는 사람들의 편지가 쇄도했다. 그중 한 명인 캐럴 앤 분(Carol Ann Boone)과 옥중에서 결혼하기도 했으며, 그가 사망한 후에 분은 그의 딸을 낳았다. 1989년 1월 24일, 번디는 전기의자에 앉아 사형당했다.

번디는 전형적인 사이코패스로 그에 관한 여러 권의 서적이 출간되었고, 미국 드라마 〈크리미널 마인드(Criminal Minds)〉나 영화 〈양들의 침묵(The Silence of the Lambs)〉에 등장하기도 했다.

테드 번디, 찰스 맨슨(Charles Manson), 우리나라의 강호순이나 유영철처럼 반복적으로 범죄를 저지르고도 별다른 죄책감을 느끼지 않는 사람들이 있다. 특히 테드 번디나 강호순은 선량한 겉모습만 봐서는 도저히 범죄자라고 예측할 수 없을 정도다. 우락부락하거나 눈매가 날카롭고 위험해 보인다면 본능적으로 경계할 텐데, 이렇게 호감형의 사람이 눈 하나 깜짝하지 않고 수십 명의 사람을 죽였다는 사실은 일상적 경보 시스템이 무용지물일 수 있다는 점에서 더 큰 혼란을 가져왔다.

사이코패스는 범죄자일까, 아니면 심한 정신질환자일까? 범죄자라면 감옥에 가야 할 것이고, 정신질환자라면 치료의 대상이 될 것이다. 감옥이나 정신병원이나 자유를 제한하기는 마찬가지겠지만, 그를 바라보는 사회의 시선은 180도 다르다. 테드 번디가 그랬듯이 정신질환에 의한 행동으로 스스로를 방어하려 하는 것도 현대 사법 체계에서는 심심치 않게 볼 수 있다. 대표적인 예가 다중인격장애라며 변호사를 속여 살인죄를 모면한 〈프라이멀 피어(Primal Fear)〉의 주인공 에런 스탬플러(Aaron Stampler)다.

범죄자만이 사이코패스는 아니다

'사이코패스'란 단어는 1801년에 프랑스의 정신과 의사 필리프 피넬 (Philippe Pinel, 1745~1826)이 처음 사용했다. 그는 정신이 혼미한 섬망이 아닌 상태에서도 광기를 보이는 사람이 있는데, 정신분열증 같은 질환이 없고 이해력도 충분한 상태인데도 사회통념에서 벗어나는 행위를 하는 사람을 사이코패스라고 지칭했다. 어쨌든 정신(psycho)에 병 (pathology)이 있다는 의미를 부여한 것이다.

사이코패스는 일시적으로 나타났다가 사라지는 현상은 아니다. 예를 들어 우울증이나 불면증은 평생 지속되기보다는 몇 달 혹은 몇 년간 나타났다가 사라진다. 그러나 사이코패스적 성향은 10대 중반부터 명확해져서, 성인이 된 다음에 어떤 곳에서 어떤 사람을 만나든 일관되게 문제를 일으킨다. 더 나아가 우울증이나 불면증 환자는 자신의 문제를 고치려고 노력하는 데 반해, 사이코패스는 자신이 남에게 해를 끼치고 있다고 여기지 않으며 문제의 심각성을 인식하거나 괴로워하지 않는다. 이것이 바로 인격장애의 특징적인 면이다. 자신이 하는 행동이나 판단, 정서적 반응이 자아 동조적(ego-syntonic)이라는 뜻이다. 주변 사람들이나 피해자들만 괴로워할 뿐이다. 그런 의미에서 인격장애 분야의 선구적 연구자 시어도어 밀론(Theodore Millon, 1928~2014)은 정신과에서 규정한 첫 번째 인격장애로 사이코패스를 꼽았다.

그러나 사이코패스가 꼭 범죄자에게만 발견되는 것은 아니다. 피도 눈물도 없는 냉혈한들이 사회에서 큰 성공을 거두거나 높은 자리에 올라가는 일은 빈번하다. 독일의 정신병리학자 쿠르트 슈나이더(Kurt Schneider, 1887~1967)는 이 사실을 간파했다. 1923년에 사이코패스를 정의하면서, 젊은 시기에는 방탕한 생활을 하지만 사회적으로 성공을 거두는 사람들은 비윤리적 행위를 서슴지 않고 사람들을 조종하는 데 능하다고 했다.

이런 초기의 언급들을 모아서 통합적으로 정리한 사람이 허비 클렉클리(Hervey M. Cleckley, 1903~1984)다. 그는 1941년 『온전함의 가면(*Mask of Sanity*)』이라는 책에서 사이코패스를 통찰력 있고 광범위하게 묘사했다. 사이코패스가 겉으로 볼 때에는 멀쩡해 보이는 이유가 정신적 문제를 가리는 가면을 쓰고 있기 때문이라고 생각했고, 이 책에서 사이코패스의 특징을 16가지로 정리했다.

● ● ●

1) 피상적으로 상당한 매력과 평균 또는 그 이상의 지능을 지님

2) 망상 또는 기타 비합리적 사고가 없음

3) 불안이나 다른 '신경증' 증상이 없음. 상당히 침착하고 유창함

4) 신뢰성이 떨어지고, 책임을 등한시함. 중요하지 않거나 크게 중요한 일에 대해서는 책임감이 없음

5) 진실되지 못하고 성실치 못함

6) 자책과 수치심이 없음

7) 적절한 동기가 없고, 잘 계획되지 않으며, 불가해한 충동에서 일어나는 반사회적 행동을 함

8) 판단력이 빈약하고 경험을 통해 학습하지 못함

9) 병적으로 이기적이고, 완전히 자기중심적임. 참된 사랑과 애정을 나눌 능력이 없음

10) 일반적으로 깊고 지속적인 감정이 빈곤함

11) 참된 통찰력이 부족하고 제3자의 안목으로 자기 자신을 보는 능력이 없음

12) 특별한 배려, 친절 및 신뢰에 대해 배은망덕함

13) 음주 후, 때로는 술을 마시지 않았을 때조차 괴상하고 불쾌하게 행동함. 천박하고 무례하며, 기분이 자주 바뀌고 짓궂음

14) 진짜로 자살을 기도한 적이 없음

15) 성생활에 개성이 없고, 무의미하며, 제대로 이루어지지 못함

16) 세워놓은 인생의 계획을 제대로 따르지 못함

초기에 사이코패스를 진단하는 데 죄의식 없는 범죄 행위로 국한했다면, 클렉클리는 극단적으로 이기적이고 교묘하게 사람들을 조종해서 이득을 취하는 등 사회에서 흔히 볼 수 있는 사람도 사이코패스로 본다는 점에서 상당한 반향을 불러일으켰다. 그의 연구는 『정신질환의 진단 및 통계 편람』 1판과 2판에 반영되었고, 이때부터 반사회적 인격장애라고 부르기 시작했다. 그 후 실증적 연구에서 반사회적 인격장애로 진단되는 사람들에게서 범죄적 경향이나 공격적 행동이 뚜렷하게 관찰되었다. 1980년 『정신질환의 진단 및 통계 편람』 3판부터는 범죄 행동을 스스럼없이 저지르는 사람을 대상으로 진단 기준이 좁혀졌다. 이후 4판에는 고전적인 '공감과 후회의 결여'가 추가되었지만 전체적인 틀에는 변화가 없었다.

그런데 이 진단 기준은 정신병리의 묘사에만 치중해서 결국 범죄자들만 진단받을 뿐, 정상적인 사람들의 문제를 평가하고 치료적으로 도움

을 주지 못한다는 비판을 받았다. 더욱이 반사회적 인격장애는 '인격장애'라는 큰 범주 안에 속하며, 기본적으로 인격이 형성되는 청소년기 후반에서 20대 초반에 드러나 오랫동안 지속되는 행동 특징이다. 그래서 다른 인격장애를 설명할 때에는 별다른 문제가 없지만, 18세 이전부터 두드러지게 문제 행동을 보이는 경우에는 '품행장애'라는 독립적인 질환으로 진단하여 '소아청소년 정신질환'의 범주에 포함시키는 일이 벌어졌다. 사실 사이코패스는 성인기뿐 아니라 어린 나이부터 상당한 문제를 보이는 것이 특징적인데, 『정신질환의 진단 및 통계 편람』의 진단 체계는 소아청소년기의 문제 행동과 성인기의 인격장애를 큰 범주에서 구분함으로써 불합리한 면이 있었다.

생물학적 연구의 결과로 밝혀진 사이코패스적 경향

품행장애에 대한 연구는 10대의 문제 행동을 평가하고 관찰하여 나이가 들면 좋아지는 유형과 성인기에 전형적인 사이코패스가 되는 유형을 구별하는 데 집중되었다. 그래서 품행장애는 먼저 적대적 반항장애와 분리되었다. 반항적이고 공격적으로 행동한다는 점은 같지만, 그 대상이 부모나 교사와 같이 권위적인 대상에 국한되고, 범법 행위를 저지르지 않으며, 또래 친구들과는 별문제 없이 지내는 경우 적대적 반항장애라고 진단한다. 사춘기 일탈이나 가정환경의 영향이 주요 원인으로 예후가 양호한 편이다.

이에 반해 품행장애는 이보다 훨씬 뚜렷하게 문제 행동을 보이는데, 두 가지 아형 분류 방법이 있다. 하나는 『정신질환의 진단 및 통계 편람』 3판 개정판의 '집단을 이루는 유형'과 '홀로 돌아다니는 유형'으로 나누는 것이다. 10대에 우두머리를 두고 갱처럼 무리를 짓고 몰려다니며 범죄적 행동을 저지르는 유형과 집단도 만들지 않고 혼자 다니면서 문제 행동을 하는 유형으로 나눈다. 그리고 후자의 경우를 더 위험한 사이코패스적 기질로 본다. 4판에서는 소아기 발병과 청소년기 발병으로 나눈다. 소아기 발병은 사춘기의 2차 성징이 오기 전부터 불을 지르거나 동물을 학대하고 돈을 훔치는 등의 문제 행동을 스스럼없이 하는 유형으로, 기질적으로 사이코패스적 경향이 강하다고 판단할 수 있다.

이렇게 진단적 분류가 가능한 것은 클렉클리 이후로 오랫동안 역학적 추적 관찰 연구와 생물학적 요인을 찾기 위한 연구를 했기 때문이다. 사이코패스(품행장애+반사회적 인격장애)의 생물학적 요인에 대해서는 충동성과 관련한 도파민 베타 히드록실라제(dopamine beta hydroxylase)와 뇌척수액 내의 5-히드록시인돌아세트산(5-hydroxyindoleacetic acid)의 낮은 농도가 충동성 및 공격적 행동과 연관성이 있다는 것, 가족력 중 남성 직계가족에서 발생할 확률이 5배나 많다는 것, 신경생리적으로 각성 수준이 비정상적으로 낮다는 것, 기질적으로 충동성과 감각 추구성이 두드러진다는 것이 밝혀졌다. 그리고 뇌영상학적으로는 측두엽 용량이 적고, 공포 학습화가 진행될 때 전전두엽-변연계 순환계(prefrontal-limbic circuit)의 활성화가 결여된다는 점 등이 발견되었다.

공동체의 붕괴와 개인주의의 득세가 가져온 사회의 비극

이런 연구는 사이코패스가 타고난 기질적·유전적 측면과 같은 생물학적 요인을 배경으로 한다는 점을 밝히고 있다. 반면에 이는 반사회적 인격장애로 국한되어 사이코패스 본연의 정의를 너무 좁히고 있다는 제한

점이 있다. 오직 범죄자를 골라내는 데에만 유용한 진단 기준이므로 일반 대중에게는 유용성이 떨어질 수 있기 때문이다. 그래서 사이코패스에 대한 고전적인 정의를 되살리려는 논의가 일어나고 있다. 클렉클리가 사이코패스를 묘사하는 데 포함되었던 이기적인 면, 반윤리적인 행위에 대한 죄책감이나 망설임 및 후회가 없는 것, 비판에 대한 강한 공격적 반응, 병적인 거짓말, 공감과 책임 의식의 결여와 같은 병적인 자기애적 인격에서 발견되는 점이 다시금 사람들에게 주목받고 있는 것이다.

진단명은 시대가 변하면서 사회의 요구에 따라 변할 수 있다. 또한 병을 객관화시키고 과학적 근거를 마련하기 위해 진단 기준은 매우 좁아지고 분명해질 수 있다. 사이코패스가 품행장애와 반사회적 인격장애로 나뉘면서 진단 기준이 세분화된 것도 그런 이유에서다. 그러나 사회에서 문제적 행동을 하는 극단적으로 이기적인 사람들을 설명하기 위해서는 세분화로 인해 잃어버린 통합적 기준이 필요하다. 이는 과거로 회귀하는 것이 아니라 고전적 개념의 탁월함이 복귀한 것이라고 봐야 한다. 약 200년 전에 만들어진 사이코패스의 정의가 21세기 현대사회에서도 여전히 유효한 이유는 범죄자들뿐만 아니라 사회에서 이타적 상호관계와 공생을 거부하고 오직 자신의 이익만 추구하는 냉혈한들이 성공하는 일이 잦아지고, 그로 인해 유무형의 상처를 입지만 어디에도 하소연할 수 없는 피해자들이 늘어나고 있기 때문이지 않을까? 공동체가 상호 감시하고 단죄하던 좁은 세상에서 벗어나 개인주의가 득세하는 거대 도시라는 정글로 나아가면서 포식자와 피포식자로 확연히 갈리고 있다.

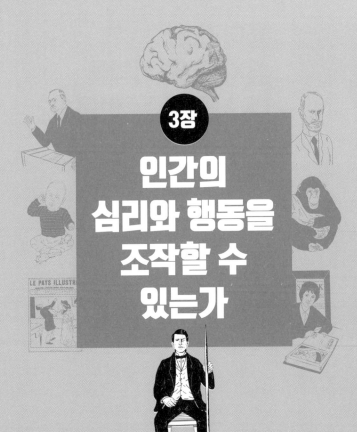

3장

인간의 심리와 행동을 조작할 수 있는가

1800s

돌이키고
싶지 않은 기억을
다 지울 수는 없을까?

최면 요법의 역사

제1차 세계대전에 참전한 병사들 사이에 '전쟁 신경증'이 광범위하게 발생하자, 다시금 최면이 의학적 관심을 받았다. 이후 최면학회가 창설되어 과학적 연구와 객관적 임상 증거들이 수집되면서, '쇼'가 아닌 의학적 가치가 있는 치료법으로 인정받기 시작했다.

하루 일과가 끝나면 술 한잔하면서 떠들기 좋아하는 평범한 남자 오대수는 아내와 딸이 기다리는 집으로 돌아가다가 의문의 납치를 당하고 사설 감옥에 갇힌다. 15년이 지난 어느 날 갑자기 풀려난 그는 자신을 감금한 사람을 찾아 복수하려 한다. 마침내 찾아낸 범인은 고등학교 동창 우진으로, 오대수로 인해 벌어진 비극적 사건 때문에 복수한 것이었다. 그 복수의 마지막을 장식한 것은 대수와 사랑에 빠진 젊은 여인에 대한 충격적인 진실이었다.

오대수는 충격에 빠져 스스로 혀를 뽑아 말을 하지 못하게 되지만 기억을 지울 수는 없었다. 대수는 최면술사를 찾아갔고 최면술사는 "아무리 짐승만도 못한 놈이라도 살 권리는 있는 거 아닌가요?"라는 대수의 말에 마음이 움직였다면서 그에게 최면을 건다. "준비가 되셨으면 나무 하나를 응시하세요……."

눈밖에 쓰러져 있던 대수가 정신을 차리고 난 후 미도가 다가와 안으며 "사랑해요, 아저씨"라고 하자, 대수는 과거의 모든 기억이 사라진 듯 편안한 웃음을 짓는 듯하다가, 다시 울상을 짓는 묘한 표정을 보이면서 영화는 끝난다. 바로 박찬욱 감독의 영화 〈올드보이〉다.

이처럼 영화나 소설, 드라마에서 최면 요법은 인상적으로 활용되는데, 정말 단 한 번의 시도만으로 과거의 모든 기억을 깡그리 지우고 원하는 부분만 남겨놓을 수 있을까? 오래전부터 최면은 기억을 조작하거나 암시를 통해 몸과 마음의 반응을 변화시키거나 억제되어 있던 기억을 살려내는 데 좋은 방법으로 생각해 왔다. 아직까지 최면에 걸리는 이유는 명확히 밝혀내지 못했지만, 적용 대상을 분명히 하고 기대하는 효과를 한정짓는다면 어떤 영역에서는 약물 요법이나 상담 요법보다도 짧은 시간 안에 좋은 효과를 볼 수 있다. 그렇다면 최면 요법은 도대체 언제부터 시작된 것일까?

근대 의학에 도입된 '동물 자기술'

최면은 다른 사람에 의해 말이나 동작 등의 신호를 통해 반응을 유발하는 것이라고 할 수 있다. 처음부터 최면이라는 이름으로 불린 것은 아니지만 최면술에 가까운 행위는 기원전 10세기경부터 발견된다. 고대 이집트나 그리스의 조각에서는 최면을 유도하는 것처럼 보이는 모습이 관찰되며, 의술에 뛰어났던 반인반마(半人半馬) 케이론이 제자이자 의술의 신인 아스클레피오스를 최면 상태로 유도하는 모습이 묘사되어 있다. 또 기원전 376년 이집트에서는 '치차 엠 앙크'라는 사람이 최면술을 행했다는 파피루스 문서 기록이 남아 있다.

그후로 최면에 대한 기록은 역사의 물밑에 가라앉아 있다가 1700년대부터 다시 떠올랐다. 오스트리아 의사 프란츠 안톤 메스머(Franz Anton Mesmer, 1734~1815)는 근대적 개념의 의술로서 최면을 소개했다. 1766년 빈 대학 의대를 졸업하면서 '동물 자기술(磁氣術)'로 학위를 받았고 프랑스 파리로 이주해 클리닉을 열어 큰 성공을 거뒀다. '동물 자기술'은 인간의 몸에 있는 자력을 이용해 질병을 치료할 수 있다는 이론이었다. 그는 최면술로 환자를 반의식 상태로 유도한 후 특수하게 제작한 자석을 환자의 몸에 대고 강한 암시를 줬다. 그의 최면 요법은 난치병 환자들의 증상을 단기간에 호전시키면서 큰 성공을 거두었다.

메스머는 섬망, 복통, 치통과 이통(耳痛), 분노와 짜증, 머리에 피가 몰리는 느낌을 호소하는 프란츨 외스터리네(Franzl Oesterline)라는 27세 여성을 치료한 사례를 발표했다. 자석을 사용해서 그녀의 몸에서 액체가 빠져나가도록 치료했는데, 그는 몸 안의 결핍된 동물 자기를 보충한 것이라고 주장했다. 지금의 관점에서 보면 자석은 상징적인 도구일 뿐이고, 최면에 의해 비유적으로 암시를 준 것이었다고 해석할 수 있다.

이런 이해할 수 없는 이론에 의한 치료법은 주류 의학계의 반발을 샀지만, 대중들은 그가 '기적'을 행했다고 믿었다. 결국 그는 종교계의 공격 대상이 되어 수세에 몰렸고, 파리의사협회가 과학적 근거가 없다는 조사 결과를 발표하자 빠른 속도로 쇠퇴했다. 그러나 최면술을 '메스머리즘(mesmerism)'이라 부를 정도로 그의 영향력은 지금도 남아 있다.

최면 요법의 두 흐름

영국의 의사 제임스 브레이드(James Braid, 1795~1860)는 메스머의 동물 자기술에는 회의를 품었지만, 최면이 인간의 생리적인 부분을 자극하여 일어난다고 생각하고 빛을 내는 물건이나 벽의 한 점을 응시하는 방법을 고안해 냈다. 이를 '응시법'이라 하는데, 지금도 최면술의 도입부에서 사용되며 〈올드보이〉에서 최면술사가 오대수에게 나무를 응시하라고 한 것도 이에 해당된다. 최면술사가 끈이 달린 회중시계를 좌우로 흔들면서 시계를 바라보라고 지시하는 것도 같은 원리다. 브레이드는 한곳만 뚫어지게 보면 시신경이 피로해지면서 최면이 유도된다는 가설을 세웠고, 그리스 신화에 등장하는 '잠의 신' 히프노스(hypnos)에서 따와 최면술을 'hypnosis'로 명명했다. 1843년에는 첫 번째 최면 요법 책인 『최면신경학(*Neurypnology; or the Rationale of Nervous Sleep*)』을 출간했다. 효과적인 마취제가 개발되기 전이었으므로 최면술은 가장 효과적인 마취법이었다. 1864년에 산화질소가 본격적으로 마취제로 도입되면서 최면은 점차 사라졌다.

이후 프랑스에서는 최면 요법의 이론적 토대를 탄탄히 만들어낸 두 흐름이 등장했다. 하나는 장 마르탱 샤르코라는 살페트리에르 병원 원장으로, 여성 히스테리에 관심이 많았다. 샤르코는 평소에도 자신의 진료를 시연하는 등 남들 앞에 서는 것을 즐겨서 '신경증의 나폴레옹'이라는 별명을 얻기도 했는데, 정신적인 병 때문에 마비 상태에 있는 여자 환자에게 최면을 걸어 침대에서 일어나게 하는 장면을 동료들에게 보여주면서 유명해졌다. 그는 히스테리와 최면을 연결해서 강경증(catalepsy), 무기력(lethargy), 몽유병(somnambulism)의 3가지 단계가 있다는 이론을 세웠다. 또한 기본적으로 암시에 잘 걸리는 히스테리 환자들을 최면으로 치료해서 성공을 거두었고, 이를 통해 최면도 히스테리의 일종이라고 결론 내렸다. 즉, 최면에 걸리는 것도 사실은 히스테리와 같이 신경증이 있다는 것을 의미하는 비정상 상태로 본 것이다.

또다른 하나는 낭시 대학의 이폴리트 베른하임(Hippolyte Bernheim, 1840~1919)으로 샤르코의 3단계 이론과 비정상론을 정면으로 반박하며, 최면에 걸리는 피암시성은 모든 인간에게 존재하는 정상적인 기질이라고 주장했다. 다만 성별이나 타고난 기질에 따라 차이가 날 뿐이라는 것이다.

한동안 이 두 학파는 서로 대립하며 논쟁을 벌였다. 지금은 베른하임

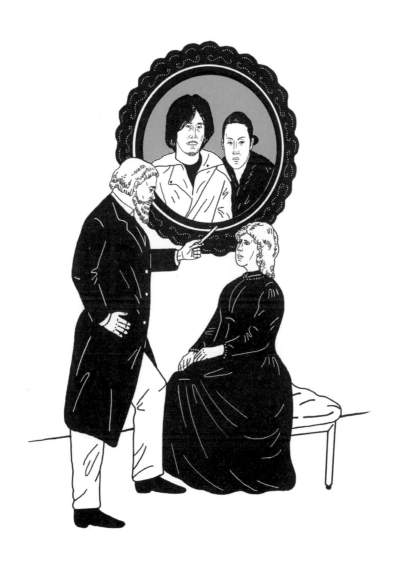

의 이론이 당연시되지만, 1800년대 후반에 프로이트가 샤르코에게 배운 최면술을 다양한 환자들에게 적용하고 초기 정신분석 기법에 응용하면서 여러 저술에서 소개한 덕분에 샤르코의 명성이 베른하임보다 더 높아졌고, 이는 두 학파의 대립 양상에 영향을 미치기도 했다.

이렇게 대립하며 20세기가 되어 제1차 세계대전에 참전한 병사들 사이에 '전쟁 신경증'이 광범위하게 발생하자, 다시금 최면이 의학적 관심을 받았다. 이후 최면학회가 창설되어 과학적 연구와 객관적 임상 증거들이 수집되면서, '쇼'가 아닌 의학적 가치가 있는 치료법으로 인정받기 시작했다.

의학을 넘어선 최면 요법

유럽에서 미국으로 최면이 소개되면서 더욱 광범위하게 응용되고 연구가 이루어졌다. 그중에서도 예일 대학의 클라크 헐(Clark Hull, 1884~1952)이 펴낸 『최면과 피암시성(*Hypnosis and suggestibility*)』은 그동안의 연구 결과를 포함하여 최면 연구를 집대성했다. 특히 헐은 지금까지도 진행 중인 '상태/비상태(state/non-state)' 논쟁의 불씨를 당긴 것으로 유명하다. '상태(state)' 이론은 최면으로 인해 멍하고 몽롱한 트랜스 상태는 특별한 의식 상태로, 일상적으로는 경험할 수 없다는 입장이다. 이에 반해 '비상태(non-state)' 이론을 지지하는 학자들은 그런 특별한 상태는 없으며, 모든 최면 현상은 사실 인간의 일상적인 심리 기제로 설명이 가능한 것이라고 보편화하려 한다.

1955년 영국의학협회, 1958년 미국의학협회는 장기간의 검토와 조사 끝에 최면 요법의 유용성을 공식적으로 인정했고, 정규 커리큘럼에 포함시킬 만한 가치가 있으며 각 전문 분야에서 보조적 치료 기법으로 사용할 만큼 충분히 의미 있다고 결론 내렸다.

헐이 학술적인 측면에서 최면을 입증하는 데 노력했다면, 데이브 엘먼 (Dave Elman, 1900~1967)은 최면 요법을 치료 기법으로서 체계적으로 정리해 현대화했다. 엘먼은 젊은 시절부터 최면을 배워 적극적으로 사용하면서 '세계에서 가장 젊고 빠른 최면 요법사'로 불렸고, 1964년에 펴낸『최면 요법(*Hypnotherapy*)』은 지금도 고전으로 불린다. 엘먼의 기법은 "당신은 이제 졸립기 시작합니다"와 같은 작은 주문으로도 바로 최면에 의한 트랜스 상태로 들어가게 할 수 있어서 각광받았다. 이때부터 최면은 의학의 영역에 국한되지 않고 좀더 넓은 범위로 확장되어 의사가 아닌 사람들도 사용하기 시작했다. 그래서 범죄 수사에 이용하거나 환자 본인이 직접 시행하는 '자기 암시(autosuggestion)' 같은 기법도 개발되기 시작했다.

한편 최면에 대한 공포, 즉 나도 모르는 사이에 최면에 걸려 타인의 꼭두각시가 될지도 모른다는 두려움이 대중들에게 광범위하게 퍼졌다. 그러나 다른 사람이 최면을 건다고 해도 반드시 자발적으로 개입해야만 최면 상태가 될 수 있다. 최면에 대한 기대치가 없는 상태에서 자신도 모르게 최면에 걸리는 일은 드물다.

실제로 최면에 잘 걸리는 사람이 있는데, 대개 이들은 '최면 감수성'이 높다. 이는 기억력이나 상상력이 풍부한지, 몰입과 집중력이 좋은지, 최면에 대한 기대감이 높은지를 묻는 10여 항목의 최면 감수성 검사를 통해 확인할 수 있다. 그외에 정면을 응시한 상태로 눈동자만 위로 올려서 얼마나 많이 올라가는지 여부로 보는 '안구 회전 검사(eye-roll sign)'

나 양손 깍지 끼기 검사와 같은 신체 반응 검사가 있는데, 정확히 어떤 메커니즘을 반영하는지는 밝혀지지 않았지만 상당히 정확하게 최면 감수성을 측정한다고 알려져 있다. 또한 몇 가지 훈련을 통해 최면 감수성을 향상시킬 수도 있다.

주술이 아닌 치료 기법으로서의 최면

1970년대에는 데이비드 스피겔(David Spiegel, 1945~)이 최면에 많은 영향을 끼쳤다. 그는 최면을 외부 세계의 인식이 줄어든 상태에서 좁은 영역에 강하게 집중하고 몰입한 상태로 파악했다. 사람은 주변 인식과 초점 인식을 하는데, 정도의 차이는 있으나 항상 동시에 존재한다. 그러다가 일시적으로 주의가 한곳에 집중되는 초점 인식이 증가하면, 상대적으로 주변의 일은 잊혀진다. 그 역시 일상생활에서 보이는 기본적 정신 상태의 일시적 변형으로 보았던 것이다.

1980년대 이후로 뇌과학과 영상학이 발달하면서 최면 현상이 뇌에서 어떻게 구현되는지 입증되기 시작했다. 2000년에 하버드 대학의 연구진은 흑백사진을 보여주면서 컬러사진이라고 암시를 주자, 실제로 뇌에서 색채를 인식하는 부분이 활성화된다는 사실을 《미국 정신의학회지(*American Journal of Psychiatry*)》에 발표했다. 또한 최면이 특이한 마음의 상태를 만들어내지만, 이는 일상에서 경험하는 자연스러운 의식 현상의 일부라는 것도 점점 밝혀지고 있다.

의학 영역 밖에서는 범죄 수사에 적극적으로 활용되고 있다. 1960년대에 미국에서 처음 도입되기 시작해서, 1978년부터 미국연방수사국 등에서 요원들에게 최면을 교육하여 실무에 활용했다. 한국에서도 1970년대에 최면을 수사에 활용한 사례가 있고, 1990년대 이후로는 본격적으로 도입해서 현재 전국에 약 50명의 최면 수사관이 범죄 사건 수사에 최면을 활용하고 있다. 범인의 인상착의를 기억해서 몽타주를 작성하거나, 뺑소니 차량의 번호판을 기억해 내는 것 등에 이용하는데, 기억해 낸 사실은 정식 증거로는 채택되지 않지만 수사 방향을 잡는 데 큰 도움을 준다고 한다.

처음에는 매우 신비스러운 주술이나 히스테리 환자의 신경증적 증상, 또는 암시로 사람을 조정하거나 기억을 지우는 퍼포먼스적인 비기(秘技), 의학적 보조 치료 방법의 일종으로 보는 견해가 있었다. 그러나 최근의 최면 요법은 이전에 비해 대중화되고 있으며, 최면 요법만 전문으로 하는 전문가들이 늘어나면서 특정한 적응증에 대해서는 매우 빠르고 크게 효과를 기대할 수 있는 방법으로 자리 잡고 있다. 사람들은 "레드선!"으로 어떤 행동을 하도록 암시를 주거나, 잊고 있던 무서운 기억을 소환하는 것을 최면술로 인식한다. 그러나 의학 영역에서는 높은 곳에 올라갈 수 없는 고소공포증과 같이 특정한 상황이나 대상에 대한 공포 증상의 경우, 최면 요법으로 공포를 덜 인식하게 암시를 주는 방식으로 활용한다. 또 최면으로 마취하고 수술을 하는 사례가 외국에서 보고되기도 했다. 이와 같이 효과가 분명하다고 알려진 몇 가지 적응증에 대해서는 최면술이 효과적이고 시도해 볼 만한 치료 기법으로 보인다.

인간 행동을
조작할 수 있다고?

'어린 앨버트 실험'으로 시작된
행동주의 심리학

행동을 통제하고 예측하는 객관적인 과학으로 심리학을 재정의해야 한다고
주장한 왓슨은 당시 유행하던 정신분석학과 정반대의 태도를 취하며 무의식
의 존재를 부정했다. 그는 모든 행동은 학습에 의해 변화시킬 수 있고, 적절한
조건에서 자극을 준다면 충분히 예측 가능하게 만들 수 있다고 여겼다.

9개월 된 아기 앨버트는 방 안에서 강아지와 흰쥐, 원숭이 같은 작은 동물들, 사람 가면, 불타는 종이 등의 물건들을 처음으로 접하고는 두려움 없이 손을 뻗쳐 만져보려 하면서 호기심을 보였다. 앨버트가 한창 놀고 있을 때 연구원이 망치로 쇠막대기를 마구 두드려 큰 소리를 냈다. 그 소리에 놀란 앨버트는 자지러지게 울기 시작했다.

2달 후, 11개월이 된 앨버트에게 다시 흰쥐를 보여줬다. 연구원은 앨버트가 흰쥐를 만지려고 할 때마다 쇠막대기를 두드려 놀라게 했고, 일주일 간격으로 2회에 걸쳐 7번 반복했다. 그 이후로 앨버트는 전에는 잘 만졌던 흰쥐를 보기만 해도 울음을 터뜨리며 공포감을 드러냈다.

미국 존스홉킨스 대학의 심리학자 존 브로더스 왓슨(John Broadus Watson, 1878~1958)은 '어린 앨버트 실험(Little Albert experiment)'이라 이름 붙인 이 실험으로 공포 증상을 만들어낼 수 있음을 증명했다. 생후 9개월에 했던 실험은 아이의 기본적 성향을 보기 위한 것이었고, 11개월 때는 기본 정보를 바탕으로 아기에게 없었던 공포증을 만들어냈다. 그는 이반 파블로프(Ivan Petrovich Pavlov, 1849~1936)의 고전적 조건 형성 이론을 인간에게도 적용해 보려 했던 것이다. 파블로프는 1890년대에 개에게 먹이를 줄 때 흘러나오는 침의 양을 측정하던 중, 개에게 먹이를 주면(무조건 자극) 침을 흘리는 것(무조건 반응)에 종소리를 덧붙이면(조건 자극) 이후에는 종소리만 나도 바로 침을 흘리는 것(조건 반응)이 학습된다는 사실을 처음으로 밝혔다.

이 실험 이후에도 앨버트는 흰색 털이 있는 동물과 물건에까지 모두 두려움을 느꼈다. 아기 앨버트의 실험 결과를 통해 그는 인간의 감정은 고전적 조건화에 의해 학습이 가능하고, 특정한 자극과 조건만 주어진다면 인간의 행동을 언제든지 통제하고 변화시킬 수 있다고 주장했다. 1920년, 왓슨은 대학원생 제자인 로잘리 레이너(Rosalie Rayner)와 이 결과를 《실험심리학회지(*Journal of Experimental Psychology*)》에 게재하여 일대 파란을 일으켰다.

"나에게 건강한 아이 12명을 달라"

미국 노스캐롤라이나 주의 가난한 집안에서 태어난 왓슨은 13세 때 아버지가 집을 떠났다. 10대에 반항적이고 폭력적인 태도로 문제를 일으켰던 왓슨은 머리가 매우 좋아서 16세에 퍼먼 대학에 입학했고, 이때부터 공부에 전념했다. 시카고 대학에서 심리학 박사학위를 받자마자 교수로 임용되었고, 메리 이커스(Mary Ickes)와 결혼해서 두 자녀를 두었다. 그후 볼티모어의 존스홉킨스 대학에서 저명한 발달심리학자 제임스 마크 볼드윈(James Mark Baldwin, 1861~1934)의 총애를 받아 그가 창간한 유명한 학술지 《심리학 논평(*Psychological Bulletin*)》과 《심리학 리뷰(*Psychological Review*)》의 편집장을 맡았고 대학 교수직을 제안받아 역임하는 등 왕성하게 학술 활동을 했다.

왓슨은 나중에 '행동주의'라 불리는 심리학 분야를 개척했다. 1913년에 발표한 논문 「행동주의자의 관점에서 본 심리학(*Psychology as the behaviorist views it*)」은 선언문과 마찬가지였고 학계에 큰 반향을 불러일으켰다. 행동을 통제하고 예측하는 객관적인 과학으로 심리학을 재정의해야 한다고 주장한 왓슨은 당시 유행하던 정신분석학과 정반대의 태도를 취하며 무의식의 존재를 부정했다. 그는 모든 행동은 학습에 의해 변화시킬 수 있고, 적절한 조건에서 자극을 준다면 충분히 예측 가능하게 만들 수 있다고 여겼다.

> ●●● 나에게 건강한 아기 12명을 달라. 그러면 잘 만들어진 특별한 세계에서 그들을 키워서, 그들의 재능, 기호, 성향, 능력, 적성, 인종에 관계없이 내가 선택한 전문가(의사, 변호사, 예술가, 상인, 대통령 혹은 거지나 도둑이라 할지라도) 중 하나가 되도록 훈련시킬 것을 약속한다.

1924년에 왓슨이 『행동주의(Behaviorism)』에서 주장했듯이, 누구든 본성과 상관없이 교육을 통해 원하는 인간으로 만들어낼 수 있다고 생각했던 것이다. 인간 발달에서 끝없는 논쟁거리 중 하나인 '본성과 양육'에 대해 그는 급진적이라고 할 만큼 '양육'의 중요성을 강조했다. 그리고 이를 어린 앨버트 실험을 통해 입증해 보인 것이다.

그러나 후속 연구는 이어지지 못했다. 왓슨이 함께 연구를 진행했던 레이너와 깊은 관계로 발전하면서 큰 스캔들에 휘말렸기 때문이다. 그녀가 상원의원의 조카딸인 데다 왓슨의 아내는 미국 유명 정치가의 여동생이었기에 언론의 관심을 받게 되면서 학교의 명예를 실추시켰다는 이유로 해고됐다. 아내와 이혼하고 레이너와 결혼했지만 다시 학계로 돌아갈 수는 없었다. 이후 그는 광고업계로 진출했고, 심리학에 관한 대중서를 썼다. 1935년에 두 번째 부인이 사망한 후, 지나친 음주와 은둔 생활 끝에 1958년 두 사람이 살던 코네티컷의 작은 집에서 사망했다. 혼자

연구하고 글을 쓰던 왓슨은 출판하지 않은 모든 연구를 죽기 전에 불태워버렸다고 한다. 지속적으로 학술적인 연구를 하지는 못했으나, '인간의 행동은 관찰 가능하고 이를 예측과 통제를 통해 변화시킬 수 있는 객관적인 방법이 있다'며 심리학의 새로운 방향을 제시하고 '행동주의'를 창시했다.

긍정적 강화와 부정적 강화

'어린 앨버트 실험'은 공포 증상을 만들어낸 것으로만 끝나지 않았다. 왓슨의 강연을 들은 메리 커버 존스(Mary Cover Jones, 1897~1987)는 흰쥐에 대한 공포증으로 힘들어하는 3살짜리 피터를 데리고 반대의 실험을 진행했다. 왓슨이 앨버트에게 불쾌한 소음과 흰쥐를 결합해서 공포 증상을 만들었다면, 존스는 흰쥐 옆에 아이가 좋아하는 음식을 함께 두는 '긍정적 자극'을 결합하는 방식으로 새로운 조건화를 만들어내려 한 것이다. 피터는 점차 흰쥐에 대한 두려움이 줄어들어 조금씩 가까이 갈 수 있게 되었고, 마침내 두려움 없이 흰쥐를 만질 수 있었다. 이것이 가장 고전적인 행동치료의 시초다. 이후 존스는 다양한 임상 환경에서 행동치료를 적용하고 기법을 개발하면서 '행동치료의 어머니'라 불렸다.

행동치료에는 고전적 조건화에 입각하여 직접적 연관성을 만드는 것뿐만 아니라 버러스 프레더릭 스키너(Burrhus Frederic Skinner, 1904~1990)의 급진적 행동주의(radical behaviorism)가 결정적으로 영향을 미쳤다. 그는 하버드 대학에서 심리학 박사학위를 받고 미네소타 대학과 인디애나 대학에서 심리학을 가르치다가 하버드 대학으로 옮겨 교수로 재직했다.

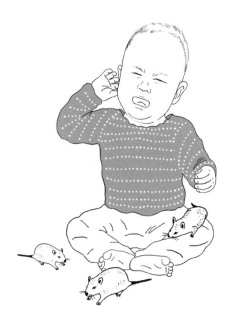

　그는 '스키너의 상자(Skinner Box)'로 알려진 실험을 고안했다. 상자
에 넣은 쥐가 막대를 누를 때마다 먹이가 나오도록 했다. 처음에 쥐는
우연히 막대를 눌렀지만, 곧 먹이가 나온다는 것을 학습하고 일부러
막대를 눌렀다. 스키너는 이를 이론화하여 막대를 누르는 행위가 먹이
를 얻는다는 긍정적 강화(positive reinforcement)로 작용한다고 주장
했다. 즉, 긍정적인 결과를 얻는 행동을 하도록 변화시킬 수 있다는 것
이다. 반대로 상자 안의 쥐가 활동할 때 불쾌한 전기충격을 주는 장치
를 사용해서 활동량을 줄일 수도 있었는데, 이를 부정적 강화(negative
reinforcement)라고 한다. 그는 이런 식으로 긍정적 강화와 부정적 강
화를 적절히 이용해서 원하는 방향으로 행동하게 할 수 있다고 주장했

다. 이를 조작적 조건화(operational conditioning)라고 한다.

스키너의 진일보한 행동주의 이론은 많은 비판을 받기도 했지만 행동치료의 기본 틀이 되었고, 긍정적 강화와 부정적 강화는 다양한 영역으로 확대·적용되었다. 예를 들어 어린이의 편식 행동을 줄이는 데 조작적 조건화를 이용하는 것이다. 소아정신과나 학교에서 아이의 문제 행동을 교정하기 위해 사용하는 칭찬 스티커는 좋은 행동을 할 때마다 별 스티커를 주고 일정 개수를 모으면 작은 선물을 주는데, 이 또한 조작적 조건화에 기반한 것이다.

체계적 치료법으로 확립된 행동치료

1920년대에 학습 이론과 조건화 이론에 기반하여 실제로 치료하려 시도했고, 1960년대부터 체계적인 치료법으로 확립하려는 노력이 시작됐다. 그중 남아프리카공화국의 조지프 울프(Joseph Wolpe, 1915~1997)가 파블로프의 고전적 조건화를 이용해서 '체계적 탈감각 요법(systematic desensitization)'을 개발했다. 특정한 개체나 환경에 대한 지나친 공포증이 있는 환자를 이완시킨 후, 가벼운 단계부터 서서히 다가가게 하여 공포증을 줄이는 방법이다. 단계를 서서히 올리면서 공포 반응을 일으키는 대상을 떠올려도 극심한 불안 반응이 생기지 않도록 하는 것으로, 몸과 마음이 이완된 상태이기 때문에 공포 반응을 보이지 않을 수 있다.

이외에도 현재 여러 가지 행동치료법이 확립되었다. 한 번에 큰 불안을 경험하게 하고, 이 불안을 견딜 수 있다는 것을 깨닫게 하여 불안 증상을 경감하는 홍수 요법(flooding), 부정적 강화를 통해 혐오스러운 경험이나 고통을 억제하는 이상 행동과 연동시켜서 그 행동을 줄여나가는 혐오 요법(aversion therapy), 가상현실 기기를 이용한 행동요법 등이다. 행동치료는 특정한 공포증, 약물이나 알코올의존증, 성기능 장애 등에 상당히 효과적이라고 입증되었고, 정신분석이나 다른 치료법에 비해 쉽고 빠르게 적용할 수 있다. 치료 기간도 짧은 편이라 특정한 증상을 치료하는 데 많이 사용하고 있다.

한편으로 행동치료법은 특정한 증상만을 기술적으로 없애는 데 불과할 뿐, 성격 구조와 같은 광범위한 면은 개선하지 못하는 한계가 있다고 비판받기도 한다. 정신분석 치료를 중요시하는 사람들은 무의식적 내면의 갈등이나 근본적인 성격 구조는 바꾸지 않은 채 행동치료를 할 경우 일부 증상을 줄이더라도 결국 새로운 증상을 만들어낼 뿐이라고 비판하고 있다. 이에 대한 논쟁은 현재진행형이다.

과연 심리 연구는 윤리적인가?

'어린 앨버트'라고만 알려진 그 아기는 실제로는 누구였을까? 호기심 많은 사람들은 앨버트가 누구인지 찾아내려 했지만 최근까지도 미스터리로 남아 있었다. 2012년, 심리학자 러스 파월(Russ Powell)과 낸시 디그던(Nancy Digdon)은 당시 존스홉킨스 대학병원에서 앨버트의 엄마가 간호사였다는 기록을 토대로 앨버트의 엄마가 펄 바저(Pearl Barger)일 가능성이 있고, 세 아이 중 한 아이의 이름이 앨버트이며, 그녀가 1919년 3월에 출생신고를 했다는 자료를 찾아냈다. 그리고 왓슨이 남긴 영상 자료와 존스홉킨스 대학병원의 기록 등을 바탕으로 그 아기가 펄 바저의 아들인 윌리엄 앨버트 바저(William Albert Barger)임을 알아냈다. 앨버트 바저는 2007년에 사망했는데, 조카딸에 의하면 그는 개나 작은 동물을 좋아하지 않았다고 한다. 아마도 어릴 때 생긴 흰쥐에 대한 두려움이 꽤 오랫동안 지속되었던 것 같다.

수십 년이 지난 다음에도 앨버트는 동물을 좋아하지 않았다. 아니, 좋아하지 않게 되었다. 그런 의미에서 이 실험은 어린아이에게 평생 나쁜 기억을 심어준 셈이었다. 지금 이런 실험을 시도할 수 있을까? 아마도 불가능할 것이다. 아기에게 혐오스러운 자극을 줘서 놀라게 하는 조작적 실험은 비윤리적인 측면이 크다. 특히 실험 참가자가 실험 내용을 충분히 알고 그 위험성에 대해 동의해야만 진행할 수 있는데, 앨버트는 그런 내용을 이해할 수 있는 나이가 아니었고, 어머니 펄 바저는 존스홉킨스 병원에 근무하는 간호사로서 교수인 왓슨의 제안을 거절할 수 있는 처지가 아니었기 때문이다. 그렇기에 많은 반향을 불러일으킨 이 실험을 정말로 '공포증을 만드는 것'이 가능한지 재현하는 것은 금지되어 있다.

이와 유사한 이유로 21세기에 과학 실험에 대한 윤리가 상당히 정착된 이후에는 재현하기 어려워진 유명한 심리 연구가 있다. 1960년대 사회심리학자 스탠리 밀그램(Stanley Milgram, 1933~1984)이 가짜로 상대에게 전기충격을 점점 올리도록 지시한 '복종 실험'과 1971년 스탠퍼드 대학의 필립 짐바르도(Philip George Zimbardo, 1933~) 교수가 모의 감옥을 만들어 대학생들에게 간수와 죄수 역할을 맡겼다가 간수 역할에 지나치게 몰입한 참가자가 잔인하게 대응하여 조기에 실험을 중단시켰던 사건이 그것이다. 2011년에 짐바르도 교수는 이 연구가 큰 반향을 불러일으킨 것은 사실이지만 "사람들을 그런 종류의 시설에 가두고 진행하는 행동학 실험은 미국에서는 다시는 실행하지 못합니다"라고 말하기도 했다. 학자라면 과학적 가설을 실험을 통해 객관적으로 검증하고 싶겠지만 현대 과학에서는 실험 윤리를 우선시하여 지켜야 한다.

그런 논의는 아우슈비츠 강제수용소에서 나치가 실행한 인체 실험으로 인해 불거졌다. 제2차 세계대전이 끝난 후 비윤리적인 실험을 다시 실행하지 않기 위해 1946년 뉘른베르크에서 열린 군사재판에서는 연구 윤리와 관련하여 뉘른베르크 강령을 처음으로 제정했다. 그 이후로 연구 윤리는 헬싱키 선언, 벨몬트 보고서 등으로 발전하면서 탄탄한 체계를 갖추었다. 지금의 연구 윤리에 따르면 윤리적 원칙을 저버리고 얻어낸 결과물은 아무리 훌륭하고 탁월하다고 해도 인정해서는 안 된다고 규정하고 있다. 그래서 개인의 양식에만 맡기지 않고 연구 심의위원회에서 연구 계획의 윤리적 부분을 미리 검토하고, 그 계획이 준수되는지 감독하고 있다. 무엇보다도 중요한 것이 생명 존중이기 때문이다.

1935

뇌에
구멍을 뚫어
정신병을 치료하다

전두엽 절제술

의사들은 어떻게든 새로운 치료법을 찾아내기 위해 노력했고, 뇌신경학의 발달 덕분에 정신질환을 외과적 수술로 치료하려는 새로운 시도가 가능해졌다. 그러나 다른 대안이 없는 상황에서 초기의 수술 성과가 과대 포장되고 전신마취 없이도 가능한 방법이었기 때문에, 치료 효과가 증명되지 않았는데도 낙관적으로 기대하며 전두엽 절제술이 급속도로 퍼져 나갔던 것이다.

폭행과 성추행으로 교도소에 수감된 맥머피는 따분하고 지루하다는 이유로 일부러 정신병이 의심되도록 행동하여 정신병원에 입원했다. 그러나 자유로운 줄로만 알았던 병원 안은 또다른 감옥이었다. 맥머피는 강압적이고 권위적인 병원의 규칙에 맞서지만, 이런 상황을 뒤집는 것은 쉽지 않았다. 래치드 수간호사가 프로야구 월드시리즈를 보지 못하게 막자, 맥머피는 경기를 상상하며 스스로 TV 중계를 하기도 했다. 의료진은 그의 행동을 도리어 공격적이고 충동적인 성격장애 환자로 판단하는 근거로 삼았다.

병원을 탈출할 계획을 세운 맥머피는 밤중에 술을 몰래 반입하고 여자 친구들을 불러들여서 마지막 파티를 열었다. 그러나 탈출에 실패하고 동료 환자가 자살하면서, 맥머피는 약물 치료에 실패한 위험한 환자로 분류되어 어디론가 끌려갔다. 돌아온 맥머피는 며칠 전처럼 활기 넘치지 않았다. 외부 자극에도 반응하지 않고 축 늘어져만 있었고, 살아도 살아 있는 상태가 아니었던 것이다. 그러자 그와 가까이 지내던 인디언 추장은 베개로 그의 얼굴을 덮어 질식사시키고, 혼자 병원의 철망을 넘어 탈출에 성공한다.

미국 전역에서 큰 반향을 불러일으킨 영화 〈뻐꾸기 둥지 위로 날아간 새(One Flew Over the Cuckoo's Nest)〉는 켄 키지(Ken Kesey)가 쓴 동명의 소설을 1975년에 밀로스 포먼(Milos Forman) 감독이 연출한 작품이다. 맥머피가 받은 전기충격 치료 장면이 매우 강렬해서 영화가 성공한 후 전기 치료를 금지한 주가 생겼을 정도로 이 치료에 대한 부정적 인식이 강해졌다. 그러나 꽤 효과가 있는 치료 방법이었고, 실제로 맥머피가 받은 것은 전기충격 치료가 아니라 전두엽 절제술(frontal lobotomy)이었다. 그의 이마에 얕게 남은 수술 흔적이 그 증거다.

침팬지 실험 3개월 만에 인간에게 시술된 전두엽 절제술

20세기 초반, 정신과 의사들의 고민은 장기 정신병원(asylum)에 수용하는 것 말고는 뚜렷한 치료법이 없는 중증 정신질환자들의 치료였다. 일부러 말라리아균을 체내에 주사해 고열에 시달리게 한 후 증상이 호전되길 바라는 말라리아 요법(1911), 인슐린을 주사해서 의도적으로 저혈당 쇼크에 빠지게 한 인슐린 쇼크 요법(1933), 앞서 예로 든 전기충격 요법(1934) 등 여러 가지 실험적인 방법이 시도되었으나 큰 효과는 없었다.

그러던 중 1935년에 예일 대학의 신경학자 존 풀턴(John Fulton, 1899~1960)은 전두엽 신경을 절제한 침팬지 두 마리의 행동과 지적 능력에 변화가 생긴 것을 발견하고 학계에 보고했다. 특히 행동이 난폭하고 감정 변화가 심했던 침팬지가 수술 이후 극적으로 통제되었다는 점은 크게 주목받았다.

이 보고서를 읽은 포르투갈의 신경과 의사 안토니우 에가스 모니스(António Egas Moniz, 1874~1955)는 심한 정신질환자에게도 이를 적용하는 아이디어를 떠올렸다. 그는 정신질환의 증상이 뇌의 한 부분에서 문제가 발생해서 나타난 것으로 보고, '암'처럼 병소를 제거하면 전체적으로 정신 기능이 회복될 것이라는 가설을 세웠다. 말라리아 요법이나 인슐린 쇼크 요법이 뇌 전체를 재부팅하려는 것이었다면, 전두엽 절제술은 특정 부위만 고친다는 점에서 조금 더 진일보한 방식으로 보였다. 모니스는 속전속결로 진행하여 풀턴의 동물 실험 보고 후 3개월 만에 인간에게 이를 적용했다. 요즘이라면 의학 윤리적 측면에서 상상도 할 수 없는 일이었다.

1935년 11월 12일, 리스본의 산타마르타 병원에서 처음으로 전두엽 절제술을 실행했다. 모니스는 신경외과 의사가 아니었기 때문에 직접 수술하지 못하고, 외과 의사 페드로 알메이다 리마(Pedro Almeida Lima, 1903~1985)가 시행했다. 이는 두개골에 구멍을 뚫고 전전두엽에 에탄올을 주사하여 정신질환과 연관된 것으로 추정되는 신경섬유를 파괴하는 것이다. 짧은 기간 동안 여러 명의 환자들에게 이 방법을 시도한 모니스와 리마는 쉽게 시술할 수 있는 도구를 개발했는데, 류커톰(leucotome)이라 이름 붙인 길이 11센티미터, 직경 2센티미터의 막대기였다. 이를 이용해 한 번 시술할 때마다 전두엽에 6개의 구멍을 냈다.

처음 1년 동안 모니스는 약 20명의 우울증, 정신분열병, 조증, 공황장애 환자를 대상으로 전두엽 절제술을 시술했다. 수술을 받은 환자들은 고열, 구토, 배변·배뇨의 이상, 안구운동 이상 등의 신체적 부작용을 호소했지만, 모니스는 이런 부작용이 일시적이라고 주장했다. 20명의 환자 중 35퍼센트는 상당히 호전되었고, 35퍼센트는 약간 호전되었다는 성과를 학회에 정식으로 보고했다. 악화되거나 사망한 환자가 없었기에 유럽 전역에 엄청난 센세이션을 불러일으켰고, 전두엽 절제술은 획기적인 치료법으로 인정받았다. 이 공로로 모니스는 1949년 노벨 생리·의학상을 수상했으며, 이후 전두엽 절제술은 브라질, 쿠바, 이탈리아, 루마니아,

미국으로 퍼져 나갔다.

마지막 희망인가, 비윤리적 시술인가

모니스가 처음 수술을 한 지 1년 후인 1936년 11월, 조지워싱턴 대학
병원의 신경정신과 의사 월터 프리먼(Walter Freeman, 1895~1972)과 신
경외과 의사 제임스 와츠(James Watts, 1904~1994)가 처음으로 미국에
서 전두엽 절제술을 시도했다. 그들은 모니스와 리마의 수술법을 정교하
게 만들어 표준화된 수술법을 개발했고, 프리먼-와츠 전전두엽 절제술
(Freeman-Watts prefrontal lobotomy)이라 불렀다.

그러나 두개골에 구멍을 뚫는 위험한 과정을 거쳐야 했기 때문에 신
경외과 의사가 수술실에서 정식으로 마취한 후에야 시술해야 했다. 이
때 프리먼은 혁명적인 방법을 고안했다. 안구를 통해 뇌로 직접 들어
가는 것이었다. 눈꺼풀 바로 아래에서 코 쪽을 향해 정확한 각도로 기
구를 삽입하여 전전두엽에서 뇌 안쪽의 시상을 향하는 신경망을 끊
을 수 있음을 밝혀낸 프리먼은 1946년에 정신병원 환자들을 대상으로
이를 시행했다. 전신마취와 수술 없이도 '간편하게' 실행할 수 있었으
므로 곧 미국 전역으로 퍼졌고, 1949년에 5,074명, 1951년까지 약 1만
8,000여 명의 환자에게 적용되었다. 바야흐로 전두엽 절제술의 전성시
대였다.

이런 상황에는 속사정이 있었다. 두 차례의 세계대전을 거치면서 사
람들은 정신적으로 어려움을 겪었다. 전쟁에서 돌아온 후 심한 외상 후
스트레스 장애를 앓거나 부상으로 인한 뇌손상에 따르는 정신장애와
조현병을 앓는 환자들이 대폭 늘어났지만 특별한 치료법이 없었다. 그

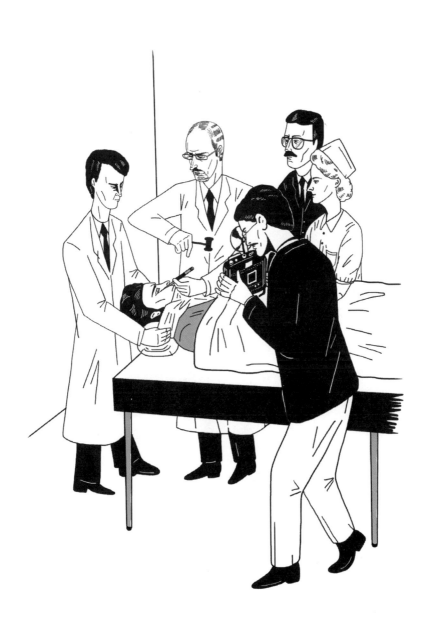

결과 전체 병상의 반 이상을 정신과 환자들이 차지한 데다 퇴원 가능성도 없이 엄청난 예산을 소모하고 있었다. 그런 까닭에 치료 효과가 검증되지 않았는데도 재정적 부담과 병상 부족 등을 이유로 전두엽 절제술이 광범위하게 시술된 것이다. 더욱이 일부 성공적인 사례가 《라이프(Life)》, 《타임스》, 《뉴스위크》와 같은 유명 잡지에 소개되었고, 이 수술법을 처음 고안한 모니스가 1949년 노벨상을 받은 것도 큰 영향을 미쳤다. 존 F. 케네디 대통령의 누나 로즈메리 케네디(Rosemary Kennedy)도 이 수술을 받았을 정도였다. 미국 전역에서 총 4만 명, 영국에서 총 1만 7,000명이 전두엽 절제술을 받은 것으로 집계되었으며, 스칸디나비아 반도에서는 다른 나라보다는 적지만 환자당 비율로는 2.5배나 많은 9,300명이 수술을 받았다.

'최첨단 의료이자 마지막 희망'이라며 많은 환자들이 수술을 받았지만, 여러 가지 부작용에 시달렸다. 수술 후 감염, 간질, 심지어는 사망에 이르는 경우도 있었다. 전두엽 기능의 영구적 손상으로 넋이 나간 듯 주변에 무관심할 뿐만 아니라 언어 구사 능력을 잃은 환자들이 속출했다. 또 감정 표현이 줄어들고, 자발성과 독립적 판단 능력이 사라졌다. 심한 공격성은 없어졌을지 모르지만, 기대했던 정신 증상은 호전되지 않았다. 어떤 경우에는 전보다 나빠지기도 했다.

전두엽 절제술이 비윤리적이고 뇌에 비가역적인 손상을 입힌다는 점을 지적하는 비판의 목소리가 점차 거세졌다. 1950년대 중반에 항정신병 약물 클로로프로마진이 소개되어 중증 환자 치료에 혁명적인 변화가 일어나자 전두엽 절제술은 빠른 속도로 줄어들었다. 대안이 생기고 나서야 우선순위에서 밀려난 것이다. 그런데도 미국 일부 지역에서는 전두엽 절제술이 여전히 계속되었는데, 소설『뻐꾸기 둥지 위로 날아간 새』가 발표된 1962년 전후에도 꽤 많은 곳에서 시행되고 있었던 것으로 추정된다.

최첨단 치료인가, 근거 없는 낙관인가?

그렇다면 이러한 정신외과술은 비윤리적이고 반인권적인 치료법에 지나지 않는 것일까? 1977년 미국 의회에서는 조사단을 꾸려 이 수술법을 면밀히 검토했고, 다양한 증거들을 종합해서 극히 일부의 환자에게 적절히 시행할 경우에 효과가 있다고 보고했다.

지금도 일부 환자를 대상으로 '정신질환에 대한 기능성 신경외과 수술'이라 부르는 정신외과술을 시행하고 있다. 주로 난치성 강박증 환자나 치료 불응성 통증, 난치성 주요 우울증, 심한 불안장애 등을 대상으로 뇌수술을 하여 어느 정도 효과를 보고 있다. 다만 기존의 전두엽 절제술이 아니라, 뇌의 특정한 영역만 대상으로 시술하는 정위적 시술법(stereotactic intervention)을 적용한다. 정위적 시술법이란 컴퓨터 등으로 정확하게 뇌의 국소 부위를 3차원적으로 계산해서 가장 빠르고 안전한 길로 접근하여 수술하는 것을 말한다.

우리나라에서도 1980년대 초반부터 일부 대학병원에서 정신건강의학과와 신경외과가 협진하여 수술하고 있다. 일반적으로 알려진 수술법으로는 전두엽 피질에서 파페즈회로나 변연계로 가는 통로를 절제하는 대상회전 절제술(cingulotomy), 미상핵하 회로 절제술(subcaudate tractotomy), 안와 내측 피질 상부의 전두엽 피질을 국소 절제하는 뇌엽 절제술(leukotomy), 내측 피막 절제술(anterior capsulotomy), 감마 나이프 수술 등이 있다. 그러나 효과 여부는 여전히 논란이 있다. 웬만한 약물 치료에 효과가 없는 환자들이 뇌수술을 선택한다는 점을 감안하더라도 환자의 30~40퍼센트 정도만 뚜렷이 증상이 호전되었다. 그래서 수술의 적용 기준을 명확히 하고, 환자와 보호자에게 수술의 장단점을 충분히 이해시키며, 환자 자신이 자율적으로 결정했을 때만 정신외과술을 시행하고 있다.

새로운 치료법에 낙관하지 말라

20세기 초는 정신의학의 혼란기였다. 의사들은 어떻게든 새로운 치료법을 찾아내기 위해 노력했고, 뇌신경학의 발달 덕분에 정신질환을 외과적 수술로 치료하려는 새로운 시도가 가능해졌다. 그러나 다른 대안이 없는 상황에서 초기의 수술 성과가 과대 포장되었고 전신마취 없이도 가능한 방법이었기 때문에, 치료 효과가 증명되지 않았는데도 낙관적 기대만으로 전두엽 절제술이 급속도로 퍼져 나갔던 것이다.

중증 질환을 앓고 있는 환자와 보호자는 새로운 치료법이 나오리라는 실낱같은 희망을 안고 살아간다. 불치병에 걸린 사람이 미래의 발전된 의료 기술로 병을 치료할 수 있다고 믿고 시체를 냉동 보존하는 기술이 상용화되어 있기도 하다. 2005년 세상을 떠들썩하게 했던 황우석 박사의 실험 조작 사건이 과학계의 우연적인 사건으로만 끝날 수 없었던 것도 난치병 환자와 보호자에게는 줄기세포 이식이 혁명적인 치료법으로 보였기 때문이다.

치료법의 개발진을 절대적으로 믿고 적극적으로 지지할 수밖에 없는 입장인 것을 감안하면 의학계는 더욱 신중해져야 한다. 더이상 치료가 불가능하다는 절망감에 대한 반작용으로 새로운 약과 치료법에 무조건 적으로 희망을 품고 싶어 하는 심리는 의사와 환자 모두에게 작용하기 때문이다.

어린 시절의
애착이
평생을 좌우한다니!

존 볼비의 애착 이론

프로이트의 영향을 받은 정신분석가 볼비는 아이들을 직접 관찰해서 체계적으로 연구했고, 생물학과 동물 연구 등 최신 연구 성과들을 통합해 체계화했다는 점에서 정신의학을 진일보시켰다.

1989년 루마니아에서 20여 년 동안 독재정치를 한 니콜라에 차우셰스쿠(Nicolae Ceauşescu)가 혁명으로 체포되어 사형당했다. 베일 속에 가려져 있던 루마니아가 드디어 서방 세계에 개방되면서, 루마니아 고아원의 비참한 상황도 공개되었다. 수백 명의 아이들을 겨우 몇 명의 보모들이 키우고 있을 정도로 고아의 수가 너무 많았던 것이다. 이유는 차우셰스쿠의 정책에 있었다. 1965년에 정권을 잡은 차우셰스쿠는 인구가 많을수록 국력이 신장된다고 생각하여 1966년부터 피임과 낙태를 금지했고, 가임 여성은 무조건 4명 이상의 아이를 낳도록 강요했다. 아이를 낳지 않으면 '금욕세'를 매겼다. 그 결과 출산율은 올라갔으나, 아이를 키울 여력이 없던 국민들은 아이를 버릴 수밖에 없었다. 거리에 부랑자가 늘어났고, 수천 명의 아이들이 고아원에서 자랐다. 현실이 이렇다 보니, 보모 1명이 수십 명의 아이를 돌보는 것은 예사였고, 생후 1년 미만의 아기들이 기둥에 매단 우유병으로 우유를 먹는 등 방치되어 있었다.

　　조사에 따르면, 고아원에 있던 3세 아이는 울지도, 말하지도 않았을 뿐더러 신체 발달이 정상의 3~10퍼센트 수준으로 운동기능과 정신 기능이 많이 지체되어 있었다. 아이들은 사람이 다가가도 별다른 반응을 보이지 않았고, 다른 사람의 감정도 관심을 보이지 않은 채 한두 가지 행동만 반복했다. 이들은 영구적인 애착 장애가 있다고 판단되었는데, 알고 보니 이런 상태로 자라난 아이들 중 일부는 차우셰스쿠 정부의 친

위대이자 비밀경찰인 세쿠리타테가 되었다. 그들은 감정을 느끼지 않았고, 사이코패스 같은 잔인함을 겸비했으며, 명령받은 일은 무엇이든 했다.

애착 형성은 인간 본성의 기본

독재자의 만행으로 인한 인위적인 참상 덕분에 사람들은 어린 시절에 경험하는 애착(attachment)의 중요성을 다시금 깨닫게 되었다. 영국의 정신분석가이자 정신과 의사인 존 볼비(John Bowlby, 1907~1990)는 초기의 애착 형성이 인간 본성의 가장 중요한 기본이 되고, 애착 형성이 잘되지 않으면 아동기뿐 아니라 성인기에도 여러 가지 정신질환의 원인이 될 수 있다는 애착 이론을 정립했다.

영국 런던의 중산층 가정에서 태어난 볼비는 유모의 손에서 자랐고, 겨우 7세 때 기숙학교에 입학했다. 케임브리지의 트리니티컬리지에서 심리학을 전공한 후 한동안 비행청소년들을 가르쳤으며, 의과대학에 들어가 정신과 의사이자 정신분석가가 되었다. 제2차 세계대전에 장교로 복무하면서 전쟁의 참상을 목격했고, 정신건강과 사회복지 재단인 런던의 태비스톡 클리닉의 부원장이 되었다. 그의 개인적 경험은 전쟁 중에 어머니를 잃어 모성 경험이 결핍된 아이들에 대한 관심으로 이어졌다. 1950년, 세계보건기구로부터 대형 탁아 시설이나 고아원에서 자라난 아이들이 어떤 심리적 영향을 받는지에 대한 연구를 위탁받았다. 「어머니의 보살핌과 정신건강(*Maternal Care and Mental Health*)」이란 논문에서 그는 아이가 제대로 보살핌을 받지 못한 경우, 성인이 된 후에도 지적·사회적·정서적 지체를 경험하게 된다고 보고했다.

우유병 대신 헝겊 원숭이를 택한 새끼 원숭이

5년 후, 볼비는 2차 연구로 4세 전에 부모와 떨어져 결핵 요양소에서 5개월에서 2년 정도 지낸 7~12세의 아이들을 분석하고 추적·관찰했다. 이들은 정상적으로 자라난 아이들에 비해 훨씬 거칠고 주도성이 떨어지거나 과도하게 흥분할 때가 많았다. 이런 관찰 결과를 바탕으로 생애 초기에 어머니의 적절한 돌봄에 의해 아이가 느끼는 안정적 애착이 자신과 타인, 세상을 이해하는 기본적인 내적 작동 모델을 만드는 데 가장 중요한 토대가 된다는 이론을 세웠다. 이때 형성된 모델이 성인이 된 다음에도 대인관계에 대한 생각, 느낌, 기대를 결정한다는 것이다.

이 개념의 배경에는 동물학자 콘라트 로렌츠(Konrad Lorenz, 1903~1989)가 있다. 1935년에 로렌츠는 알에서 갓 부화한 오리가 자신을 따라오는 모습을 사진으로 찍어 공개하면서, 동물은 태어나자마자 처음 본 움직이는 물체에 강한 유대감을 느끼는 '각인(imprinting)'이라는 현상이 있다고 주장했다. 볼비는 로렌츠의 개념을 인간에게도 적용해서, 생물학적으로 아기와 엄마는 서로에게 애착을 형성하려는 본능적 동기가 있다고 보았다. 진화론적 관점에서 아기는 무력한 존재이기 때문에 어떻게든 엄마를 옆에 두려는 본능적 욕구가 있고, 엄마는 그런 존재에게 애착을 느끼도록 되어 있으므로 엄마에게도 돌보는 행동은 본능적이라는 것이다.

이러한 본능이 적당히 충족되면 안정적 애착이 형성되어 건강하게 정신이 발달하지만, 갓 부화한 오리 새끼처럼 본능에는 결정적인 시기가 있다. 만 2세 이전에 안정적 애착을 제대로 충족하지 못하는 상황에 놓

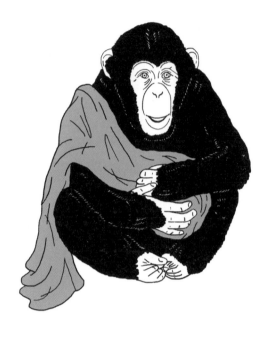

이면 아이의 발달에 영구적 손상이 생길 위험이 있다. 손상으로 인한 결핍은 이후에 아무리 보상해도 만회하기 어려워서 성인기에도 성격적 결함이 발생하거나 정신병리가 발생할 확률이 높다.

적절하게 영양을 공급하고 위생을 제공한다고 해서 아이가 제대로 크는 것이 아니라는 볼비의 주장은 당시 유행한, 아이를 따로 재워라, 응석을 받아주지 말라는 벤저민 스포크(Benjamin Spock, 1903~1998)의 육아법에 반대되는 내용이어서 논란이 되었다.

1959년 해리 할로(Harry Harlow, 1905~1981년)가 볼비의 이론을 뒷받침하는 실험을 진행했다. 새끼 원숭이를 어미와 격리시켜 철사로 만든 어미 원숭이와 함께 있게 하고는, 차갑고 딱딱한 모형 철망에 우유병을 걸어놓은 경우와 우유병은 없지만 철망을 헝겊으로 싸놓은 두 가지 경우를 제시하자, 새끼 원숭이는 따뜻함을 주는 헝겊 원숭이를 선택했다. 이 실험으로 애착에서 정서적인 만족이 중요하다는 점이 입증되었다.

애착이 충족되지 않으면 박탈감을 느낀다

아이가 엄마에게 애착을 형성하고 싶어 하는데, 엄마가 제대로 준비되어 있지 않거나 적절한 반응을 보이지 않으면 '부분적 박탈'이나 '완전한 박탈'을 경험할 수 있다고 볼비는 주장했다. 부분적 박탈은 사랑에 대한 과도한 요구, 죄책감이나 우울감으로 드러나고, 완전한 박탈은 안절부절못하는 초조함이나 어떤 상황에도 반응하지 않는 것으로 드러난다. 청소년기나 성인기로 넘어가면 이런 박탈 경험으로 인해 피상적 대인관계, 감각 추구, 집중력의 결함과 같은 문제가 발생할 수 있다. 엄마가 적절히 반응해 주지 않으면 처음에는 저항(protest)하다가 곧 절망(despair)하고, 결국 이탈(detachment)하는 과정을 겪는다. 애착 형성에 중요한 것은 아이가 돌보는 이에게 얼마나 편하게 도달할 수 있는지, 돌보는 이가 얼마나 일관되게 반응성을 유지하는지가 핵심적이다. 이를 '유효성(availability)'이라 한다.

볼비의 제자인 메리 에인스워스(Mary Ainsworth, 1913~1999)가 애착 이론을 객관적으로 평가할 수 있도록 1969년에 애착을 평가하는 상황 실험인 '낯선 환경 실험'을 고안했다. 먼저 장난감이 있는 실험실에 엄마와 아이가 들어갔다. 뒤이어 낯선 사람이 들어가고, 얼마 있다가 엄마는 그 방을 떠나고 아이가 낯선 사람과 둘만 있게 했다. 15분 정도 지난 후 엄마가 돌아오고 아이의 반응을 관찰했다. 에인스워스는 엄마가 떠날 때보다 엄마가 다시 돌아왔을 때의 반응이 중요하다고 판단했다. 이 때 아이가 보이는 반응을 안정 애착, 불안정-회피 애착, 불안정-저항 애착의 세 가지로 나눴다. 약 70퍼센트가 안정 애착을 보이는 데 반해, 엄마가 방에 있을 때에도 무관심하고 돌아와도 별 반응이 없는 불안정-회피 애착이 15퍼센트 정도였다. 엄마와 있어도 낯선 이에게 불안해하고 엄마가 나갔다가 오면 화를 내고 쉽게 감정을 가라앉히지 못하는 아이들이 15퍼센트로, 불안정-저항 애착이었다. 에인스워스는 엄마가 아이의 요구에 적절히 반응하면 안정 애착을 형성하지만 그렇지 못할 때 불안정 애착을 형성하고, 이는 이후에 불안장애나 우울증의 원인이 될 수 있다고 주장했다.

현대사회의 정신병리를 이해하는 데 중요한 애착 이론

볼비는 애착 이론을 정립하면서 어린 시절의 엄마와 아이 사이의 안정적인 상호관계가 정상적인 심리 발달에 중요한 역할을 한다는 것을 입증했고, 이를 이론으로 정리했다. 엄마는 아이의 '정서적 안전 기지(secure base)'가 된다. 빌딩을 지을 때 땅을 깊이 파서 철심을 박고 콘크리트를 충분히 부어 넣어야만 무너지지 않는 튼튼한 건물을 세울 수 있듯이, 애착 형성은 엄마가 아이의 마음에 기초공사를 하는 것과 같다.

프로이트의 영향을 받은 정신분석가인 볼비는 아이들을 직접 관찰해서 체계적으로 연구했고, 생물학과 동물 연구 등 최신 연구 성과들을 통합해 체계화했다는 점에서 정신의학을 진일보시켰다. 어린 시절의 경험이 성인기에 영향을 미친다는 점에서는 프로이트와 유사하지만, 개념적으로는 프로이트와 다른 방향으로 발달해 나갔다고 할 수 있다.

애착 형성의 결함이 인격 발달의 문제, 정서적 결핍이나 우울/불안과 같은 정신병리의 발생에 주요한 원인이 된다는 그의 이론은 이후 많은 연구들을 통해 입증되었다. 이혼이 급증하고 성인이 된 다음에도 혼자 사는 독신의 비중이 늘어난 현대사회에서 생애 초기의 애착 경험은 성인기에 안정적 정서를 유지하는 데 중요한 요인으로 작용한다. 존 볼비의 애착 이론이 현대인의 정신병리를 이해하는 데 도움이 되는 이유다.

1955

가짜 약이
명약

플라시보 효과의 존재

플라시보 효과는 앞으로 일어날 변화를 긍정적으로 기대하고, 과거의 경험이나 다른 사람을 보면서 학습하며, 또 지금 하고 있는 일의 의미를 충분히 이해할 때 잘 작용한다.

길동이는 반복적으로 두통에 시달리고 있었다. 다양한 종류의 진통제를 먹어봤지만 잠깐 좋아질 뿐, 시원하게 두통이 사라지지 않았다. 그러던 중, 병원에서 두통에 대한 임상 연구를 한다는 안내문을 발견했다. 아직 한국에서는 시판되지 않은 새로운 메커니즘의 약이었다. 길동은 바로 의사를 찾아갔고, 의사는 임상 시험이기 때문에 3분의 1의 확률로 위약(실제 약 성분이 들어 있지 않은 내용물)군에 포함될 수 있다고 설명했다. 그러나 길동은 큰 기대를 갖고 실험에 참가했다. 약을 복용한 지 일주일도 되지 않아 처음으로 두통이 완전히 사라졌다. 신약의 효과라고 여겼지만, 길동은 사실 가짜 약을 복용했던 위약군에 포함되어 있었다. 그를 오랫동안 괴롭힌 두통이 어떻게 말끔히 사라질 수 있었던 것일까?

1950년대에 협심증 수술법 중에 '내유동맥 묶음술(internal mammary artery ligation)'이라는 것이 있었다. 흉골 부위를 절개해서 가슴 안의 내유동맥을 묶어버리면 심근으로 흘러가는 혈액이 증가하면서 협심증이 좋아지는 수술이다. 이는 1930년대부터 20여 년간 유행했는데, 1955년 시애틀의 심장외과의인 레너드 코브(Leonard Cobb)는 이 수술법이 정말 효과가 있는지 의문을 품었다. 그래서 그는 환자의 절반에게만 실제로 시술하고, 나머지 반은 피부만 살짝 절개해서 수술 상처만 냈다. 그런데 두 집단 모두 가슴 통증이 사라졌고, 3달이 지나자 환자들이 모두 다시금 가슴 통증을 호소했다. 즉, 내유동맥 묶음술이나 가짜 시술이나 실질적인 치료 효과는 없었고, 수술을 받았다는 것 자체가 통증을 완화시켰던 셈이다.

이러한 현상을 플라시보 효과(placebo effect) 또는 위약(僞藥) 효과라고 한다. 좋아질 것이라는 믿음과 기대, 그리고 왜 좋아질지에 대해 나름대로 생각한 논리가 버무려져서 약을 먹거나 수술을 받지 않아도 실제로 증상이 호전되는 것이다. 그렇다고 가짜나 속임수는 아니다. 최근 뇌영상학이 발전하면서 위약을 복용한 후 뇌를 관찰해 보니, 진짜 약을 먹었을 때와 같은 변화가 관찰되었다. 정신이 믿는 대로 몸이 반응한다는 사실이 증명된 것이다.

플라시보의 역사

플라시보 효과는 '약리 작용이 없는 비활성 물질을 약으로 믿게 하고 환자에게 투여했을 때 기대하는 유익한 반응이 발생하는 것'이라고 정의된다. 그러나 약물 반응만이 아니라 시술이나 수술도 실제로 했다고 믿게 했을 때 기대하는 효과가 발생한다. 인간의 정신이 약을 복용하거나 시술을 받은 것을 일종의 치료 신호로 받아들이고 이에 대해 기대한 만큼 적절히 반응하는 것이라 여겨진다.

'플라시보(placebo)'라는 단어는 원래 '좋아지게 하다, 만족스럽게 하다'라는 의미의 라틴어로, 14세기에는 '죽은 사람들을 위한 저녁 기도'라는 뜻으로 쓰였다. 이 단어가 의학적으로 쓰이기까지는 오랜 시간이 걸렸는데, 1785년 의사였던 조지 모더비(George Motherby, 1732~1793)가 출간한 『신의학사전(New Medical Dictionary)』 2판의 기타 의료 행위 항목에 수록되어 있다. 1794년 제르비(Gerbi)라는 이탈리아 의사가 이상한 사실을 발견했다. 치통 환자의 이에 벌레의 분비물을 발랐더니, 환자의 68퍼센트가 1년 동안 치통이 나타나지 않았던 것이다. 특별히 그 벌레의 분비물이 치통에 효과가 있다는 과학적 근거는 없었지만, 제르비나 환자 모두 효과가 있을 것이라 믿었고 실제로 효과도 있었다. 이러한 사실들이 알려지면서 '플라시보'란 단어는 1800년대 초반부터 오늘날의 의미와 흡사한 뜻을 갖게 되었다.

사실 근대 의학 이전에 많이 사용되던 주술이나 은밀한 약 역시 플라시보 효과를 기대한 것이라 해도 과언이 아니다. 링컨 대통령이 총에 맞아 피를 흘리며 쓰러졌을 때 주치의가 할 수 있는 최선의 치료는 '미라의 연고'를 바르는 것이었다. 당시 사람들은 이집트 미라의 가루가 간질, 종기, 발진, 골절, 마비, 편두통, 궤양 등에 효험이 있다고 생각했기 때문이다. 구하기 어려운 귀한 것이기에 그만큼 만병통치약이라고 믿었다. 그래서 대통령이 위중할 때 주치의는 주저 없이 마술적 기적을 바라면서 미라 연고를 바른 것이었다. 평소에 그 연고를 사용했을 때 효과를 전혀 보지 못했다면 의학의 권위자인 대통령 주치의는 차마 그 연고를 쓸 생각은 하지 않았을 것이다. 그만큼 효과를 본 사람이 많았고, 또 그렇다고 믿는 사람들이 많았다.

플라시보 효과는 실제로 존재하는 효과다. 그렇다면 도대체 어떤 면이 플라시보 효과를 만들어내는 것일까?

이루어질 것이라는 기대

치료를 위해 약을 먹거나 시술을 받은 경우, 희망을 갖는 것은 변화의 동력이 된다. 인간의 정신은 어느 한 방향을 가리키면 그 방향으로 움직이려 하고, 가능하면 실현시키고 싶어 하기 때문이다.

1957년에 브루노 클로퍼(Bruno Klopfer, 1900~1971)가 보고한 사례가 있다. 그는 임파암으로 진단받은 환자 W를 치료하고 있었는데, 손을 대기 어려울 정도로 신체 곳곳에 암이 퍼져 있었다. 당시 크레비오젠(krebiozen)이라는 새로운 약을 개발하고 있었는데, 언론에서는 암을 정복할 수 있다며 대서특필하고 있었다. W의 경우에는 암이 지나치게 진행된 상태라 크게 기대할 것이 없었다. 그런데도 W는 약을 처방받은 후 암이 줄어들면서 유례가 없을 정도로 급격히 호전되었다. 그런데 얼마 지나지 않아 "크레비오젠이 기대한 만큼의 효과가 없다"는 보도가 줄을 이었다. 그러자 W는 낙담하게 되었고, 똑같은 약을 처방받았는데도 몸무게가 줄고 암도 다시 자라났다.

이에 놀란 의사들은 다음 단계에서 파격적인 것을 시도했다. 그들은 더욱 강력한 신약이 개발되었는데, 이는 언론에도 알려지지 않은 것이라고 W에게 말했다. 그리고 식염수를 넣은 주사를 놨는데, 이번에도 W의 병세는 호전되었다. 정신이 어떻게 기대하는지에 따라 병세가 크게 달라질 수 있다는 것이다.

새로운 약이 개발되면, 이중맹검(약 효과 판정을 위해 피실험자나 연구자에게 그 사실을 알리지 않고 하는 검사법)에 의해 위약과 신약으로 대조군 실험을 한다. 그런데 피실험자나 연구자 모두 이 시험에 참여할 때에는 '신약군'에 포함되기를 기대한다. 그래서 실제로는 위약을 복용하고도 30퍼센트는 상당히 호전되었다고 보고한다. 이는 우울증과 같은 정신과 질환뿐 아니라 고혈압 약과 같이 객관적 측정이 가능한 경우에도 공통적으로 보고되는 현상이다.

플라시보 효과에는 새로움에 대한 기대뿐 아니라, 비용이나 희귀성도 영향을 미친다. 벨라돈이라는 새로운 진통제의 효능을 검사한다며 성인들을 대상으로 실험했는데, 이 약은 사실 가짜 약으로, 피험자들에게 각각 다른 가격 정보를 알려줬다. 10센트라고 알려준 집단에서 통증이 줄어들었다고 보고한 사람들이 2달러 50센트라고 알려준 집단의 반밖에 되지 않았다. 가격이 약 효과에 영향을 미치는 것이다. 그래서 불치병 환자들이 엄청나게 큰돈을 들여 효과가 증명되지 않은 민간요법에 매달리는지도 모른다. 비싸니까 효험이 있다고 믿고 싶을 테니 말이다.

이 방법이 내게 갖는 의미를 이해하는 것

"엄마 손은 약손"이라는 말을 들어본 적이 있을 것이다. 어릴 때 엄마가 배를 쓸어주면 서서히 복통이 가라앉던 경험을 한 사람은 나이가 들어서도 배를 쓸어주었을 때 비슷한 효과를 기대하고, 그런 경험이 없던 사람에 비해 더 빨리 좋아질 것이다. 한 번이라도 좋아졌던 경험이 있었다면 이 기억은 오래 지속되어 그와 유사한 상황에 처했을 때 비슷한 효과가 학습되는 것이다.

약이 어떤 메커니즘으로 좋아질지, 언제부터 어떤 식으로 좋아질 것인지 설명을 듣는 것, 즉 일종의 맥락과 의미를 이해하면 플라시보 효과는 더 커진다. 그리고 환자가 보살핌과 염려의 대상이 되고 주변으로부터 도움을 받고 있다는 느낌을 가지며 더 나아가 개인이 그 질병을 다스릴 수 있고 지배하고 통제할 수 있다고 믿게 될 때 플라시보 효과는 배가될 수 있다.

이렇게 긍정적인 암시를 주고 의미를 이해하는 것으로 증상이 좋아진다면, 그 반대도 가능하지 않을까? 즉, 부정적이고 나쁜 결과를 얻을 것이라는 설명을 들으면 실제로 통증이 심해지거나 나쁜 결과가 생길 수 있다. 이를 노시보 효과(nocebo effect)라고 한다. 이는 통증이나 심리적 불편감뿐 아니라 집단히스테리도 설명해 준다. 괴질이 돈다는 소문이 돌 때, 마을 사람들이나 학교의 재학생 상당수가 이유 없는 설사나 통증을 호소하며 여러 가지 괴질 증상을 보이는 것도 노시보 효과로 설명할 수 있다.

플라시보 효과는 정신의 치유 능력

이와 같이 플라시보는 '가짜 약을 주어 일시적으로 속이는 것'이 아니라 그 효과가 꽤 오랫동안 지속된다. 미국 미시건·프린스턴 대학 연구팀은 가짜 진통제 연고를 바른 뒤 순간적으로 열 자극을 주었을 때, 진짜 진통제라고 믿는 사람들은 통증이 줄어들고 뇌에서 통각을 느끼는 부위의 활동량이 줄어든 것을 발견했다. 이와 같은 현상은 인간의 정신이 외부에서 주어진 물질에 의해서만 변화하는 것이 아니라는 증거가 된다. 플라시보 효과는 앞으로 일어날 변화를 긍정적으로 기대하고, 과거의 경험이나 다른 사람을 보면서 학습하며, 또 지금 하고 있는 일의 의미를 충분히 이해할 때 잘 작용한다.

이전까지 미신과 주술일 뿐 말도 안 되는 일이라 믿었던 수많은 것이 사실은 플라시보 효과일 수 있고, 뇌와 정신세계에서는 실제로 기능했다는 것을 현대 의학이 발달한 지금도 부정할 수 없다. 그러므로 과학적으로는 그 효과를 설명할 수 없는 것에 매달리면서 극적인 호전을 기대하는 난치병, 만성질환 환자들의 마음을 이해하려고 노력해야 한다. 믿고 싶지 않은 현실을 부정하거나 거짓말을 하는 게 아니라, 플라시보 효과로 믿는 만큼 좋아진 것일 수도 있기 때문이다. 그렇다고 좋게만 볼 문제는 아니다. 비현실적으로 기대하는 경우에는 어떻게 하면 플라시보 효과의 한계를 이해시키고 실질적으로 도움이 되는 길로 돌아서게 할 것인지가 현대 의학에 종사하는 모든 전문가들의 고민이다.

또한 플라시보로 인해 좋아진 사람이 사실은 '병이 없는 사람'이 아니라는 사실을 이해해야 한다. 인간에게는 자연 치유 능력이 있다. 환자가 꾀병을 가장한 것이 아니라, 뇌와 정신의 자연적 자가 치유 능력이 발현된 것이다. 그러기 위해서는 치료가 효과가 있을 것이라는 기대와 치료의 의미에 대한 이해가 꼭 필요하다. 그래서 수많은 임상 연구에서 위약만 복용했는데도 비슷한 부작용이 발생하고, 30퍼센트 정도의 환자가 증상이 호전되었다. 플라시보를 통해 정신의 치유 능력을 알 수 있게 되었던 것이다.

플라시보는 신기루가 아니라, 뇌 속에서 실현되는 정신작용의 일부다. 치료하는 데 있어 고통을 인정하고, 의미를 밝히면서, 치료에 대한 적절한 기대를 갖게 하는 것이 의사-환자 관계와 치료의 기본이라는 사실은 플라시보가 밝혀낸 정신의학의 결정적 순간이었다.

남성을
여성으로
바꿀 수 있을까?

인간의 성을 결정짓는 세 가지

XX, XY 염색체로 결정된 생물학적 성은 성 정체성을 결정하는 데 강력한 힘을 발휘하며, 이는 정신의학에서 성의학 분야의 중요한 증거가 된다. 성 정체성과 관련해서는 기본적으로 성 결정성의 요인과 정상성과 비정상성의 구별을 생각해 볼 필요가 있다.

1965년 8월 22일, 캐나다 매니토바 주 위니펙의 한 병원에서 로널드 라이머(Ronald Reimer)와 재닛 라이머(Janet Reimer) 사이에 남자 쌍둥이가 태어났다. 아이들의 이름은 브루스와 브라이언이었다. 생후 6개월 된 아기들은 소변을 볼 때 통증을 호소했고, 당시 의사들은 포경수술이 필요하다고 판단하여 생후 8개월에 수술을 결정했다. 그런데 수술 중에 의사가 전기소작기를 잘못 사용하는 바람에 브루스는 음경의 대부분을 잃었다. 이 사고로 부모는 충격에 빠졌고, 브라이언은 수술을 받지 않았다. 어찌 됐든 이미 엎질러진 물인지라 부모는 생식기를 잃어버린 아들 브루스의 앞날을 고민하지 않을 수 없었다.

수소문 끝에 미국 볼티모어의 존스홉킨스 대학병원의 심리학자 존 머니(John Money, 1921~2006)를 찾아갔다. 그는 성 정체성 분야의 권위자였고, TV 프로그램 등에서 성전환 수술 사례를 예로 들며 성은 교육과 훈련을 통해 만들어질 수 있다는 급진적 주장으로 한창 인기를 얻고 있었다.

브루스가 아예 여성으로 사는 편이 낫다는 머니의 설득에 따라 부모는 브루스를 여성으로 키우기로 결정했다. 브루스가 22개월이 되었을 때 음경과 고환을 모두 제거하는 수술을 받았고, 이름도 브렌다로 바뀌었다. 그 후로도 오랫동안 부모는 1년에 한 번씩 아이를 머니에게 데려갔고, 아이가 자신을 여성으로 인식할 수 있도록 상담과 치료를 계속했다.

머니는 어린 시기의 사회적 학습에 의해 성 정체성이 결정된다는 '성 정체성 중립 이론'의 선구자였고, 이 이론에 입각해서 부모에게도 브렌다를 대하는 방법을 교육했다. 머니의 입장에서 보면 브루스/브렌다의 사례는 굉장히 욕심이 날 만했다. 두 아이는 일란성 쌍둥이로 유전자가 100퍼센트 일치했다. 한 명은 타고난 남성이고 다른 한 명은 후천적인 교육과 양육으로 만들어진 여성이라면, "성별을 인식하는 요인은 유전자로 결정되는 선천적 성질이 아니라 후천적 성질이다"라는 자신의 이론을 객관적으로 입증할 수 있는 완벽한 사례였던 것이다.

머니와 치료진은 미성년자인 브렌다에게 성적인 행동을 교육시키는 등 급진적인 치료로 성 역할을 주입했다. 그리고 이를 '존/조앤 사례'라는 제목으로 양육과 교육에 의한 성공적인 성의 재지정 치료 결과로 학계에 발표했다.

여성으로 길러진 남성의 비극

브루스, 아니 브렌다는 자신을 여성으로 자각하고 예쁜 소녀로 자라났을까? 현실은 머니의 기대나 사례의 내용과 달랐다. 성장하는 과정에서 브렌다는 또래 여자아이들과는 확연히 다른 행동을 보였다. 인형보다 장난감 자동차나 비행기에 관심을 가졌고, 정적인 소꿉놀이보다는 활동적인 놀이를 즐겼다. 드레스나 여성호르몬 치료로도 브렌다를 여성이라 느끼게 하지는 못했다. 초등학교에 입학한 후 브렌다는 머리를 기르는 것도, 치마를 입는 것도 싫어했다. 그런데도 머니는 "브렌다가 소녀로 순조롭게 잘 자라고 있다"고 보고했다. 그리고 사춘기가 오기 전에 여성의 생식기를 조성하는 수술을 해서 브렌다를 완전한 여성으로 만들 것을 부모에게 종용했다. 그러나 브렌다는 머니와의 상담 치료에 극도로 저항하기 시작했고, 10세가 지난 후로는 병원을 찾지 않았다. 13세경에는 심한 우울증에 시달리는 것을 보다 못한 부모가 브렌다를 다시 머니에게 데려가려 하자, 브렌다는 자살하겠다고까지 말했다.

결국 부모는 브렌다가 14세 되던 해에 어린 시절의 사고를 알려줄 수밖에 없었다. 청천벽력 같은 이야기였지만, 브렌다는 원래의 성으로 살기로 결정했다. 이름을 데이비드로 바꿨고, 남성호르몬 주사를 맞고 유방절제술을 받았다. 성인이 된 후 1990년에는 제인 폰테인(Jane Fontaine)과 결혼했고, 세 아이의 양아버지가 되었다.

데이비드 라이머는 머니의 이론에 반대하던 성의학자 밀턴 다이아몬드(Milton Diamond, 1934~)를 만났고, 자신과 같은 사례가 다시 일어나지 않게 하자는 취지에 동의해서 자신의 경험을 이야기했다. 1997년 3월 《미국 소아·청소년학회지(The Archives of Pediatrics & Adolescent Medicine)》에 이 내용이 실렸고, 존 콜라핀토(John Colapinto)가 심층 인터뷰를 진행하여 출간한 『이상한 나라의 브렌다(As Nature Made Him)』에 데이비드가 실명으로 등장하면서 세상에 널리 알려졌다. 그렇다면 다시 본연의 남성으로 돌아가 결혼까지 했으니 그는 행복했을까? 안타깝게도 결말은 그렇지 못했다.

2002년에 정신분열증을 앓던 쌍둥이 동생 브라이언이 자살했고, 데이비드는 직장을 잃었으며, 제인과의 결혼생활도 삐걱거렸다. 2004년 5월 2일, 제인이 별거를 제안하자 데이비드는 집을 나갔고 사흘 후 자살한 상태로 발견되었다.

성을 결정하는 세 가지 요인 - 성 주체성, 성 정체성, 성 지향성

라이머의 비극적인 사건이 세상에 알려진 후, '성 역할이나 성 정체성
은 환경과 교육, 양육에 의해 만들어질 수 있다'는 이론은 힘을 잃었다.
여성학이나 사회학 등의 분야에서 지지되었던 '남녀의 행동과 세상에
대한 인식, 심리 차이는 생물학적으로 결정되기보다는 사회문화적인 영
향이 훨씬 크다'고 보는 이론을 반증하는 사건이었다. "사내답지 못하게
울면 안 돼", "여자답게 얌전하게 굴어라"라는 식의 교육이 아이에게 영
향을 미치는 것은 분명하지만, 더 근본적으로 남녀 성 역할에 대한 인식
과 판단은 염색체 분화와 생물학적 결정에 의해 규정된 성 주체성에 따
른다. 물론 예외도 있지만 말이다.

XX, XY 염색체로 결정된 생물학적 성은 성 정체성을 결정하는 데 강
력한 힘을 발휘하며, 이는 정신의학에서 성의학 분야의 중요한 증거가
된다. 성 정체성과 관련해서는 기본적으로 성 결정성의 요인과 정상성과
비정상성의 구별을 생각해 볼 필요가 있다.

성을 결정하는 요인에는 3가지 요소가 있는데, 첫 번째가 성 주체성
(sexual identity)으로 성염색체와 성기의 생김새로 결정하는 생물학
적 성을 말한다. 두 번째는 성 정체성(gender identity)으로, 2세 반에
서 3세 사이의 발달 과정에서 자신이 어떤 성인지 인식하는 심리적인
성이다. 세 번째는 성 지향성(sexual orientation)인데, 매력을 느끼는 대
상은 이성이나 동성 혹은 둘 다일 수도 있다. 트랜스젠더, 동성애를 정의
하는 데 이 3가지 요소가 복합적으로 작용하며, 데이비드 라이머의 경

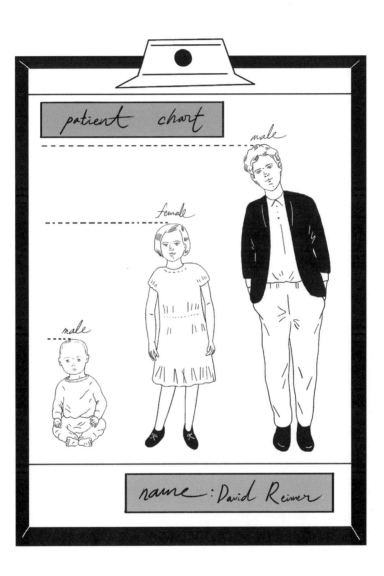

우 성 주체성은 남성이지만 사고로 성기가 손상되자 성 정체성을 인위적으로 여성으로 만들려 했다. 또한 성 주체성은 남성이지만 자신의 성 정체성이 여성이라 자각하며 자란 사람이 성인이 되면 스스로의 결정에 의해 성전환 수술을 하기도 한다.

이때 또 하나가 등장하는 문제가 동성애다. 성 정체성이나 성 주체성은 자신의 성과 일치하지만 성 지향성이 동성인 경우를 동성애라고 한다. 많은 종교와 문화권에서 금기시되는 등 역사가 깊은데, 이를 병의 관점으로 보는 경우는 많지 않으나 간혹 범죄로 인식하기도 했다. 현대 의학이 자리 잡으면서 동성애를 병으로 인식하고 치료하려는 시도가 있었고, 프로이트 정신분석의 정신성발달 이론에서는 동성애를 발달 상태와 신경증의 측면에서 보기도 했다. 동성애자의 부모나 가족은 오히려 이러한 관점을 환영했는데, 비도덕적이거나 처벌받을 행동인 것보다는 치료 가능한 병리 현상이나 심리적 미성숙으로 보는 편이 심적으로 받아들이기가 쉬웠기 때문이다. 그래서 20세기 중반까지 동성애는 정상화시켜야 할 비정상적 상태로 보는 경향이 우세했다.

성 지향성의 차이에 대한 사회적 인식의 변화

동성애가 범죄라는 관점에 의해 희생된 가장 대표적인 사람이 영국의 천재 수학자 앨런 튜링(Alan Turing)이다. 그는 난공불락이던 독일의 암호 기계 에니그마(Enigma)의 비밀을 풀어내어 독일 잠수함 U보트에 속절없이 당하던 영국 함대와 상선을 구해 낸 영웅이었다. 또 인공지능의 기본 개념과 현대적 컴퓨터의 원조인 대형 계산 장치의 이론적 기초를 만들었다. 그러나 전쟁이 끝난 후 그가 동성애자라는 사실이 밝혀졌고,

체포되어 감옥에 수감되었다. 법원은 그에게 징역과 화학적 거세 중 하나를 선택할 것을 선고했는데, 그는 연구를 지속하기 위해 1년간 에스트로겐 주사를 맞는 화학적 거세를 택했다. 이로 인한 굴욕감과 호르몬에 의한 기분 변화 때문인지, 1954년 6월 8일 자살하고 말았다. 테이블에는 반쯤 먹다 남은 사과가 놓여 있었는데, 사과에서 치사량의 시안화칼륨이 발견되었다. 이것이 애플 사 로고의 모티브가 되었다는 설이 있기도 하다.

이처럼 1940~1950년대에는 동성애를 법적 처벌의 대상이자 강제적 거세의 대상이라고 보았지만, 한편으로는 치료의 대상으로 보기도 했다. 이런 경향은 미국정신의학회의 진단 분류 체계인 『정신질환의 진단 및 통계 편람』의 1판에 반영되면서 동성애가 정신질환으로 정의되었다. '사회병리적 인격 병리(Sociopathic personality disturbance)'라는, 일종의 문제가 있는 사회적 태도로 본 것이다. 이후 1968년 2판에서는 사회병리에서 성 장애의 일종으로 분류가 바뀌었다.

1960년대 후반 뉴욕 시의 스톤월 폭동 등으로 촉발된 동성애자 인권운동의 영향을 받아 동성애에 대한 대중의 인식이 빠른 속도로 바뀌기 시작했다. 동성애를 인간의 성적 지향성 중 하나로 받아들이는 사람들이 늘어나기 시작한 것이다. 동성애 활동가들이 미국정신의학회를 적극적으로 압박하기 시작했고, 1970~1972년에 활발한 논의가 일어났다. 전통적인 정신분석학자들의 반대에도 1973년 미국정신의학회 총회에서 58퍼센트의 지지를 얻어 『정신질환의 진단 및 통계 편람』 2판에서 동성애를 삭제하기로 결정했다. 이후 동성애는 정신질환으로 분류되지 않았으며, 미국심리학회나 WHO 등도 이 흐름에 동참했다. 그러나 이런 변화에도 불구하고 미국의 많은 도시에서는 동성애자를 이성애자로 바꾸어준다는 캠프나 심리 치료 센터가 여전히 성행하며 커밍아웃한 자녀를 데려오는 부모들이 줄어들지 않았다.

동성애는 정신질환 분류에서 빠졌으나, 『정신질환의 진단 및 통계 편람』 2판부터 포함된 '성 지향성 방해(sexual orientation disturbance)'는 3판에서 '자아 비동조적 동성애(ego-dystonic homosexuality; EDH)'로 이어져 일부 개념이 남았다. 동성애 자체는 질환이 아니지만, 성적 지향성을 받아들이는 과정에 경험하는 심리적 괴로움이나 가족 간의 갈등, 사회적 어려움 등 일상생활에 지장이 있을 때는 치료의 대상이 될 수 있다는 것이다. 이와 유사한 개념이 4판에는 '성 정체성 장애(gender identity disorder)'로, 5판에서는 '성 주체성 불쾌증(gender dysphoria)'으로 이름과 개념이 조금씩 바뀌면서 남아 있다.

성 정체성과 관련해 어떤 부분이 생물학적으로 결정되고 어떤 부분이 양육과 사회문화적 환경에 의해서 형성되는지에 대해 연구자들 사이에서 상당한 합의가 이루어졌지만, 세세한 부분은 아직도 연구가 필요한 상태. 성적인 측면에서 정상과 비정상을 나누는 기준은 사회적, 과학적 합의가 필요한 부분이며, 성을 인위적으로 만들어내거나 변화시키려는 것은 매우 위험하고 도리어 고통에 빠지게 할 수 있다는 것을 동성애의 역사나 데이비드 라이머의 사례를 통해 알 수 있다. 더 나아가, 타고난 생물학적 본성을 교육이나 환경적 압력으로 변화시키려는 것은 어느 정도는 가능하지만 많은 고통을 수반할 것이다. 그러므로 타고난 생물학적 기반을 완전히 바꾸거나 개조하는 것은 잠시 동안은 가능할지 모르나 영구적인 변화를 가져오는 것은 매우 어려운 일이라는 것을 이해할 필요가 있다. 본성을 기반으로 환경에 적응해 나갈 수 있도록 최적의 자극과 안전한 환경을 만들어주는 것이 가장 바람직할 것이다.

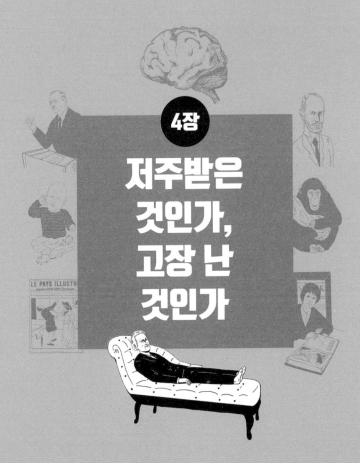

4장

저주받은 것인가, 고장 난 것인가

바보들의
배를
아시나요?

세계 최초의 정신병원

바보 배는 광인과 바보, 역병 환자를 격리하는 수단이었다. 이들을 치료와 보호의 대상이 아니라 격리와 분리의 대상으로만 보았고, 영원히 격리시켜서 자기들이 사는 곳에 접근하지 못하게 만들었다.

세계 최초의 정신병원은 어디일까? 스트레스가 만연하면서 정신질환이 늘어났다고 하지만, 과거에도 여러모로 정신적인 문제가 있어서 정상적으로 삶을 영위하기 어려운 사람들은 있었다. 우리나라에서는 과거에 지능이 떨어지는 사람을 동네 공동체에서 거둬 먹이고 간단한 일을 시키는 식으로 보호하는 문화가 있었다. 서양의 경우는 어땠을까?

처음 이에 대해 자세한 내막을 밝힌 사람은 철학자 미셸 푸코(Michel Foucault, 1926~1984)였다. 그는 1972년에 발간한 『광기의 역사(Histoire de la Folie Age)』라는 책의 첫 번째 장인 '광인들의 배'에서 중세에서 근대까지 유럽에서 광기와 이성의 개념이 어떤 식으로 형성되었는지 추적해서 밝혔다. 그러면서 '바보들의 배'가 대중들에게 알려졌다. 이 단어는 그가 처음 쓴 것이 아니라, 1494년에 독일의 제바스티안 브란트(Sebastian Brant, 1458~1521)가 사회를 풍자하기 위해 100여 편의 시를 썼는데 그 운문집 제목이 '바보 배(Das Narrenschiff)'였다. 푸코는 이 시기에 사람들이 정상과 비정상을 구별하여 비정상이라고 판단되는 사람들을 정상인들이 사는 곳에서 격리하는 방식으로 문제를 해결했다고 말했다.

이들을 독일에서는 바보(Narr, Narrheit)라고 불렀는데, 이는 당시에 광인, 지능이 떨어지는 바보, 술주정뱅이나 범죄자들까지도 포함했다. 독일어에서 'Narr'는 중세에는 인간의 몽매함, 자연적 결손 상태를 의미했는데 점차 비정상적 생활방식이나 미친 상태로 개념이 발전했고, 현대에는 재담꾼을 뜻하기도 한다. 라틴어에서도 '어리석음(stultus)'이라는 단어는 차츰 '광기에 사로잡힘'이라는 의미로 확장되어 사용되었다. 중세시대까지는 미쳤다는 의미와 '지혜'와 '지능'이 모자라다는 의미가 혼재되어 사용된 것이다.

중세시대에 바보는 기독교적 맥락에서 신을 부정하거나 신에 의존하기를 거부하는 자들을 뜻했다. 다음으로는 속세의 바보가 있는데, 태어날 때부터 지능이 떨어지는 자, 부자들의 광대가 되는 자, 허구적인 민중적 형상으로 모든 속박으로부터 자유로운 영혼이었다. 그래서 중세의 그림에 나오는 바보들은 인간의 기본 욕구에 충실한 사람들로 묘사된다. 배고픔, 탐욕, 배뇨에 대한 욕구, 성적 충동, 음주와 같은 종교적·윤리적으로 금지되거나 제한된 것들로부터 자유로웠던 이 사람들은 신의 벌을 받거나 그럴 만한 가치도 없는 자들, 자신이 하는 일이 어떤 의미를 갖고 어떤 벌을 받게 될지도 판단할 능력이 없는 자들로 사회에서 판단하고 규정하여 '바보'라고 부른 것이다.

실제로 정신병리학적으로 '정신증(psychosis)'의 가장 중요한 정의는 '의식이 또렷한 상태에서 현실 검증력의 결여된 것'이다. 현실 검증력이란 상식, 문화, 윤리의 측면에서 올바르고 적절히 판단할 수 있는 능력을 말하는데, 이것이 제대로 작동하지 않을 때에는 행동을 예측하기 어렵고, 말이나 행동을 적절히 판단할 수 없다. 그래서 위험하다고 여기기 쉽고, 함께 지내기가 어렵다고 여기게 된다. 100명 중 99명이 선택하는 것이 아닌 다른 것을 선택하면서 그 이유를 대지 못하거나, 이유가 전혀 합리적이거나 적절하지 않다면 그런 사람과 소통하고 관계를 맺거나 신뢰하기 어려울 것이다.

중세 유럽의 사회에서는 이들을 어떻게 처리할지 고민했다. 신에게 불경을 저지르는 이들이나 해서는 안 되는 행동을 하면서 아무리 벌을 줘도 고쳐지지 않는 사람들이 다른 사람들에게 나쁜 영향을 주어 그들도 금지된 행동을 저지를까 봐 걱정했다. 또 그들이 마귀에 씌웠다고 두려워하거나 병에 감염되어서 옮을지도 모른다고 여기기도 했다.

15세기 르네상스 시대에만 해도 광인은 조롱과 경멸의 대상이긴 했지만, 사회에서 완전히 배제되어 폭력적으로 감금당하지는 않았다. 14세기 이전까지는 도시의 형성이 더뎌서 한 집단에 1~2명꼴인지라 크게 문제가 되지 않았던 것이다. 그러나 도시생활자가 늘어나면서 도시 전체로 보면 무시할 수 없는 숫자가 되자 문제가 되었다. 그렇다고 큰 죄를 지은 것도 아닌 사람들을 죽일 수도 없었다. 그들의 생명 역시 하느님이 주신 것이기 때문이었다. 그래서 지도자들은 광인들을 배에 실어 격리시키기로 결정했다. 목적지도 없이 정처없이 떠돌다가 배 안에서 죽도록 방치했는데, 그것이 신의 뜻이라고 생각함으로써 죄의식을 줄이려 한 것이다.

15세기경의 네덜란드 화가 히에로니무스 보슈(Hieronymus Bosch, 1450년경~1516)가 그린 〈바보들의 배(The ship of fools)〉라는 작품은 앞서 언급한 제바스티안 브란트의 '바보 배'가 유럽 전역에 널리 알려지면서 그려진 것이라고 한다. 이 그림을 보면 당시 중세인들이 '바보'의 개념을 어떻게 이해했는지 알 수 있다. 맨 위 나뭇가지의 해골은 죽음을, 깃대의 분홍 깃발은 이교도인 이슬람교를 상징한다. 남자가 칼을 들고 거위 고기를 떼는 행동은 인간의 식탐과 본능에 충실한 축제를, 왼쪽에 보이는 호리병은 광기의 상징이다. 가운데에 광대 의상을 걸치고 있는 남자는 어릿광대이자 바보를 의미하고, 광대의 바보 얼굴 지팡이는 남성들의 치부를 상징한다. 중앙의 수녀와 수도사가 입을 대고 먹으려는 것은 식탐과 성적 욕망을, 술잔과 술병은 폭음을 상징한다. 당시 수녀와 수도사가 같은 공간에 있는 것이 금지되었다는 사실로 미루어 볼 때 금지된 일을 스스럼없이 한다는 의미라고 할 수 있다. 여자와 누워 있는 남자는 성적인 쾌락을 상징한다. 이와 같이 바보나 광인과 같이 사회에서 격리될 필요가 있는 사람을 넘어서서, 종교적으로 용납되지 않는 욕망에 충실한 사람들과 도덕적으로 문란한 사람들까지 그 의미가 확대되었다는 점이 눈에 띈다.

사회적으로는 바보 배가 상징적 의미를 갖는 비유의 수단이 되기도 했다. 그러나 실제 바보 배는 광인과 바보, 역병 환자를 격리하는 수단이었다. 이들을 치료와 보호의 대상이 아니라 격리와 분리의 대상으로만 보았고, 영원히 격리시켜서 자기들이 사는 곳에 접근하지 못하게 만들었다. 17세기에 이르러 대감금의 시대가 되어 감옥과 병원이라는 이름으로 모두를 가두는 방식으로 새롭게 격리하기 전까지 유럽의 광인, 바보, 역병환자, 범죄자는 '바보 배'로 격리되어 죽어야 했다.

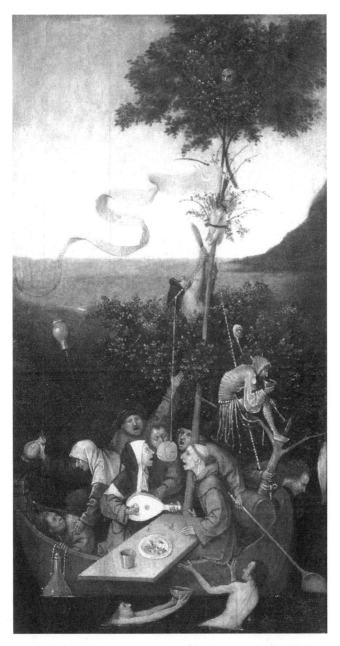

〈바보들의 배〉, 히에로니무스 보슈, 1490~1500년, 프랑스 루브르 박물관 소장

광기와
달의
연관성

정신이상자, 루나틱

과학이 발달하지 않은 시대에 인간이 이해하기 어려운 일은 크게 두 가지로 해석되는 경향이 있었다. 첫 번째는 초자연적인 현상으로 달이 초승달이 되었다가 보름달이 되는 현상을 사람들은 이해하기 어려웠다. 두 번째는 멀쩡해 보이던 사람이 어느 날 갑자기 비정상적으로 행동하고 판단력이 완전히 사라지는 것도 이해할 수 없었다. 그래서 이 두 가지를 연관시켰다.

'루나틱(lunatic)'이란 말을 들어보았는가? 흔히 '정신이상 자', '미친 사람'을 지칭하는 단어로, 옥스퍼드 영어사전에는 "달의 변화에 따라 시기적으로 나타나는 비정상적 정신 상태의 일종"이라고 정의되어 있다. 'luna'는 라틴어로 '달'을 의미하는데, 서양에서는 달과 광기를 연관시킨다.

자료를 찾아보면 이 단어의 역사는 매우 뿌리가 깊다. 5세기경에 쓰여진 라틴어 성경 『불가타(The Vulgate)』 중 「마태복음」에 다음의 표현이 실려 있다.

● ● ● 한 아버지가 예수에게 아들이 '루나틱'이니 고쳐달라고 부탁하였다.

종교적으로는 악마를 몰아냈다고 해석할 여지가 있지만, 병에 대한 묘사를 보면 간질 환자와 유사하다. 루나틱은 초기에는 광기보다는 간질(최근에는 뇌전증으로 불린다)을 지칭했을 것이다. 평소에는 괜찮은 듯하다가도 한 번씩 심한 발작이 일어나 주기적으로 반복되기 때문에 달의 주기와 연관시켰을 가능성이 높다. 이런 양상은 1~4세기의 그리스·로마 고전 문헌에서도 다양하게 발견된다.

4~5세기가 되면서 점차 지금의 광기를 뜻하게 되었는데, 점성술과 천문학의 발달이 영향을 미친 것으로 추정된다. 그리고 중세 이후 근대에 이르기까지 정신병과 간질은 치료가 불가능한 행동을 보이고 정신 상태

에 심한 타격을 주는 비슷한 병으로 인식되었다는 점도 '루나틱'이 일반
에 확산되는 데 기여했다. 이런 영향은 19세기 중반까지 이어져서 1843년
저명한 학술지 《랜싯(Lancet)》에 간질과 광기가 달에 의해 영향을 받는
다는 학술적 의견이 실리기도 했다.

1990년대에 실시한 미국의 한 설문 조사에서 응답자의 43퍼센트가
달의 변화가 인간 행동에 영향을 미친다고 답했고, 정신건강 관련 전문
가의 81퍼센트가 과학적 근거가 있다고 답했다고 한다. 루나틱과 광기의
연관성은 역사적 어원으로만 기억되는 것이 아니라, 현대 사람들의 믿음
안에 실존하는 듯하다.

달이 정신 상태에 미치는 영향

로마 시대에 자연사 백과사전 『박물지(Historia Naturalis)』를 쓴 플리
니우스(Gaius Plinius Secundus)는 1세기에 "보름달은 뇌를 비정상적으
로 축축하게 만들어서 사람을 미치게 하거나, 간질 발작을 일으키게 한
다"라고 기술했다.

과학이 발달하지 않은 시대에 인간이 이해하기 어려운 일은 크게 두
가지로 해석되는 경향이 있었다. 첫 번째는 초자연적인 현상으로, 사람
들은 달이 초승달이 되었다가 보름달이 되는 현상을 이해하지 못했다.
그리고 멀쩡해 보이던 사람이 어느 날 갑자기 비정상적으로 행동하고
판단력이 완전히 사라지는 것도 이해할 수 없는 일이었다. 그래서 이 두
가지를 연관시켰다. 바빌론이나 히브리의 전통적 의학서에서도 이런 초
자연적인 영향에 대해 언급했을 정도다. 두 번째는 악마에 사로잡혔다
는 것이다. 이는 전 세계에 광범위하게 퍼져 있는 속설이고, 우리나라에

서도 정신질환을 악마나 나쁜 영혼이 인간의 몸에 빙의한 것으로 받아들이는 사람이 있을 정도로 대중들에게 설득력이 강한 이론이다.

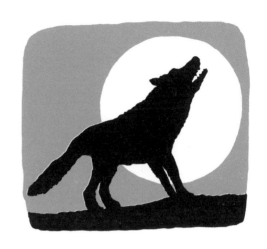

해의 반대편에 있는 달은 어둠, 음산함, 미스터리 등을 상징하고 이것이 설화와 신화 등에 인용되면서 이러한 의미를 확산시키는 데 일조했다. 2세기경, 교회의 초기 지도자 중 한 명인 오리게네스(Origenes Adamantius)는 달이 광기와 빙의에 영향을 준다며, 악마를 탓하지 말고 달을 탓하라고 책에 썼을 정도다.

현대까지 '루나틱'이란 단어가 일상적으로 쓰이는 것은 16~17세기에 영어권에서 이 단어를 사용하게 되면서부터다. 셰익스피어(William Shakespeare)의 『오셀로(*Othello*)』, 『한여름밤의 꿈(*A Midsummer Night's Dream*)』에도 루나틱이 미친 사람이나 바보의 의미로 자주 사용되었다.

● ● ● The lunatic, the lover and the poet

Are of imagination all compact:

One sees more devils than vast hell can hold,

That is, the madman:

(미친 사람, 연인, 시인 모두가 상상력으로 가득 찬 사람이지요.

광대한 지옥에 있는 악마들보다 더 많은 악마를 보는 자가 바로 미치광
이입니다.)

— 『한여름밤의 꿈』 5막 1장 중에서

달의 영향, 정말 근거가 있을까?

20세기에 들어서 일부 학자들이 "정말 달이 인간의 정신에 영향을 미
칠까?"라는 질문을 던졌다. 그래서 보름달일 때와 그믐일 때 양극성 정
동장애나 조현병이 갑자기 발병해서 응급실을 찾아오는 비율, 자살률,
이유 없는 결근, 교통사고와 부상의 위험 등에 대해 조사했다. 1990년
대 이후로는 정확하고 치밀한 의학 정보와 진료 기록을 수집할 수 있었
는데 그 결과 연관이 없다는 결론을 내릴 수 있었다. 1992년에 긴급전화
나 응급실 전화와 달 순환 주기의 상관관계를 살펴본 연구에서도 연결
성을 찾을 수 없었다. 아직까지 근거가 있을 것으로 추정되는 유일한 원
인은 보름달이 뜨면 너무 밝아져서 잠을 못 자는 '수면 박탈'이 정신건
강에 영향을 준다는 가설이다. 수면 박탈은 가장 심한 고문의 방법이기
도 하고, 수면 박탈에 의해 조증이 악화되는 것은 잘 알려진 사실이다.
그러나 이는 인공의 빛이 없던 과거에는 의미가 있었겠으나 한밤중에도
휘황찬란한 빛이 가득한 현대사회에서는 큰 힘을 발휘하지 못한다.

영국 법에서 '루나틱'은 '정신병자'라는 의미로 정신건강과 관련한 여
러 법령에서 1821년부터 1922년까지 공식적으로 사용되었고, 1930년이
되어서야 '건강하지 않은 정신을 가진 사람'이라는 용어로 변경되었다.
1959년에 와서야 공식적으로 '정신질환'이라 지칭되면서 공식 문서에서
완전히 퇴출되었다. 미국 연방법에는 더 오랫동안 '루나틱'이란 단어가

남아 있었다. 2012년 12월 5일, 미국 상원은 만장일치로 연방법에서 '루나틱'이란 단어를 삭제할 것을 결의했고, 오바마 대통령이 서명했다. 대변인은 "과거에는 많은 사람들이 달의 순환 주기가 뇌의 기능에 영향을 미쳐서 정신질환이 생긴다고 믿었다. 그러나 과학의 발전에 따라 이제 정신질환에 대해 잘 알게 되었다. 그러므로 이 단어는 정신질환자에 대한 편견과 낙인을 불러일으킬 소지가 있으므로 모든 미국 법령에서 삭제할 예정이다"라고 밝혔다.

달에 인간이 착륙하고 뇌의 신비가 많이 밝혀진 이 시점에도 많은 이들은 달의 순환 주기나 달의 존재가 인간의 정신세계에 영향을 미친다고 믿고 있다. 말이 씨가 되듯, 흔히 쓰는 말이 우리의 인식과 판단에 영향을 미치고 있는 것이다. 보름달이 뜨면 늑대로 변신하는 늑대인간과 같은 서양 문화나 외국 영화가 우리나라에 소개되면서, 우리의 정신에 영향을 미치는 마술적인 힘이 있다고 믿는 것 같다.

광기와 정신질환의 역사가 비과학적이고 비합리적인 해석으로부터 시작되어 이러한 문화적·역사적 맥락을 가지고 있음을 이해하면, 정신질환에 대한 사람들의 편견과 오해가 어떻게 시작되었는지 알 수 있다. 그리고 정신질환에 대한 잘못된 믿음이 환자들을 공동체에서 배척하고 쫓아내거나, 그들을 집단에서 없애버리는 것이 유일한 치료라고 판단하게 하는 근거가 되었던 것이다.

물로
우울증을
치료한다고?

19세기 초 유럽에서 유행한 수치료

시간이 지나면서 수치료는 이론으로 정립되었고, 점차 중증의 정신질환자들을 치료하게 되었다. 물론 수치료가 유명해지니, 중증의 환자들이 수치료 클리닉을 찾아가서 도움을 청하기도 했다.

"어떤 부분이 힘드시죠?"

"잠을 잘 수 없고 두통에 시달립니다. 6개월도 더 된 거 같아요. 처음에는 며칠 그러다가 괜찮아질 줄 알았는데, 이렇게 오랫동안 잠을 못 자다니⋯⋯. 러시아에서 좋다는 음식은 다 먹어봤고, 효과가 있다는 치료법도 써봤지만 소용없네요. 선생님, 저 좀 살려주세요."

"부인, 잘 찾아오셨습니다. 당장 수치료를 시작합시다."

파리에서 남쪽으로 약 406킬로미터 떨어진 곳에 위치한 비시 온천의 상류층을 위한 수치료 클리닉은 러시아의 귀족 부인까지 찾아와 수치료(hydrotherapy)를 받을 정도로 유명했다. 영국에서 시작해서 프랑스, 독일로 퍼져나간 수치료는 19세기 초반에 불안증, 불면증, 두통, 예민함과 같은 신경쇠약의 가장 확실한 치료법으로 각광받았다.

이전까지 정신적인 문제는 '광인', 즉 중증의 정신증 환자에 국한된 것으로 인식되었다. 그런데 산업혁명 이후 도시생활자의 수가 증가하면서 예민함, 불안함, 불면, 이해하기 힘든 긴장과 두통과 같은 신체 증상을 호소하는 사람들이 늘어났고, 의사들은 정신증과 다른 용어로 '신경쇠약', '신경증'이라는 단어를 대중적으로 사용하기 시작했다. 해부학의 발달로 신경망의 존재와 역할이 밝혀지면서, 신경증의 원인이 중상류층의 경우에는 과로, 하류층은 체액의 불균형으로 인한 신경망의 이상 때문이라고 여기게 되었다. 독일의 의사 아돌프 알브레히트 엘렌마이어(Adolf Albrecht Erlenmeyer, 1822~1877)는 '광인과 정신박약자를 위한 사립기관'이라는 수용 기관의 명칭을 1848년에 '뇌와 신경질환자를 위한 사립기관(Asyl für Gehirn-und Nervenkranke)'으로 바꾸기도 했다. 장기간 입원하는 중증 환자를 치료하는 곳마저도 가벼운 정신질환인 신경증 환자를 진료하는 곳으로 탈바꿈해야 할 정도로 신경쇠약이란 단어는 당시 유럽 대중들이 맞닥뜨린 도시적 삶의 피곤함과 괴로움을 반영하고 있었다.

도시생활자들과 온천의 유행

그렇지만 이런 증상을 치료할 수 있는 마땅한 방법이 없었는데, 그러던 중 부상한 것이 '수치료'였다. 사실 수치료의 역사는 매우 깊다. 로마의 황제들은 대중목욕탕을 건설해 보급했는데, 이는 대중적 인기를 얻기 위한 방편이기도 했지만 물이 치료 효과가 있다고 알려졌기 때문이었다. 히포크라테스는 환자에게 목욕을 처방했다는 기록도 남아 있다. 그러던 중 산업혁명 이후 도시의 중류층이 계급을 형성하면서 그 수가 늘어나자, 과거에는 소수의 귀족들만 이용하던 온천에 갈 만한 여력이 생겼다. 더욱이 19세기 중반 이후로 유럽 전역에 철로가 건설되고 장거리 여행이 쉬워지면서 온천을 찾는 수요가 늘어나고 새로운 방식의 수치료 클리닉이 번성하게 되었다.

유럽 전역으로 퍼져나간 수치료 열풍은 프랑스에서 꽃피웠다. 프랑스 남부의 따뜻한 기후와 양질의 무기질 온천 때문이었다. 1820년대에 3만 명 수준이던 온천 방문자가 1860년대에 20만 명, 19세기 말에는 30~40만 명으로 매년 늘어났다고 하니, 몸과 마음이 쇠약한 유럽 사람들 모두가 이곳을 찾았다고 해도 과언이 아닐 듯하다.

그러다 보니 클리닉 의사들은 수치료를 점차 정교하게 발전시켜 수백 가지의 처방법을 개발했다. 그들은 우울증 환자에게는 루아야, 생넥테르의 물이 맞고 신경증 환자의 위장통증에는 네리레뱅, 바네르드비고르의 물, 히스테리 발작에는 뤼생소뵈르나 에비앙레뱅의 물을 처방했다. 사실상 큰 차이가 없었는데도 온천 의사들은 차이가 있다며, 전문성 있는 의사의 처방대로 따라야만 치료 효과를 극대화시킬 수 있다고 주장했다.

온천에 가야만 받을 수 있던 수치료를 일상적으로 받고 싶어 하는 대중의 요구에 따라 19세기 중반에는 도시에서도 받을 수 있게 되었다. 파리에서는 수돗물을 이용한 수치료 클리닉이 생겼다. (그런 면에서 온천의 특정한 물만 효과가 있다는 온천 의사의 전문 처방은 자기 부정인 셈이다.) 파리의 수치료사인 알프레드 베니바르데는 정신수력학(psychohydraulics)이라는 이론까지 만들었다. 그는 따뜻한 물로 목욕하기, 찬물과 뜨거운 물을 번갈아 끼얹기, 찬물을 강하게 뿌려 마사지하기, 차가운 수영장에 집어넣기 등을 환자의 체질과 증상에 맞춰서 처방했다.

수치료의 변질과 휴식 치료의 등장

시간이 지나면서 수치료는 이론으로 정립되자, 점차 중증의 정신질환자들을 치료하게 되었다. 물론 수치료가 유명해지니, 중증의 환자들이 수치료 클리닉을 찾아가서 도움을 청하기도 했다. 그러다 보니 19세기 말에는 기존의 정신과 의사들과 영역 다툼도 일어났다. 정신과 의사들은 수치료 클리닉이 적절한 치료를 제공하지 못한다고 공격을 퍼부었고 그 위험성을 경고했다. 시간이 지나자 대중들도 이를 인식하면서, 19세기 말에서 20세기 초로 넘어가는 동안 수치료 클리닉의 열풍이 서서히 수그러들었다. 휴식과 요양을 원하던 중류층이 수치료 클리닉을 '정신 병원'과 유사한 곳으로 인식하면서 자기들이 갈 만한 곳은 아니라고 여겼다.

이런 혼란은 미국으로 넘어가면서 또다른 방향으로 흘러갔다. 조지 비어드(George Beard, 1839~1883)는 1860년에 처음으로 미국에 신경쇠약(neurasthenia)이라는 개념을 소개했다. 그는 '소화불량, 두통, 마비, 불면, 감각 이상, 신경통, 류머티즘, 월경 불규칙' 등의 모든 증상이 이에 해당한다고 주장했고, 빠른 속도로 도시화가 진행되던 미국에서 이는 사람들의 정서에 부합하여 인기를 끌었다. "난 신경쇠약증에 걸려 있어"라는 말이 흔히 사용되었던 것이다.

유럽에서 수치료가 온천물을 통한 신경증 치료법으로 인기를 얻은 데 반해, 미국은 지역적으로 훨씬 넓어서 도시 간 이동이 쉽지 않았고 온천 휴양지가 개발되어 있던 나라도 아니어서 다른 치료법이 쓰였다. 사일러스 위어 미첼(Silas Weir Mitchell, 1829~1914)이라는 의사는 '휴식 치료'를 만들어냈다. 온천물로 목욕하는 것이 수치료의 기반이 된 것과 달리, '온천에 가서' '휴양한다' 중 반쪽 개념인 '휴식'을 치료로 발전시킨 것이다. 미첼은 환자를 아무것도 하지 않고 누워 있게 하고, 가족도 만나지 못하게 격리했으며, 절대 안정을 취하면서 적당한 양의 음식을 보급하고 마사지 등을 받도록 했다. 이 방법을 통해 환자들이 몇 달 만에 극적으로 회복했기 때문에 점점 더 큰 인기를 끌었다. 그는 "탈진 상태에 있는 척수 신경절에 다시금 혈액 순환이 되려면 휴식이 필요하다"라고 주장했다.

유럽의 수치료에는 온천물의 성분이나 물의 온도라는 물질적 기반이 존재했지만, 휴식 치료는 '환자와 의사 관계에서 환자가 갖는 치유에 대한 믿음', 즉 관계(rapport)와 순응(compliance)이라는 심리적 요소가 매우 중요한 치료 기전으로 작동한다는 것을 보여주며 정신의학에 새로운 관점을 제시해 주었다. 이전까지는 신경 자체에 이상이 있다고 여기던 신경증이 '개인의 심리 그 자체의 문제'일 수 있다는 사실이 널리 퍼지면서 암시, 최면, 정신분석과 같은 상담이 독립적인 치료법으로 발전해 나갈 수 있는 기초가 마련되었다.

적극적으로 아무것도 안 하기

물을 이용한 치료는 지금도 재활의학과 등에서 활발히 사용하고 있으나, 정신건강의학과에서는 사용하지 않는다. 그러나 유럽의 온천 도시에는 소규모 사설 수치료 클리닉이 성행하며, 우리나라를 비롯한 각국에서도 고급 스파가 휴식과 이완을 제공한다는 점에서 인기를 얻고 있다.

생활방식 및 사회적 환경의 변화는 새로운 문제를 만들어내는데, 현대사회에 만연한 공공의 적인 스트레스로 인한 문제들은 19세기 초부터 시작되었다는 것을 알 수 있다. 지금도 '적극적으로 아무것도 안 하기'와 같은 적극적 휴식이 스트레스 관리에는 효과적 처방으로 꼽힌다. 지난 200년 동안 세상이 '더 빨리, 더 효과적으로, 더 열심히' 살지 않으면 안 된다고 밀어붙인 만큼, 스트레스는 점점 더해 가고 있다.

1882 정신의학 분류 체계의 시작

크레펠린과 박물학

크레펠린은 환자마다 카드를 만들어서 증상과 병력, 퇴원 당시의 상태를 자세하게 써놓았다. 그러면서 진료했던 환자가 다음에 입원할 때에는 어떤 증상의 변화가 있었고 나중에는 어떻게 달라지는지 경과를 관찰하고, 카드에 자세히 기록하여 자료를 축적해 나가기 시작했다.

한 어머니가 아들을 데리고 병원을 찾았다.

"선생님, 제 아들은 무슨 병인가요?"

"히스테리입니다. 뇌의 병이죠."

그러자 어머니는 의심스러워하며, "다른 병원에서는 퇴행된 거라고 하던데요"라고 말했다. 그러나 의사는 다시 한 번 히스테리라고 확인해 주었다. 석연치 않았던 어머니는 다른 병원을 찾아가 증상을 설명했다. 아이의 행동을 관찰한 의사는 "경련 발작성 광증이군요. 치매나 정신지체일 수도 있고요"라고 진단했다.

이렇듯 진찰하는 의사마다 환자의 병을 제각각 다르게 진단하고 병의 원인을 자기가 생각하는 이론에 따라 중구난방으로 설명했다. 이것이 1800년대 초반까지 유럽과 미국 정신의학계의 상황이었다.

정신질환자들을 수용소보다는 조금 나은 정신병원에 수용하여 사회와 격리시키기 위해서는 질병이라는 진단이 필요했지만, 그렇다고 정교하고 정확하게 평가가 이루어진 것은 아니었다. 정신질환자들이 악마에 씌웠거나 주술에 걸렸다는 믿음은 여전했고, 정신병의 원인에 대한 의견도 분분했다. 철학자나 사회학자, 일부 정신과 의사는 사회적 압력이나 환경적 문제로 병이 생겼다고 주장했고, 뇌 신경계 질환의 일종이라고 주장하는 의사도 있었다.

보이는 만큼만 분류하고 예후를 진단한다

이런 혼란을 정리한 사람이 에밀 크레펠린이었다. 독일 북부에서 태어난 그는 1878년에 의사가 되었고 뮌헨에서 뇌생물학자인 베른하르트 폰 구덴(Bernhard von Gudden, 1824~1886)의 문하생으로 수련을 받았다. 당시 뮌헨 의학계는 현미경으로 뇌 조직을 조사하는 데 집중하고 있었지만, 심리학에 관심이 많던 크레펠린은 1882년에 '근대 심리학의 아버지'로 알려진 빌헬름 분트(Wilhelm Wundt, 1832~1920)가 개설한 라이프치히 대학의 심리학 실험실로 옮겼다. 몇 년간 연구에 몰두한 후 정신병원에 취직했고, 1890년에는 하이델베르크 대학의 교수가 되었다. 이때부터 그는 본격적으로 자신이 생각해 오던 개념을 실천하기 시작했다.

크레펠린은 환자마다 카드를 만들어서 증상과 병력, 퇴원 당시의 상태를 자세하게 써놓았다. 그러면서 진료했던 환자가 다음에 입원할 때에는 어떤 증상의 변화가 있었고 나중에는 어떻게 달라지는지 경과를 관찰하고, 카드에 자세히 기록하여 자료를 축적해 나가기 시작했다. 지금은 '의무 기록지(차트)'를 쓰는 것이 당연한 일이지만, 당시만 해도 정신질환자의 상태를 기록하는 것은 새로운 시도였다. 자료가 쌓이면서 크레펠린은 뇌의 이상이나 사회심리학적 압력, 신경해부학적 변화가 아니라 오직 겉으로 드러나는 질병의 추이를 세밀하고 객관적으로 관찰하는 것이 중요하다고 주장했다. 그리고 이를 통해 질환을 분류하고, 질병의 경과를 예측하고 감별하는 체계를 수립할 수 있었다.

크레펠린은 환자마다 증상과 경과를 세세히 기록한 카드를 '진단 상자'라 이름 붙인 곳에 모아서 보관했다. 그리고 환자를 진료할 때마다 그 환자의 카드를 꺼내서 진단을 정정하고, 특징적인 증상의 변화를 적었

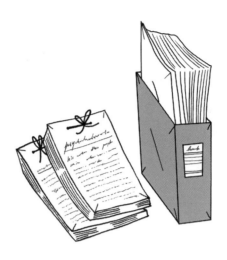

다. 그는 "이런 방식으로 환자에 대해 충분히 포괄적으로 이해할 수 있
게 되었고, 어떤 진단이 틀렸고 근거가 없으며 잘못된 개념에 이르게 되
었는지 추론할 수 있게 되었다"라고 말했다.

몇 년간 이런 분류 작업을 통해 일종의 '데이터베이스'를 광범위하게
축적한 크레펠린은 환자로부터 얻은 자료를 자신이 갖고 있는 기존
의 이론에 끼워 맞추거나 해석해서는 안 된다는 것을 깨달았다. 드
러나는 질병 과정 자체로 분류하는 것이 가장 올바른 방식이었다.
환자의 상태를 보이는 대로만 기술하고 그 증상을 잘 모아 하나의 집단
을 만들면, 특징적인 증상의 꾸러미가 일정 기간 이상 지속되는 다른 환
자에게도 같은 진단을 내릴 수 있었다. 이런 식으로 분류하면 앞으로 환
자의 경과가 어떻게 될지, 그 예후(prognosis)를 예측할 수 있었다.

진단이 질병의 과거를 유추하여 원인을 찾아내는 것이라면, 예후는

미래를 관측하여 치료 방침과 전략을 수립하고 기대치를 가지게 한다는 점에서 치료에 중요한 정보가 되었다. 크레펠린은 당시의 의학과 과학의 발달 수준으로는 정신질환의 원인을 정확히 알 수 없으므로, 원인에 따라 진단명을 분류하는 것이 불가능하다고 주장했다. 불분명하고 부정확하게 진단하기보다는 '보이는 만큼'만 가지고 분류하기만 해도 충분히 예후를 볼 수 있다는 것이 그의 생각이었다. 이는 당시로서는 많은 반발을 샀으나, 현대 정신의학의 진단 분류 체계의 근간이 된 혁명적 관점이었다.

현대적 분류 체계의 근간을 만들다

이는 크레펠린의 머릿속에서 갑자기 솟아난 생각이 아니었으며, 흥미롭게도 의학계가 아닌 박물학과 동식물학의 영향을 받았다. 17세기에 린네의 분류 체계를 만든 칼 폰 린네(Carl von Linné)는 의사인 동시에 식물학자였다. 그는 제자들이 전 세계에서 채집해 온 식물 표본을 바탕으로 복잡해 보이는 동식물들을 체계적으로 분류했고, 이를 통해 생명의 다양성을 해석하려 했다. 그는 몇 년간 노력한 끝에 설득력 있는 분류 체계를 개발해서 7,700종의 식물과 4,400종의 동물을 '종속목강문계'라는 위계에 따라 6단계로 분류했고, 이는 지금까지도 유지되는 분류 체계의 기본이 되었다. 린네는 일단 자연계를 관찰하여 정확하고 자세하게 묘사하고 관찰된 유사성을 근거로 분류하면, 복잡해 보이는 다양성을 분류하는 유형을 발견할 수 있다고 믿었다. 폭넓게 관찰하고 좋은 분류와 계통을 만드는 것만으로도 충분히 진리에 가까이 갈 수 있다는 개념이었다. 요하네스 케플러(Johannes Kepler)와 티코 브라헤

(Tycho Brahe)의 천문학 분류와 드미트리 멘델레예프(Dmitri Ivanovich Mendeleev)의 주기율표도 근대 과학이 발달하던 17세기에 린네의 동식물 분류법과 함께 등장했다.

이러한 과학적 체계 발달의 덕을 입은 것이 에밀 크레펠린보다 열 살 위 형인 칼 크레펠린(Karl Kraepelin)이었다. 두 사람은 어릴 때부터 관찰을 통해 분류하고 체계를 세우는 작업에 대해 토론을 벌였고, 에밀 크레펠린은 뛰어난 박물학자였던 형의 작업을 보면서 아이디어를 얻었다. 이를 기반으로 오직 관찰만으로도 정신질환의 진단 체계를 만들어 낼 수 있을 것이라는 확신을 갖게 되었고, 환자의 증상을 분류하고 경과를 기록하면서 하나의 분류 체계로 만드는 데 성공했던 것이다.

의학에서 질환을 진단하고 분류할 때는 원인이나 변화의 부위가 상대적으로 명확하다. 이에 반해 정신질환은 특징적인 심리적 불편감과 행동의 변화를 기술한 항목 중에서 겉으로 드러나는 증상이 일정 개수를 충족하고 특정 기간 이상 지속될 때 진단을 내린다. 오직 관찰되는 증상만으로 진단하는 것이다. 이를 '기술적 정신의학(descriptive psychiatry)'이라고 하며, 현대 정신의학에서 정신병리학(psychopathology)이라는 학문적 토대를 이룬다.

크레펠린은 바로 기술적 정신의학의 기초를 마련한 것이다. 그는 정신질환을 모두 13가지 범주로 나눴다. 신경증, 열성 정신병, 정신지체, 조현병, 우울-조울병 등으로 분류한 이 범주는 현대 정신의학에서도 거의 유사하게 사용하고 있다. 그중에서도 크레펠린의 제일 큰 업적은 당시 '미쳤다'고만 치부하던 정신병을 정서적 요소의 유무에 따라 크게 2가지 영역으로 나눈 것이었다. 정서적 요소가 있는 정신병은 현대 정신의학적 용어로 하면 주요 우울장애와 양극성 정동장애를 합친 것으로, 증상이 발현된 후 일정 시간이 지나면 호전되기도 하지만 악화되기도 하는 순환적 경과를 거친다. 두 번째는 정서적 요소가 없는 정신병으로, 요즘 개념으로는 조현병이다. 이는 한번 발병하면 서서히 악화되어 크레펠린이 '조발성 치매(dementia praecox)'라 부른 인격적 황폐화를 겪게 된다. 그의 제자였던 오이겐 블로일러는 '정신분열병(schizophrenia)'이라는 진단명을 사용하기 시작했다. 이렇게 진단 체계를 분류하기 시작하면서 정신질환의 경과가 뚜렷해지고 예후도 달라질 수 있었다.

지속적인 관찰과 이해로 만들어진 정신질환의 진단 분류 시스템

크레펠린에 의해 누구나 똑같이 관찰한다면 같은 진단을 내릴 수 있는 체계가 마련되면서, 정신의학은 비로소 의학적 모델로 설명할 수 있는 근거가 마련되었다. 모두가 동의할 수 있는 진단이 가능해졌으니 같은 치료법을 적용해서 원인을 찾으면서 예후와 경과를 예측할 수 있게 됨으로써, 과학적이고 객관적인 연구와 의학적 치료가 가능해진 것이다. 이는 현대의 국제질병분류(ICD)나 『정신질환의 진단 및 통계 편람』으로 발전하게 된다.

요즘은 게임 중독이 정신질환에 속하는지 아닌지를 놓고 많은 논쟁이 오가고 있다. 사회적 변화의 영향, 게임에 대한 편향적 시선, 새로운 매체에 대한 적응 과정으로 보는 시선, 다른 기저 정신질환의 새로운 증상 표현이라는 입장 등 다양한 주장이 있다. 이럴 때는 진단명을 먼저 정하는 것보다 크레펠린처럼 특징적인 행동과 증상을 면밀히 관찰하고, 진짜 문제가 있는 환자군을 분류해서 이들의 경과를 장기간 조사함으로써 이들에게만 효과적인 치료법이 있는지, 또 어떠한 특징적 경과를 거치는지 밝혀내야만 비로소 독립적으로 진단할 수 있을 것이다.

크레펠린이 박물학적 경험을 차용해 개발한 정신질환의 진단 분류 시스템은 진단을 확립하는 과정의 원칙을 만들어냈다는 점에서 현대 정신의학 발달의 시작을 알리는 결정적 순간이었다.

1918

정신질환을 치료하기 위해 이를 뽑다

헨리 코튼의 국소 감염 치료법

정신질환이 뇌를 포함한 신체의 이상에 의해 발생하는 것이라는 생물학적 기원론을 지지하는 이들에게 감염이란 복음과도 같았다. 과거에 생물학적 원인론은 정신질환의 원인을 태생적인 발달 이상으로 여겼기에 치료할 수 없었지만, 감염은 생물학적 원인론이어도 원칙적으로 치료가 가능했기 때문이다.

1902년 러시아 출생의 마사 후르비츠(Martha Hurwitz)는 1921년에 미국으로 이민한 후 동부의 트렌턴 시에서 살고 있었다. 그녀의 남편은 알코올의존증에 무책임한 사람이었고, 정부의 생계비 지원도 끊겼다. 겨우 버티던 마사가 정신병 증상을 보이며 공격적인 행동을 하자, 가족들은 필라델피아의 정신병원에 그녀를 입원시켰다. 증상이 호전되어 퇴원했지만 얼마 지나지 않아 다시 말이 많아지고 부산해졌으며 행동이 많아졌다. 지금으로 치면 양극성 정동장애(조울병)의 조증 삽화와 유사한 증상이었다. 1928년 12월, 마사의 부모는 당시 유명한 주립 정신병원이었던 트렌턴 주립병원에 그녀를 입원시켰다.

마사를 진찰한 의사는 '패혈성 정신병, 정신분열병'이라고 진단했다. 금니 9개를 채워 넣어 치아를 치료했기 때문이었다. 그녀는 정신병 치료를 위해 '국소 감염 제거'를 받아야 했다. 그때부터 타이푸스 백신을 세 차례 맞았고, 편도 절제술을 받았으며, 이를 여러 개 뽑았다.

몇 달 후에 마사는 회복 판정을 받고 퇴원했지만, 1929년 늦여름 남편과 이혼 협의를 하던 중 다리가 부러지는 부상을 입은 후 예민하고 신경질적이 되어 트렌턴 병원에 다시 입원했다. 기이한 정신 상태가 계속된다고 판단한 의료진은 남은 치아 14개를 모두 뽑았고, 위장의 독소를 제거하기 위해 결장 관장을 한 번에 20회 연속으로 시행했으며, 자궁경부 응고술과 칼슘 요법 등을 시행했다. 치료가 효과적이었는지, 1930년 6월 마사는 결국 호전되었다는 판정을 받고 퇴원할 수 있었다. 트렌턴 병원의 의료진은 그녀를 '국소 감염증으로 중증의 정신질환이 생긴 것을 외과적 시술로 완치시킨 성공적 사례'로 기록했다.

여기까지 읽다 보면 이상하지 않은가? 분명히 정신적인 문제가 있는 환자인데, 이를 뽑고 관장을 한다고? 거기다가 '패혈성', '국소 감염'이란 단어가 정신과 진단에 포함되어 있다고? 신체의 한 부위에 생긴 감염이 피를 타고 뇌로 퍼져서 이상행동을 일으키는 정신 증상이 발생한다는 이론에 따르면, 감염 부위를 제거하고 관장 등을 통해 독소를 제거하는 것이 치료법이다. 1920년대 초반부터 10여 년간 미국과 유럽의 일부 정신병원에서 실제로 시행된, 당시로서는 최첨단의 생물학적 치료법이었다. 이런 치료를 확립하고 널리 퍼뜨린 사람은 미국의 정신과 의사 헨리 코튼(Henry Cotton, 1876~1933)이다.

수용소 의사를 벗어나려는 움직임

뚜렷한 치료법이 없던 당시에 정신의학은 기본적으로 2가지 흐름이 있었는데, 하나는 정신분석을 포함해서 결국은 마음의 문제라는 심인론에 기반한 흐름과 '정신질환은 생물학적 뿌리를 갖고 있다'라는 전제에서 시작한 흐름이었다. 생물학적 치료를 계속 시도한 이유는 의사들이 기본적으로 과학자로서 훈련받았고, 획기적으로 발전하고 있는 첨단 의학과 생리학 등의 지식을 생명을 구하는 데 활용해야 한다는 사명감도 컸기 때문이다. 이 사건은 수십 년 동안 역사의 뒤안길에 묻혀 있었다. 그러던 중 사회학자 앤드루 스컬(Andrew Scull)에 의해 발굴되었고, 2005년 『현대 정신의학 잔혹사(*Madhouse: a tragic tale of megalomania and modern medicine*)』에서 처음으로 낱낱이 밝혀졌다.

1900년대 초반까지 미국에서 중증 정신질환의 치료는 시설에 수용하는 것이 전부였다. 환자는 갈수록 늘어나고 주립병원도 수용 인원의 한계를 넘어서면서 환경은 갈수록 열악해졌으며, 정부 예산도 초과하기 일쑤였다. 치료를 위해 해줄 것이 없다는 것은 환자뿐 아니라 정신과 의사의 사기를 꺾어놓고 무력감을 느끼게 했다. 입원이 필요한 수준의 정신질환자는 본질적으로 치료가 불가능하고 선천적으로 잘못 태어났기 때문에 사회로부터 격리하는 것이 정신과 의사의 주요한 역할이라고 믿었던 시대였다. 세상은 그들을 '수용소 의사'로 불렀고, 행정 업무와 보고서 작성으로 그나마 환자를 돌볼 시간도 없었다. 치료되지 않는 환자는 사회에서 일단 격리시켜 주립병원에 수용했는데, 입원 환자가 갈수록 늘어나기만 하여 환자의 환경과 처우는 점점 더 나빠졌다.

그즈음 독일에서 정통 정신병리학을 공부하고 미국으로 넘어와 자리를 잡은 정신과 의사들이 늘어났다. 크레펠린 등의 영향을 받은 이들은 객관적 평가와 정신병리의 평가, 과학적 방법론으로 정확히 정신질환을 분류하고 진단하면 적절한 치료도 가능하다고 믿었다. 또 정신질환의 원인을 찾아내기 위해 당시 발달하기 시작한 해부학, 생리학 등을 도입했다. 특히 전신마취법이 개발되면서 수술 방법이 획기적으로 발달한 외과에 비교해 볼 때, 정신질환의 해결도 그만큼 발전시킬 수 있기를 바랐다. 그중 한 사람이 아돌프 마이어였다.

현대의학 전문가를 총망라한 종합병원을 만들다

스위스 태생인 마이어는 1892년에 미국으로 건너간 정신생물학의 제창자로, 존스홉킨스 병원의 주임 교수였다. 그는 프로이트의 정신분석을 뜬구름 잡는 허황된 이야기라고 평가절하할 정도로 생물학에 기반한 정신과 의사였다. 정신질환은 뇌 질환이라고 주장한 빌헬름 그리징거(Wilhelm Griezinger, 1817~1868)의 이론을 지지했던 마이어의 미국인 제자 중 하나가 헨리 코튼이었다. 야심 많은 코튼은 1906년에 정신의학 선진국인 독일로 유학을 갔고, 정신의학계의 대가들인 크레펠린, 니슬, 알츠하이머에게 사사받아 미국으로 돌아왔다. 마이어가 그를 적극적으로 후원한 덕분에 1906년 트렌턴 주립병원의 원장으로 부임할 수 있었다.

20세기 초, 파스퇴르의 발견 등을 토대로 의학계에서는 세균과 감염의 상관관계가 명확해졌다. 티푸스균, 말라리아의 원인균, 결핵균 등이 확인되면서 감염이 인간 질환의 제일 중요한 원인으로 부각되기 시작했다. 이런 의학계의 거대한 흐름을 정신의학계도 눈여겨보았다. 정신질환이 뇌를 포함한 신체의 이상에 의해 발생하는 것이라는 생물학적 기원론을 지지하는 이들에게 감염이란 복음과도 같았다. 과거에 생물학적 원인론은 정신질환의 원인을 태생적인 발달 이상으로 여겼기에 치료할 수 없었지만, 감염은 생물학적 원인론이어도 원칙적으로 치료가 가능했기 때문이다. 이러한 맥락에서 치아의 감염이 패혈증으로 진행하면 치명적인 결과를 초래할 수 있고, 사소해 보이는 국소 감염이 정신적 문제의 원인이 될 수 있다는, 지금은 상식 차원의 의학적 발견이 전문가들 사이에 알려지면서 그 개념이 점차 넓게 적용되기 시작했다.

1900년대 초반에는 충치, 장 내 세균 등의 국소 감염이 정신 증상과 연관이 있을 것이라는 주장으로 차차 확대되었다. 스코틀랜드의 정신과 의사 루이스 브루스(Lewis Bruce)는 1906년에 "초기 급성 정신질환에 예외 없이 동반되는 소화관 장애를 치료해야 한다. 충치는 지속적인 독

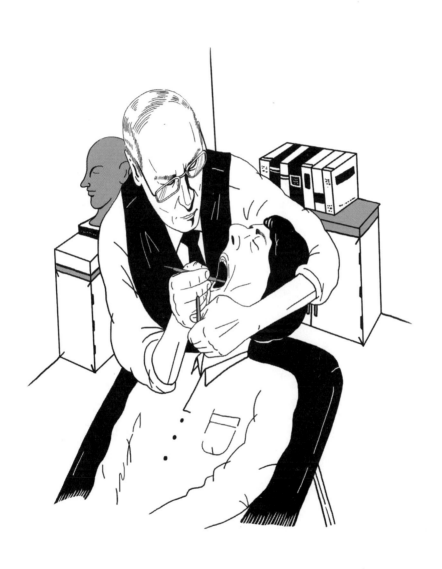

소혈증의 원인이므로 빨리 제거해야 한다"는 논문을 발표하기도 했다. 코튼은 이런 주장을 지지했고, 병원장 부임은 이를 확인하기 위한 기회였다. 먼저 인력을 충원해서 정신과 병원에 세균학자, 내과의사, 외과의사, 부인과 의사, 치과의사, 병리학자 등을 고문으로 두었고, 당시에는 흔치 않던 영상의학과 의사와 구강외과 의사를 고용했다. 트렌턴 병원은 현대의학 전문가를 망라하여 당시로서는 최첨단의 종합병원이 되었다.

신체의 이상이 정신증상의 원인이라고 믿다

코튼은 정신분열증, 조울증과 같은 중증 정신 증상이 발생하는 초기에 그 원인으로 추정되는 감염 병소를 제거하면 병이 진행되는 것을 막고 치료할 수 있을 것이라고 주장했다. 가장 먼저 주목한 것이 치아였고, 다음으로 편도선과 장이었다. 그래서 치과의사의 검진과 엑스레이 등을 통해 감염이 발견된 환자의 치아를 뽑았다. 1921년 1년 동안 트렌턴 주립병원에서 뽑은 이가 총 6,472개나 되었는데, 입원 환자 1명당 10개에 해당했다. 위장과 대장 등 장내 세균에 의한 감염도 중요한 원인으로 보고, 회장의 끝 부분, 맹장과 결장의 첫 부분을 절제하는 '발생적 결장 재건(developmental colon reconstruction)'이라는 수술법을 고안했다.

1919년부터 1년간 이 수술을 받은 환자 79명 중 21명이 회복되고, 23명은 사망했다. 그러나 별달리 뾰족한 치료법이 없던 정신의학계에서 코튼의 공격적인 치료법은 눈길을 끌기에 충분했다. 돌파구를 찾던 의사들에게는 사망한 23명보다 회복된 21명이 더 중요했던 것이다. 그는 여성을 대상으로 난관을 절제하거나 자궁경부를 적출하기도 했고, 증세가 덜한 환자들에게는 하루에 수십 번씩 관장을 실시하는 장청소술을 실시했다. 집계에 따르면 그들은 1918년부터 7년간 개복 수술을 약 2,186회 실시했다. 코튼은 1919년에 자신의 치료 실적을 《뉴욕 의학 저널(New York Medical Journal)》에 발표했고 대중 강연을 통해 언론에 대대적으로 홍보했다. 그는 프로이트의 정신분석에서 이야기하는 무의식이나 심리적 원인을 주장하는 측과 분명히 선을 그었고, 정신장애는 신체적 이상에 원인이 있다고 주장했다.

위대한 선구자의 업적에 묻힌 불행한 죽음들

반론도 만만치 않았다. 코튼이 시행하는 수술법의 근거가 미약하고, 무엇보다 이 수술로 인한 사망자나 불구자의 수가 축소되어 보고되었다. 여론이 들끓자 마이어에게 조사가 의뢰되었고, 그는 자신의 제자 필리스 그린에이커(Phyllis Greenacre, 1894~1989)를 보내 과거 진료 기록을 면밀히 조사하고 실제 치료를 받은 환자들을 만나보게 했다.

1년 6개월에 걸친 조사 끝에 그린에이커는 국소 감염에 의한 수술적 치료법의 사망률이 지나치게 높다는 것을 발견했다. 수술 후 6명 중 1명이 사망했고, 40퍼센트는 수술을 받은 후 증상이 개선되지 않거나 후유증 때문에 퇴원하지 못했다. 그녀는 "해독 치료법의 긍정적 효과를 입증할 만한 증거가 사실상 전무하다"는 결론을 내렸다. 그렇지만 코튼은 조사 결과를 받아들일 수 없었고, 생물정신의학을 주창하던 마이어도 이 보고서를 채택해서 공표할 경우 발생할 후폭풍을 감당할 자신이 없었다. 결국 보고서는 묻혔고, 그린에이커도 다른 도시에 취직하면서 모든 조사 결과가 덮어지고 말았다. 덕분에 코튼은 1930년에 병원장을 그만둘 때까지 지속적으로 수술 요법을 시행할 수 있었다.

그가 퇴임한 다음에 그의 추종자인 로버트 스톤(Robert Stone)이 원장이 되었으므로 상황은 달라지지 않았다. 그러나 트렌턴 주립병원에서 수술 치료를 받은 환자들의 문제가 조금씩 드러나기 시작하면서 뉴저지 주 기관 및 단체국 조사실장인 에밀 프랭클(Emil Frankel)이 1932년에 병원 기록을 면밀히 조사하기에 이르렀다. 수술을 받은 수백 명의 환자와 수술을 받지 않은 환자들의 치료 결과를 분석해 본 결과, 코튼이 발표한 통계 자료에 상당한 오류가 있다는 것을 발견했다. 또한 결장 절제술을 받은 309명의 환자 중 회복한 환자는 코튼이 발표한 대로 75명이 아니라 22명뿐이라는 사실이 드러났다. 더 적은 부위를 절제하는 결장 주변 막 절제술을 받은 환자들의 경우에도 336명 중 148명이 완치되었다는 주장과 달리 42명만 회복되었다. 이는 비수술 환자의 회복률보다 현저히 적은 수치였다. 문제는 수술을 받은 309명 중 138명이 사망했고, 101명이 여전히 입원 치료 중이라는 것이었다. 아무리 치료가 목적이어도 3명 중 1명이 죽는 것은 합리화할 수 없었다.

이 보고서도 파장을 의식해 관계자에게만 배포되었고 나중에야 알려졌다. 코튼은 끝까지 처벌받거나 비판받지 않은 채 자신의 주장을 더 널리 알리기 위해 노력하다가 1933년 5월에 사망했다. 아직 이런 문제가 알려지기 전이어서 언론은 '세계적으로 유명한 정신과 의사의 사망'으로 보도했고, 《뉴욕타임스》에서도 그를 위대한 선구자로 칭하며 그의 인도주의자적 영향을 추모한다고 했을 정도였다. 이후에도 트렌턴 주립병원에서는 발치와 편도 제거, 발열 요법, 관장 등이 1940년대 초반까지 광범위하게 실시되었다.

환자의 인권과 안전은 모든 것에 우선한다

이미 1925년에 주류 정신의학계에서는 코튼의 치료법에 문제가 있음을 알고 있으면서도 기득권을 보호하는 데만 급급했다. 그 결과 한동안 국소 패혈증에 의한 감염론이 정신질환의 주요한 원인으로 인지되면서 수술 요법이 결정적인 치료법으로 실행되었다. 그래서 불필요한 수술이 수없이 자행되었고, 사망하거나 평생 수술 후유증을 안고 살아야 하는 불행한 일이 발생했던 것이다.

'어차피 저렇게 살다가 죽을 사람들인데 위험한 시술을 받더라도 몇 명이나마 회복된다면 그것으로 괜찮지 않은가'라고 당시 코튼의 병원 의사들이나 의료진, 더 나아가 환자의 가족들까지도 생각하지 않았을까? 더욱이 성공한다면 명성을 얻을 것이라는 의사로서의 공명심도 한몫했을 것이다. 그러니 환자의 인권과 안전, 의료 윤리는 뒷전으로 밀려났다. 트렌턴 주립병원에서 시행된 국소 감염 치료는 과학의 진보를 맹신하면서 자신의 신념만이 옳다고 여긴 학자이자 전문가라는 사람들의 비이성적 행동의 역사적 사례로 기억해야 할 것이다.

과학의 진보와 전문성이라는 이름으로 방어막을 치지만, 이것이 인간의 생명 존중과 환자의 인권 보호라는 더욱 근본적이고 중요한 요소를 무시할 때에는 돌이킬 수 없는 결과를 만들어낼 수 있다는 것을 다시금 깨닫게 된다. 현대 의학에서 미지의 질환, 정복하지 못한 병을 치료하고자 하는 욕망은 여전하다. 그렇지만 그런 욕망도 의료 윤리와 생명 존중의 가치 앞에서는 우선순위를 양보해야만 한다는 것을 역사는 가르쳐주고 있다.

1927

이상한 성격도
병으로
분류된다!

인격장애의 역사

현대적 의미의 인격장애는 한 개인의 내적 경험이나 행동이 문화적 기대에서
상당히 벗어난 채 인지, 감정, 대인관계, 충동 조절 중 2가지 영역 이상에서
지속적으로 나타나는 것을 말한다. 광범위한 삶의 영역에서 일관되고 부적절
한 판단과 감정, 대인관계를 보일 때 그 사람의 인격에 문제가 있다고 보는 것
이다.

"회의 때 나 비웃은 거야?"

"아닌데요."

"씩 웃었잖아."

"문자가 와서 보고 웃은 거예요."

"한 달 전에 회의 때에도 내가 말하는 동안 웃더니, 내가 그리 우습나? 만만해?"

회의 중에 한 직원이 살짝 웃었을 뿐인데, 자기를 비웃은 것이라 굳게 믿는 사람이 있다. 두 사람 사이에 갈등이 있던 것도 아니다. 이 사람은 누군가가 자기를 비난하지 않는지 매사에 촉각을 곤두세운다. 주변 사람은 의심 덩어리에 자기중심적으로만 해석하는 이 사람 때문에 너무 힘들다. 그러나 정작 본인은 '합리적으로 경계하고 의심하는 것'이라면서 힘들어하지 않는다. 가족과 친구 관계에서도 의도를 의심하고 꼬치꼬치 캐물으며 모든 상황을 장악해야 안심한다. 이 사람은 도대체 왜 그러는 것일까?

타인만 고통스럽게 만드는 인격장애

스스로는 별문제가 없다고 생각하지만, 실제로는 판단과 행동, 정서적 반응 때문에 주변 사람들을 무척 힘들게 하는 사람이 있다. 일시적으로 위기 상황을 돌파하기 위한 리더십이라면 이해라도 하겠지만, 이들은 언제 어디서나 일관되게 행동한다. 도리어 남들이 자신 때문에 괴로움을 겪는 것을 이해하지 못하고, 자신의 판단과 행동을 추호도 의심하지 않는다.

인격은 일관되고 광범위하며 자연스러운 판단과 행동, 정서 반응의 총합이다. 그런데 인격으로 인해 자신뿐 아니라 주변에 피해를 주고, 그로 인해 사회생활의 적응에 문제를 일으키는 경우도 있다. 이를 인격장애(personality disorder)라고 한다.

우울증이나 불안장애가 있는 사람이라면 자신의 문제를 인정하고 삶의 어떤 시기에 문제가 생길 수 있다는 사실을 이해한다. 이들은 자신의 증상을 '본질적 나'의 구성과 다르다고 인식하며, 그 문제 자체가 괴로움의 원인이 된다. 그러나 인격장애의 경우에는 문제가 되는 부분이 자신을 구성하는 본질의 일부이기에 불편하게 여기지 않고 오히려 자아에 잘 어울린다고 여긴다. 즉, 자신이 타인에게 문제를 일으킨다고 생각하지도 않고, 불편해하지도 않는다. 그러다 보니 치료를 통해 변해야겠다는 생각도 하지 않는다.

서양에서는 불안증이나 우울증을 '신발 속의 자갈(pebble in the shoe)'에 비유한다. 겉으로는 멀쩡해 보이지만 정작 신발 안의 돌 때문에 걸을 때마다 통증을 느낀다는 의미다. 반면 인격장애를 가진 사람은 '입안의 마늘(garlic in the mouth)'에 비유한다. 본인은 마늘을 좋아해서 양껏 먹지만, 말할 때마다 마늘 냄새가 진동해서 주변 사람들은 고통스럽다는 것이다.

이렇듯 정신질환을 분류하는 데 있어서 인격은 전혀 다른 영역에 속한다. 명확한 병적 증상을 모아서 진단하는 것이 일반적인 정신질환인데 반해, 인격이란 한 인간의 전체를 구성하는 총합이기에 인격적 문제를 질환으로 분류하려면 접근 방법도 다를 수밖에 없다. 그렇지만 원만한 사회적 기능을 이루는 데 문제가 되는 경우는 오래전부터 존재했으며, 정신의학의 영역에서 이들을 진단하고 치료할 필요가 있었다.

인격을 정의하고 판별하려는 다양한 시도

정상적인 인격을 정의하고 유형을 분류하려는 시도는 고대 그리스까지 거슬러 올라간다. 플라톤(Platon, 기원전 427년경~347년경)은 일찍이 성격 유형을 5가지로 분류하고 환경의 영향이 미치지 않는 타고난 면이 있다고 했다. 아리스토텔레스(Aristoteles, 기원전 384~322)는 인격의 정상성과 비정상성에 대해 어느 정도 현대적인 관점을 가지고 있었는데, 병적인 성격 특성은 타고난 결함이고 정상 범위 내의 훈련이나 습관이 영향을 미친다고 생각했다. 또 전체적으로 평균 범위에 속해 있는 것이 정상을 의미하며, 어느 쪽이든 특성의 양극단에 속하는 것은 문제가 된다고 했다.

인간의 기본적 습성에 대한 분류를 토대로 기원전 300년경 철학자 테오프라스토스(Theophrastos, 기원전 372년경~288년경)는 성격을 체계적으로 분류한 최초의 책인 『성격론(The Characters)』을 펴냈다. 그는 아리스토텔레스의 12년 후배로, 30가지의 성격 유형을 분류하고 짧게 묘사했다. 여기에는 흔히 볼 수 있는 정상 범위 안의 성격 유형뿐만 아니라 현대 정신의학에서 발견할 수 있는 인격장애 유형도 포함된다. 예를 들어 18번째 유형인 '의심 많은 남자(suspicious man)'의 특징을 "모든 사람이 자신을 속이려 한다고 믿는다"라고 묘사하며 "하인을 시장에 심부름 보내고 몰래 다른 하인에게 따라가게 하여 돈을 얼마나 쓰는지 감시

한다"라고 기술했다.

이 글의 앞부분에 예로 든 사람이 이 경우에 속하는데, 오늘날에는 '편집성 인격장애(paranoid personality disorder)'로 분류한다. 테오프라스토스는 성격이란 동전에 각인을 찍듯이 한 사람의 마음 안에 직조된 영구적인 활동 방식이라고 설명했다. 고대 그리스 시대부터 성격에 문제가 있는 사람들이 존재한다고 여겨왔던 셈이니, 인격장애에 대한 연구도 그만큼 뿌리가 깊다고 볼 수 있다. 이런 흐름은 오랫동안 묻혀 있다가 18세기 근대 의학이 발달하기 시작하면서 다시 부각되었다. 옥스퍼드 영어사전에 따르면, 18세기 이후로 한 사람의 특징적 성질을 설명하는 데 '인격(personality)'이란 단어를 썼으며 정상부터 병적인 것까지 일련의 연속선상에 있다고 설명했다.

사실 성격이 이상한 사람을 알아내기는 어렵다. 그래서 사람들은 최대한 빠르고 쉽게 성격을 판별해 내고 싶어 했고, 이에 가장 각광받은 것이 골상학(phrenology)이었다. 한 사람의 해부학적 특징을 해석해서 성격을 설명하는 학문으로, 동양의 관상학과 유사한 면이 있다. 골상학을 학문적으로 확립한 사람들은 오스트리아 빈에서 활동하다가 프랑스에 정착한 독일인 의사 프란츠 요제프 갈(Franz Joseph Gall, 1758~1828)과 그의 동료 요한 가스파르 슈푸르츠하임(Johann Gaspar Spurzheim, 1776~1832)이었다.

그들은 대뇌피질의 신경해부학적 구분과 생김새에 따라 정확하게 성격을 구분할 수 있다고 가정했다. 이를테면 용기나 경쟁심 같은 성격 요인은 귀 뒤쪽과 유양돌기 위쪽에, 자존감은 정수리 쪽에 위치한다는 것이다. 19세기 중반까지 대중적으로 큰 영향을 미친 골상학은 타고난 해부학적 골격이 인격의 기본을 형성한다고 봤는데, 과학적 근거가 없기에 의학계에서는 점차 중요도가 떨어졌다.

근대 정신의학이 차차 자리를 잡아가기 시작한 19세기 초반에 프랑스의 필리프 피넬과 장 도미니크 에스퀴롤(Jean Dominique Esquirol, 1772~1840)은 괴이한 생각과 행동 유형을 보이지만 광인은 아닌 사람들이 있다고 보고했다.

피넬은 정신과 용어로 '인격장애'라는 단어를 처음 사용했다. 이해력·판단력·지각 능력·기억력에는 문제가 없고 일반인이 보기에도 정상으로 보이지만, 작은 자극에도 쉽게 충동적인 공격성을 보이는 일부 남성들을 묘사하여 '망상이 없는 조증(manie sans délire)'이라는 진단명을 붙였다. 에스퀴롤도 '이치를 따지는 편집광(monomanie raisonnante)'이라는 정신병리를 묘사하면서, 현재의 '편집성 인격장애'와 유사한 유형을 소개했다. 영국에서도 제임스 프리처드(James Prichard, 1786~1848)가 도덕적으로 문제가 있는 행동을 반복하는 사람들을 모아서 그 특징을 보고했다. 정신과에서 도덕적으로 문제가 있는 사람을 질환으로 진단해서 법적 처벌을 피하게 하면 안 될 것이라고 우려하기도 했다. 이런 점에서 초창기의 대표적인 인격장애는 '사이코패스' 내지는 '반사회성 인격장애', '편집성 인격장애'였던 것으로 추정된다.

인격장애는 타고나는 것일까?

19세기 후반부터 인격장애의 원인에 대해, 병적인 기질을 타고난 사람이 문제를 일으킨다고 보는 천성론(nature)과 본질적으로는 모두 똑같이 태어났지만 자라온 환경의 영향에 의해 인격장애가 생긴다고 보는 양육론(nurture)의 두 관점을 체계적으로 주장하는 학파가 등장하기 시작했다.

1800년대 후반에 들어서며 장 마르탱 샤르코가 히스테리 환자를 최면으로 치료하고 지그문트 프로이트가 정신분석을 확립하면서, 정신분석 발달 이론이 환자의 인격 발달 단계를 분류하는 기준이 되었다. 프로이트와 제자 카를 아브라함은 양육론의 관점에서 무의식적 갈등이나 어린 시절에 경험한 트라우마가 구강기·항문기·성기기의 정신성 발달에 정체를 가져와 성인이 된 후에도 일상적 판단이나 대인관계에 영향을 미침으로써, 각각 의존성 인격장애(dependent personality disorder)· 강박성 인격장애(obsessive compulsive personality disorder)· 히스테리성 인격장애(historionic personality disorder)가 된다는 이론을 확립했다. 이는 1900년대 초반에 인격장애 이론의 기반으로서 자리 잡았고, 프로이트는 1909년 「성격과 항문 성애(*Character and anal eroticism*)」라는 논문에서 정신분석적 성격 모델을 처음으로 체계화했다.

만 1세까지는 구강기로 어머니의 젖을 먹듯이 입으로 모든 감각 경험이 이루어지며, 성격이 이 시기에 고착되면 의존적이고 수동적이 된다. 어른이 되어서도 손톱을 깨물거나 먹는 것에 집착하고 수다스러울 수 있다. 만 1~3세 사이에는 신경 발달이 항문을 중심으로 일어나며 대소변 조절이 가장 중요한 때로, 이 시기를 항문기라고 한다. 아이는 배변 훈련을 하면서 대변을 참았다가 한번에 배설하며 쾌감을 경험한다. 이는 만족감을 지연하고, 뭔가를 모으며, 청결하도록 요구받는 경험이기도 하다. 이때 고착된 성격은 완벽주의적이고, 강박적이며, 수집을 좋아하고, 결벽증적 성향이 도드라진다. 만 3~5세의 성기기에는 남자아이들의 경우 누가 소변을 더 힘차게 누는지 경쟁하고 성기의 크기에 예민하다. 남녀 모두 동성의 부모와 경쟁하고, 이성의 부모에게 호감을 갖는 오이디푸스·엘렉트라 콤플렉스를 경험한다. 이 시기에 고착된 성격은 과시적이거나 공격적이며 자기주장이 강한 편이다.

비슷한 시기인 1910년경, 독일의 정신병리학자 에밀 크레펠린은 인격장애가 편집망상형 정신증과 정동 정신증 사이의 생물학적 스펙트럼 안에 존재하고, 정신증만큼 심하지는 않지만 오랫동안 일관된 유형을 보이며, 정상적 생활을 어렵게 한다는 견해를 피력했다. 이를 통틀어 정신병질 인격(psychopathic personality)이라고 명명했다. 또한 인격장애는 타고난 기질적 결함이며 한번 발현되면 평생 사라지지 않는다고 생각했다. 즉, 정신병질 인격의 특징적 요인은 정상 범위 바깥에 치우쳐 있어서 정상적 성격에서는 찾아보기 드물다고 본 것이다. 크레펠린은 1903년 『정신병리 교과서(Lehrbuch der Psychiatrie)』 7판에서 인격장애의 유형을 타고난 범죄자, 의지박약, 병적 거짓말쟁이, 편집광의 4가지로 나누었고, 1915년 발간한 8판에서는 7가지 유형으로 확장했다. 이는 천성론을 지지하는 것이었다.

프로이트와 크레펠린의 두 이론을 모두 아우른 것이 1927년 쿠르트 슈나이더의 분류다. 정상적 인격 기질에서는 보기 어려운 여러 가지 편향적 인격 유형들을 찾아내서 처음으로 10가지 인격장애를 분류했고, 정신병질 인격을 "성격으로 인해 자신과 사회에 고통을 주는 사람들"이라고 정의했다. 슈나이더가 분류한 인격장애 유형은 대부분의 학자들이 받아들일 만큼 포괄적인 내용이어서 현대의 『정신질환의 진단 및 통계 편람』과 국제질병분류에서도 유형 분류의 기본이 되었다.

현대적 의미의 인격장애는 한 개인의 내적 경험이나 행동이 문화적 기대에서 상당히 벗어난 채 인지, 감정, 대인관계, 충동 조절 중 2가지 영역 이상에서 지속적으로 나타나는 것을 말한다. 광범위한 삶의 영역에서 일관되고 부적절한 판단과 감정, 대인관계를 보일 때 그 사람의 인격에 문제가 있다고 보는 것이다. 그리고 일시적 문제가 아니라 최소한 10대 후반이나 20대부터 시작해 오랫동안 특징적인 패턴이 변하지 않고 지속되어야만 '인격의 문제'라고 판단한다. 따라서 인격장애라고 진단하기 위해서는 일관성과 광범위성이 중요하다.

마크 짐머만(Mark Zimmerman)은 2005년에 발표한 논문에서 정신 질환자 중 최소 50퍼센트의 환자들을 인격장애로 진단할 수 있다고 보고했고, 스벤 토르게르센(Svenn Torgersen)은 2009년 논문에서 정상 집단의 약 10퍼센트 정도를 인격장애로 진단할 수 있다고 했다. 또한 같은 우울증 환자라도 인격장애가 동반된 경우 증상이 더 심한 데다 치료 반응도 좋지 않으며, 알코올의존증 등의 문제뿐만 아니라 사회와 가족 관계 안에서도 갈등이 더 많다고 일관되게 보고되었다.

인격장애 진단의 객관적 기준을 찾아서

인격장애를 정의할 때 또 다시 부딪치는 어려움은 이를 차원 모델(dimension model)로 판단할지, 범주 모델(category model)로 판단할지에 대한 문제다.

차원 모델은 일반적인 스펙트럼 안에서 양극단에 속하는 인격을 질환으로 보자는 것이다. 예를 들어 내향적이고 소심한 성격이 극단적으로 심해서 일상생활을 못한다면 회피성 인격장애(avoidant peronality disorder)로 진단할 수 있다.

반면 범주 모델에서는 정상인에게서 거의 볼 수 없는 병적인 기질과 특징이 있으며, 이 기질의 유무로 인격장애를 진단한다. 조현병 증상에 환청이나 망상이 있어야 하듯이, 'UFO의 존재를 굳게 믿고 이를 찾기 위해 사회생활을 포기하는 것'처럼 특이하고 기이한 행동 양태를 보일 때 분열형 성격장애(schizotypal personality disorder)라고 진단하는 것이다.

차원 모델의 한계점은 어디서부터 병적이라고 판단해야 할지 모호해서 확실하게 진단하기가 어렵다는 점이다. 내향성과 외향성처럼 공통적 기질의 스펙트럼 안에서는 더욱 구분하기 어렵고, 회피성 인격장애와 사회공포증같이 비슷한 문제를 갖는 경우 진단은 더더욱 어려워진다.

범주 모델에도 한계가 있다. 먼저 인격장애를 진단하다 보면 하나의 진단만 내리는 경우보다는 2개 이상 내리게 되는 경우가 더 많다. 배타적인 기질만 갖고 있다면 다른 진단이 나올 수 없지만, 실제로는 여러 진단이 교차하는 것이다. 또한 같은 인격장애라고 하더라도 환자들의 증상들은 제각각이다. 예를 들어 경계성 인격장애(borderline personality disorder)의 경우 특징적 증상 9개 중 5개 이상이 보이면 장애로 진단하는데, 증상이 나타나는 경우의 수는 모두 256가지나 된다. 게다가 9개 중에 4개의 증상이 보일 때도 기준에 따라 정상이라고 할 수 있을지 의문스럽다. 그러다 보니 아무리 진단 기준을 잘 만들어놓아도, 현장에서 환자에게 적용할 때에는 정확한 근거 없이 인격장애 진단만 남발되는 문제가 발생했다.

이러한 논쟁 속에서 현대 정신의학계는 인격장애를 새로이 분류하기 시작했다. 1952년에 처음 나온 『정신질환의 진단 및 통계 편람』1판은 정신분석의 영향으로 스트레스 상황에 제대로 대응하지 못하는 기질을 강조했고, 이는 2판까지 지속되었다. 1980년의 3판에서는 현대 인격장애 분류의 근간을 이루는 변화가 일어났다. 가장 중요한 것이 다축 진단 체계인데, 1축에는 일정 시점에만 증상이 나타나는 정신질환을, 2축에는 인격장애·지능·특징적인 방어기제와 같이 상대적으로 오랫동안 안정적으로 지속되는 속성들을 두어 나누어서 진단하게 했다. 기존의 정신분석적 관점을 거의 없앤 한편 특징적 문제 행동이나 패턴을 증상으로 기술한 다음, 일정 개수 이상일 때 진단할 수 있게 했다. 10개의 인격장애를 3개의 군집으로 분류하기 시작한 것도 이때부터다.

1980년 이후로 약 30여 년간 이러한 인격장애 진단을 기반으로 연구가 진행되어 왔고, 진단 방법의 장단점도 분명해졌다. 경계성 인격장애와 자기애성 인격장애(narcissitic personality disorder)는 정신분석적 이론의 영향이 강해서 임상 현장에서 진단할 때 객관성이 결여되는 반면, 한 가지로 진단하기 어려운 환자를 임상적으로 이해하고 치료하는 데는 상당히 유용했다.

또한 진단 기준에 있어서 성과 문화의 영향을 고려해야 했다. 히스테리성·경계성·의존성 인격장애는 진단 기준이 되는 증상에 정상적 여성성이 많이 반영되어 여성에게 더 빈번히 나타날 수밖에 없고, 반면 반사회성·강박성 인격장애는 남성적 행동이 많이 포함되어 남성에게서 더 자주 진단된다. 정서적 출렁임, 나태함 또는 근면, 일을 중요하게 여기는 성향, 집요함 등은 사회문화적 배경을 함께 고려할 필요가 있다.

한편 과학기술의 발전으로 유전학, 뇌영상학 등이 발달하면서 타고난 생물학적 기질에 대해 새로운 결과가 많이 보고되고 있다. 분열형 인격장애에서는 도파민 시스템의 이상이 나타나고, 강한 충동성과 정동의 불안정성을 특징으로 하는 경계성 인격장애에서는 세로토닌 시스템의 유전적 변이가 관찰된다. 기질적인 면에서도 신경증이나 위험회피성 기질은 세로토닌 이동 유전체인 '5-HTTLPR'의 짧은 대립 유전자(short allele)와 연관이 있고, 새로움을 추구하는 기질은 도파민 수용체 유전자 'DRD4'의 긴 대립 유전자(long allele)와 연관이 있다. 이런 연구 결과에 따라 인격은 타고난 생물학적 기질과 환경적 영향, 경험을 받아들이고 기억하는 심리적 적응 상태가 통합적으로 상호작용한 결과로 보고 있다.

인격을 질환의 범주에 들어가게 하는 결정적 요인

1994년에 『정신질환의 진단 및 통계 편람』 4판까지 나온 후에도 인격장애 분류에 한계점이 지적되었다. 5판을 준비하던 특별위원회는 이 한계를 극복하기 위해 인격장애에 대해 새로운 정의와 분류를 시도했다. 범주 모델과 차원 모델을 통합한 하이브리드 모델(hybrid model)로 인격장애를 분류했고, 증상의 심각도를 기술할 수 있게 했다. 또한 인격장애를 정의할 때 '자아(self)'와 '대인관계'의 기능 문제를 핵심 증상으로 보았는데, 이는 기존 정신병리학 위주의 신크레펠린학파적 관점에서 벗어나 정신분석적 이론을 받아들인 것이었다. 현대 정신의학계가 다시금 프로이트 정신분석 이론의 현대적 해석에 주목하게 되었다는 징조로 해석할 만했다.

5판의 인격장애 준비위원회가 발표한 혁신적 분류는 많은 관심을 불러일으켰지만, 2013년 5월 미국정신과학회 총회의 이사회에서 급격한 변화는 바람직하지 않다는 반대 의견이 많았다. 결국 새로운 인격장애 분류는 '더 많은 연구와 관심을 가질 부분'으로 밀려났고, 이전 판의 내용을 그대로 유지하는 쪽으로 결정됐다. 그 결과 현재 10개의 인격장애가 본 진단에 수록되어 있다. 편집성, 분열성, 분열형, 반사회성, 자기애성, 경계성, 히스테리성, 회피성, 의존성, 강박성 인격장애 등은 각각 사고, 감정, 불안의 특징을 갖는 3개의 군집으로 나뉘며, 군집 안에서 서로 생물학적 기반을 공유하므로 증상도 유사한 면이 많다. 우울성 인격장애와 피동 공격성은 상세 불명의 인격장애에 수록돼 있다.

현재 진단명으로 사용하는 대표적 인격장애는 역사적으로 뿌리가 다른 진단들이다. 자기애성·경계성·히스테리성은 정신분석적 이론을 기반으로 하고, 정신성발달의 고착으로 이해하면 쉽다. 편집성·분열성·분열형·반사회성·회피성 인격장애는 상대적으로 생물유전학적 연구가 잘되어 있고, 가족력의 경향이 강하며, 다른 인격장애들과 배타적인 성격 요소들을 갖고 있다. 그런 면에서 천성론과 범주 모델에 어울린다. 반면 의존성, 강박성, 회피성 인격장애는 차원 모델에 어울린다. 대인관계의 예민함과 긴장, 자기주장과 타인의 의견에 대한 의존, 꼼꼼함과 느슨함 등은 모두 스펙트럼의 양 끝점을 중심으로 분포되어 있는 인간의 일반적 특성일 수 있기 때문이다. 즉, 표준 진단 분류는 각각의 이론에서 가장 잘 확립된 대표 선수들만 등재한 올스타 팀인 셈이다.

이처럼 인격장애의 깊은 역사에도 불구하고 인격의 분류와 정의는 여전히 더 발전된 방향을 찾아가고 있다. 어떤 요인이 사람의 인격을 질환의 범주로 놓을 만큼 결정적인가 하는 문제는 뚜렷한 결론을 내리지 못

한 채 현재까지 이어지고 있다. 그만큼 한 인간의 삶 전체를 관통하여
인격 전체를 평가하는 것은 간단한 문제가 아니기 때문이다.

정신의학의
바이블이
탄생되다

『정신질환의 진단 및 통계 편람』의 개발

『정신질환의 진단 및 통계 편람』의 등장은 치료 방법의 선택, 질환의 양상과
진행을 예측하는 데 있어서 가장 기본이 되는 진단 체계를 처음으로 객관적이
고 신뢰할 수 있는 체계로 만들어냈다는 점에서 정신의학에 가해지던 주류 의
학계의 비판을 극복하고 그 범주 안으로 들어갈 수 있는 단단한 기반이 되었다.

폐암이 의심되는 환자가 있다면, 우선 CT촬영이나 엑스레이로 몸의 어느 부분에 암이 있는지 확인한다. 긴 주삿바늘을 넣거나 기관지 내시경으로 조직검사를 해서 암세포 조직이 어떤 형태인지 파악한 다음, 추가 검사를 통해 다른 장기나 림프선으로 전이가 되었는지 확인한다. 이 과정이 끝난 후 TNM 분류(tumor, lymph node, metastasis classification)로 암 조직의 심각도(T), 림프선(N)이나 다른 장기(M) 전이 여부를 'T3N1M0'과 같이 숫자로 표기한다. 이것만 봐도 수술 여부와 항암 치료 수준을 결정할 수 있다. 이렇게 확진하고 나면 어떤 의료진이 보더라도 똑같이 판단할 만한 객관적 진단을 내리고 가장 최적의 치료법을 찾는다. 이것이 현대 의학이 이루어낸 업적이다.

정신질환 진단에 대한 두 가지 접근, 객관성 대 전인성

정신의학계도 어떻게 객관성을 확보할지 고민했다. CT촬영이나 MRI 같은 영상 진단 도구로 정신분열증을 진단할 수 없고, 조직검사로 우울증을 진단할 수 없다. 여러 생리학적 진단 검사를 시도해 봤지만 뚜렷하게 신뢰할 만한 검사는 없었다. 불과 60여 년 전만 해도 정신과 의사가 어디서 수련을 받았는지, 어떤 환자를 주로 진료했는지, 어느 나라 의사인지에 따라 같은 환자에 대한 진단이 판이했다. 서양과 동양의 차이는 차치하고 미국과 영국 의사들끼리도 달랐다. 1940년대 미국과 영국의 의사들에게 한 환자를 촬영한 영상을 보여주고 진단하는 실험을 했다.

알코올 남용의 병력과 함께 급격한 정서 변화를 보이며 한쪽 팔에 마비 증상이 있는 젊은 남자 환자였다. 46명의 미국 정신과 의사 중 69퍼센트가 이 환자를 조현병으로 진단한 것에 반해, 205명의 영국 정신과 의사 중 2퍼센트만 같은 진단을 내렸다.

이러한 혼란을 처음 정리하기 시작한 사람이 에밀 크레펠린이었다. 그는 환자가 보이는 특정한 행동이나 감정의 변화를 잘 정리하고 공통점을 찾아 분류했고, 이 자료를 바탕으로 정신질환을 크게 13개의 항목으로 나누었다. 이는 현대 정신질환 분류 체계의 틀과 크게 다르지 않다. 결국 전문가들은 정신질환을 진단하고 분류하는 데는 정신과 의사한 사람의 숙련도와 경험에만 의지할 수 없고, 최대한 다수의 전문가들이 인정하고 받아들여 함께 사용할 수 있는 특징적 증상들을 모아 가이드북을 만들 필요가 있다는 결론을 내렸다. 20세기 초반에 각 나라별로 제각각이던 의학 교육과 전문의 수련이 표준화되는 시기와 맞물려서 정신의학에서도 특정한 전문가가 자기식으로 진단하고 자기만의 비방으로 치료하는 것은 더이상 통용되기 어려웠다.

여기에 혼란을 가중시킨 사람이 아이러니하게도 정신분석의 창시자 프로이트였다. 크레펠린이 현상적 증상 표현을 면밀히 관찰한 후 객관적 진단을 내리려고 노력하는 정신병리학자였다면, 인간의 무의식을 탐구한 프로이트는 병을 진단할 때도 역시 무의식의 영향으로 그 결과는 사람마다 다를 수밖에 없다고 생각했다. 즉, '개인의 유일무이한 특성'을 중요하게 여기고 전인적으로 접근해야 한다는 것이다. 프로이트적 접근은 환자 개개인에게는 적합할지 모르지만, 현대 의학이 추구하는 객관성, 과학성, 효율성, 더 나아가 공중보건적 측면에서 정책을 만들어나가는 데에는 기능하기 어려웠다. 그런데 프로이트의 정신분석이 한때 정신의학에서 가운데 자리를 차지하면서 객관적 진단에 대한 요구는 전면에 나서기 어려웠다. 그렇지만 정신의학계에는 정신과 의사들이 사용할 수 있는 공통적 진단 체계가 서서히 요구되었고, 사회 전반적으로도 증상들을 정확히 표현하고 일정한 기간 동안 어느 기준 이상의 증상이 있을 때에 특정 진단을 내릴 수 있는 시스템을 만들어야 한다는 공감대가 확산됐다.

누구나 진단할 수 있는 객관적 매뉴얼을 만들다

미국에서 전 국가적인 차원의 질병 통계를 내기 시작했는데, 정신질환의 경우는 통계 수치를 잡을 수가 없었다. 수용소 위주의 정신병원 입원 환자의 진단명 정도만 파악할 수 있었고, 그마저도 병원마다 판이했으며, 광증, 치매와 같은 모호한 진단명이 대부분이었다. 1908년 미국통계국에서는 공식적으로 정신과 학회에 질병분류위원회를 조직할 것을 요청했고, 1918년에 국가정신건강위원회와 공동으로 첫 번째 정신질환 분류인 '광인 치료 시설에서 사용하기 위한 통계 요람(Statistical manual for the use of institutions for the insane)'을 만들었다. 이름에서 짐작할 수 있듯이 시작은 중증의 정신질환으로 사회생활이 불가능하여 수용소에 입원한 환자라도 제대로 분류하고 통계를 내는 것이 목적이었다.

한편으로 의학계 전반을 아우르는 질병 분류에 대한 논의도 함께 진행해서 1933년에 『질병 표준 분류 명명법(A Standard Nomenclature of Disease)』이 발간되었고, 정신의학회가 주도한 정신질환 분류가 포함되었다. 그러나 이 분류 체계는 여전히 중증 정신질환만 포함하고 있었기 때문에 1940년대 이후 임상에서 발견되기 시작한 가벼운 우울증, 불안장애, 전쟁 후 병사들이 경험한 외상 후 스트레스 장애 등은 진단을 내릴 근거가 없는 상태였다. 이에 제2차 세계대전이 끝난 후 1948년 미국정신의학회는 경증 정신질환을 포함한 포괄적인 분류법을 개발하기로 결정하고 위원회를 만들었고, 1952년『정신질환의 진단 및 통계 편람』을 발간했다. 위원회는 전문가들이 아니더라도 적절한 훈련을 받은 사람이라면 누구나 이 진단 체계를 보고 진단할 수 있도록 최대한 객관적으로 구성하고 체계성과 정확성을 기했다.

그러나 1판은 132쪽에 불과했고, 당시 가장 많이 사용하던 질환명을 정리하는 수준이었다. 게다가 위원회 28명 중 10명이 정신분석가들로, 프로이트의 신경증을 기반으로 한 '정신신경증(psychoneurosis)'이라는 단어나, 진단 기준에 포함된 "무의식적 방어기제가 동원된다"라는 묘사 등은 이들의 의견이 반영된 것이었다. 또한 '반응(reaction)'이란 단어가 들어간 '반사회적 반응(antisocial reaction)'과 같은 진단은 아돌프 마이어의 '생물 정신사회적 모델'에 근거한 것이었다. 이런 추세는 1968년 개정된 2판에서도 큰 변화가 없었다. 예를 들어 '전환 반응(conversion reaction)'이나 '해리 반응(dissociative reaction)'은 '히스테리'로 개칭되었는데, 아직도 "무의식의 저변에 깔린 갈등을 상징하며 특정 감정을 불러일으키는 상황과 연관된 증상"이라 설명했다. 정신분석적 훈련을 받은 사람이 아니라면 사실상 이 질환을 진단할 수 없고, 또한 정신과 의사마다 같은 환자를 전혀 다른 식으로 판단하고 인식할 가능성이 있었다. 그런 면에서 1판은 모호하고 객관적이지 못한 한계를 가지고 1970년대까지 사용됐다.

객관성을 확보한 DSM 3판, 전 세계로 확산되다

미국정신의학회의 주요한 인물이자 증거 기반 의학을 중요하게 여기는 멜빈 샙신(Melvin Sabshin, 1925~2011)은 "견해나 이데올로기가 아닌 데이터에 기반한 체계로 만들고 싶다"라는 확고한 견해를 갖고 있었다. 이러한 샙신의 비전에 따라 3판을 준비할 적임자로 로버트 스피처가 등장했다. 1932년 뉴욕에서 태어난 스피처는 정신과 전문의이자 정신분석가였다. 그러나 그는 진단분류학에 큰 관심을 가지고 있었고, 뉴욕 주립정신병원에서 근무하면서 2판과는 근본부터 완전히 다른 새로운 체계를 구상했다.

마침 진단분류학자들의 모임인 세인트루이스 그룹에서 1972년에 혁신적인 주장을 내세웠다. 의사는 "자신의 개인적인 경험에 기반해서 전문적인 판단"을 우선해서는 안 되고, 환자의 증상이 일정 기간 지속되는 상태에서 그 시점의 특정한 증상의 개수가 기준점 이상일 때 진단해야 한다는 것이다. 그들은 이런 방식으로 그동안 알려진 대부분의 질환에 대한 진단 기준을 만들었다. 이들은 크레펠린의 이념을 추종하고 있어서 '신 크레펠린학파'로 분류된다. 스피처는 이를 다듬은 '연구 진단 기준(Research diagnostic criteria; RDC)'을 널리 알리기 시작했고, 객관적 기준을 기대하던 수많은 이들에게 큰 호응을 얻었다. 또한 문화적 차이나 지역적 차이를 극복한 진단적 타당성을 얻기 위해서 1977년부터 2년간 미국 전역의 정신과 의사 500명에게 3판의 초안을 가지고 1만 2,000명의 환자들을 진단할 때 적용하게 했다. 그중 300명의 의사들에게는 쌍을 이뤄서 검사하게 하고 두 의사 사이의 진단적 일치도를 통계적으로 측정해서 진단 기준의 세세한 내용을 수정했다. 마침내 1980년 공식판을 발표했다.

신중하면서도 객관적·과학적으로 접근했으므로 3판은『정신질환의 진단 및 통계 편람』1, 2판과 질적으로 달랐다. 이로써 정신의학의 진단은 전통적 의학 모델에 기반했다고 할 정도가 되었고, 다시 의학의 주류 진단 체계로 편입될 근거를 갖게 되었다. 경험 있는 의사들 사이에서 진단적 일치도가 상당히 높으며, 객관적인 증상에 대해 구체적으로 묘사하고 정량적인 증상의 개수로 증명할 수 있다는 것은 대단한 장점이었다.

누구나 간편하게 펼쳐볼 수 있으면서 공신력을 가진 가이드라인이 제공된 덕분에 이 진단 기준은 정신과 병원에서만 사용하는 게 아니라 보건기관, 사회복지기관, 민간보험회사, 법정, 감옥, 연구를 위한 대학 등으로 빠르게 퍼지기 시작했다. 보험사에서는 환자에게 보험금 지급을 위해 적절한 진단명을 요구했고, 변호사는 법정에서 자신의 의뢰인이 정신질환이 있다는 것을 판사와 배심원에게 호소할 때 진단 기준을 열거하여 인용하기 시작했다. 그러자 3판은 미국에만 머무르지 않고 전 세계로 퍼졌고, 한국에서도 이 시기부터 국제질병분류보다 일차적인 진단 기준으로 이를 사용하기 시작했다. 세계보건기구에서 제정한 국제질병분류가 세계 각국의 기본적 진단 도구이지만, 정신질환만은『정신질환의 진단 및 통계 편람』이 우선시되었다. 미국을 넘어서 세계로, 의학계를 넘어 전 사회적으로 일종의 기준점이 되고 매 사안마다 인용하는 책이 되다 보니 자연스레 "정신의학계의 바이블"이라고 부르게 된 것이다.

이에 대한 반발과 비판도 만만치 않았다. 스피처 박사를 중심으로 한 15명의 특별위원회는 6년간 수많은 회의를 했는데,『만들어진 우울증』의 저자 크리스토퍼 레인이 공개한 회의록과 위원들 사이에 오고간 편

262

지에 따르면, 겉으로는 과학적인 연구를 기반으로 했다고 하지만 결국 스피처 박사와 핵심 그룹이 원하는 방향으로 진행됐고, 정신분석학회 등에서 주장하고 소명한 내용들은 결국 반영되지 못했다. 그리고 1판과 2판의 정반대 방향으로 진단 체계가 정립되었다.

1판은 132쪽에 진단명수는 100개 이내에 불과했지만, 3판은 494쪽에 265개의 질환을 담고 있다. 3판 개정판은 567쪽에 292개, 1994년에 발표한 4판에는 886쪽에 297개의 정신질환이 소개된다. 정신과 의사가 되려면 300여 개 질환의 진단 기준을 외워야 하는 상황이 된 것이다. 그러나 겨우 10여 년 사이에 30개의 새로운 질환이 발견되었다는 것인가? 이 때문에 너무 세밀하게 질환을 분류하는 것이 아닌지, 혹은 일상생활의 불편함의 문제를 의학적 질환의 범주로 억지로 집어넣으려 한 것은 아닌지에 대한 비판적인 시각도 존재한다. 또한 진단의 기준을 낮춰서 유병률을 지나치게 높게 잡는다는 지적에서도 자유롭지 못하다.

그럼에도 불구하고 『정신질환의 진단 및 통계 편람』의 등장은 치료 방법의 선택, 질환의 양상과 진행을 예측하는 데 있어서 가장 기본이 되는 진단 체계를 처음으로 객관적이고 신뢰할 수 있는 체계로 만들어냈다는 점에서 정신의학에 가해지던 주류 의학계의 비판을 극복하고 그 범주 안으로 들어갈 수 있는 단단한 기반이 되었다는 의미를 갖는다. 또한 객관적 타당성을 갖추게 되면서 안정적으로 진단할 수 있게 되었다. 이를 기반으로 생물학적 원인을 찾는 연구나 약물 치료 연구가 지난 30년간 광범위하게 이루어질 수 있었고, 이를 통해 정신의학의 치료 방법은 과거와 비교할 수 없을 만큼 큰 발전을 이룰 수 있었다.

5판에 대한 갑론을박, 과학의 발전을 반영하라

4판을 발표하고 20년이 지난 2013년 미국정신의학회는 5판을 발표했다. 오랜 기간 준비하여 발표한 이 기준은 강박장애와 트라우마/스트레스 연관 장애를 새로운 카테고리로 신설했다. 전통적인 다축 진단 체계를 없앴고, 질환의 갯수가 지나치게 많다는 지적을 반영해서 자폐증의 아형을 모두 통합해서 자폐스펙트럼장애로, 쓰기/읽기/셈하기 등의 다양한 학습장애를 모두 합쳐서 학습장애로 진단명을 통일했다. 그러나 월경전불쾌증후군, 경도 신경인지장애 등 몇 개의 새로운 진단명을 포함시켜 전체 진단명 수는 그다지 줄어들지 않았다.

그러나 5판에 대한 비판도 거세다. 4판의 태스크포스 팀장을 맡았던 듀크 대학의 앨런 프랜시스는 『정신병을 만드는 사람들』에서 분류 체계를 조목조목 비판하면서 5판이 잘못된 방향으로 가고 있다고 주장했다. 그는 진단하고 치료하는 데 명심해야 할 것은 히포크라테스가 경고한 "해를 끼치지 마라(Do no harm)"라는 말이라면서, 자칫 병이 없는 사람들에게도 병을 만들어주는 환자 제조기의 역할을 할 위험이 있다고 했다. 특히 새로운 진단 기준에 맞는 새로운 약이 나온다면 제약회사는 이를 적극적으로 홍보할 것이고 정신과 의사들은 이미 이런 제약 산업을 통제할 힘이 없다고 경고했다.

미국 국립정신보건원의 토마스 인셀(Thomas Insel, 1951~)도 역시 비판적이다. 진단 기준은 임상 증상을 모아놓은 것에 불과하며 객관적인 실험실 평가(영상의학, 혈액검사, 신경생리 검사 등)에 의해서 검증되지 않았다는 것이다. 그렇기 때문에 과거의 경험에서 완전히 독립하여 지금까지 밝혀진 유전, 영상, 인지과학에 기반한 새로운 진단 체계를 만들어서 사용하는 것이 21세기 정신의학의 나아갈 방향이라는 진보적이고 혁신적인 제안을 하고 있다.

처음 진단 기준이 등장한 후 3판이 나왔을 때에는 처음으로 신호등이 세워진 셈이었다. 30년이 지난 지금은 수십 년 동안의 과학적 발전을 반영하지 못한 채 혼란만 가중되고 있을 뿐이라고 강하게 비판받는다. 그렇다면 앞으로 정신의학의 진단 분류 체계는 어디로 가야 할까? 그렇다고 지난 200여 년의 전통과 임상의학적 경험을 송두리째 무시할 수도 없을 뿐 아니라, 사회가 요구하는 비정상성에 대한 역치가 낮아짐으로써 진단이 세분화되는 것도 분명한 사실이다. 모든 환자에게 적용할 수 있는 공통적이고 범용의 진단 체계가 우선인가, 아니면 각 개인에게 맞춰진 개인화된 진단이 더 중요한가도 중요한 논점이다. 서두에 예로 들었던 암 진단 체계는 오랫동안 사용해 왔는데, 암 진단과 치료는 도리어 '개인의 유전자와 체질에 맞춘 개인화 치료'를 지향하는 방향으로 가고 있다는 것도 시사할 만한 부분이다.

진단이라는 것은 하나의 잣대만으로 모든 사람의 사정을 맞출 수 없고, 또 그래서도 안 된다. 하지만 의학적 소통에서 혼란을 야기하는 진단은 도리어 해가 될 뿐이다. 모두가 만족할 수는 없겠지만 최선의 진단 체계에 대한 고민은 환자와 의사, 더 나아가 법, 복지 체계, 연구 등에까지 폭넓게 영향을 미치므로 더 신중하게 지속해야 한다. 이런 고민이 계속되면 결국은 정상성과 비정상성에 대해 이해하게 되고 조금씩 더 나은 분류 체계가 만들어질 것이다. 그 길에서 잊어서는 안 되는 것은 히포크라테스가 말했듯이 "환자에게 해가 되지 않을 것"이다.

일부러
정신병원에
입원하기

데이비드 로젠한의 정신의학 진단 도전

로젠한 교수는 정신과적 진단 체계가 객관적인 기준이나 검증 체계 없이 비과학적으로 운영되기 때문에 환자의 말만 믿고 진단 기준에 맞춰 자의적으로 진단해 버린다며 통렬히 비판했다.

1972

1972년, 미국의 한 지역 정신병원 진료실을 찾아와 이상 증상을 호소하는 사람이 있었다.

"얼마 전부터 쿵 하는 소리가 들려요."

"무슨 소리요?"

"공허하고 둔탁한 소리예요. 텅 빈 듯한 느낌. 쿵 하는 소리예요."

　20분 남짓 면담한 의사는 그 사람이 '쿵(thud)' 하는 환청이 들리는 정신 증상이 있는 것으로 판단하고 입원시켰다. 비슷한 시기에 각기 다른 7개 병원에도 이와 똑같은 증상을 호소하는 남녀가 찾아가 모두 입원 치료를 받았다. 8명 중 7명은 조현병, 한 명은 조울증으로 진단받았고, 짧게는 7일부터 길게는 52일, 평균 19일간 입원한 후 '일시적인 정신 회복'이라는 판정을 받고 퇴원했다.

　그런데 환자들이 입원했을 때 이상한 일이 있었다. 병동의 다른 환자들이 그들을 붙잡고, "당신은 미치지 않았어요. 분명히 이 병원을 조사하러 온 거예요"라고 말했다는 것이다. 정말 그들은 미치지 않은 것이었을까?

　그랬다. 그들은 사실 가짜 환자들이었다. 스탠퍼드 대학의 심리학과 교수인 데이비드 로젠한(David Rosenhan, 1929~2012)은 대학원생, 화가, 주부, 심리학자 등 정상인들을 모집해 몇 가지 증상을 교육시켰고, 자신도 이들과 함께 병을 가장해 정신병원에 입원할 수 있는지 시도해 본 것이었다.

1년 후, 로젠한 교수는 이들의 진술과 경험을 일종의 실험으로 정리해서 저명 학술지 《사이언스》에 「정신병원에서 제정신으로 지내기 (On being sane in insane places)」라는 제목으로 발표해 큰 파장을 불러일으켰다.

정신과 의사가 환자의 인권과 자유를 속박한다고?

이런 실험은 의사가 환자를 정신의학계에서 설정한 잣대에 의해 임의로 진단하고 규정하면서 환자의 인권과 자유를 속박한다는 '반정신의학(antipsychiatry)'의 입장을 반영한 것이었다.

로젠한 교수는 정신과적 진단 체계가 객관적인 기준이나 검증 체계 없이 비과학적으로 운영되기 때문에, 환자의 말만 믿고 진단 기준에 맞춰 자의적으로 진단해 버린다며 통렬히 비판했다. 《사이언스》에서도 이런 무모하고 위험한 시도가 학문적 비판과 문제의식을 제기한다는 측면에서 가치 있다고 받아들인 것이다.

이 논문은 정신과 의사들에게 엄청난 반발을 불러왔고 정신의학에 대한 도전으로까지 받아들여졌다. 한 병원에서는 자신들에게 가짜 환자를 보내면 모두 잡아내겠다고 로젠한 박사에게 제안하기도 했다.

3개월 후 그 병원은 41명의 가짜 환자를 찾아냈다고 발표했지만, 문제는 더 커지고 말았다. 로젠한이 가짜 환자를 한 명도 보내지 않았던 것이다. 이 일은 정신과적 진단 체계의 문제점을 드러내면서 정신과 의사의 전문성에 큰 타격을 주었다.

당시 『정신질환의 진단 및 통계 편람』이 2판까지 나와 있었는데, 이 사건 이후로 미국정신과학회는 훨씬 객관적이고 엄밀하게 진단하고 평가할 수 있는 진단 체계를 만들어내기 위해 노력했다. 몇 년 후 나온 3판부터는 현재 사용하고 있는 진단 체계의 기본 골격과 유사하게 발전한 모양새를 갖추게 되었다.

몇 년 후 밀로스 포먼 감독의 영화 〈뻐꾸기 둥지 위로 날아간 새〉가 개봉되었다. 사실은 정상일지도 모르는 주인공이 폭력적인 행동으로 인해 전두엽 절제술을 받고, 결국 정신병원 밖으로 영원히 나가지 못하게 되는 결말도 대중들에게 정신과의 문제점, 정신병원의 위험성에 대한 부정적인 영향을 파급시키는 데 큰 역할을 했다.

의사는 환자를 믿어야 한다

정신의학계의 노력에도 불구하고 로젠한의 실험이 학계와 대중에 미친 영향력은 광범위했다. 사람들이 '보려는 사람의 의도에 따라 세상은 다르게 보인다'는 문제 제기를 진지하게 고민하기 시작한 것이다. 병원을 찾아온 사람이 문제가 있다고 가정하면 그 사람의 증상을 정신과 의사의 시각으로 보게 되고, 경우에 따라 의사의 주관적인 시선이 선입견으로 작용하여 왜곡된 진단을 내릴 수 있었다.

이는 정신의학이나 심리학뿐 아니라 과학철학적 측면에서도 중요한 의미를 갖는다. 과학적 진실도 주어진 데이터를 취사선택하고 해석하는 데 주관적 심리가 작용하면서 서로 다른 주장들이 부딪칠 수 있다. 로젠한은 논문에서 "우리가 사용한 언어 표현에 부여되는 의미는 정신분열증이라는 진단에 맞춰 판단되었다. 만일 우리가 정상임을 알고 있었다면 완전히 다른 의미가 부여되었을 것"이라고 말했다.

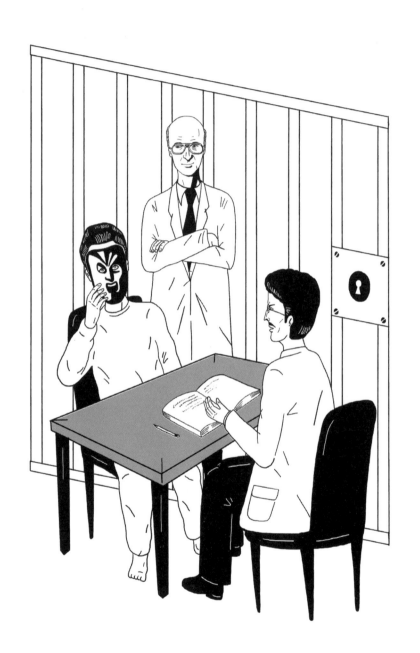

그런데 여기에는 또다른 문제점이 있다. '의사는 기본적으로 환자가 진실할 것이라 믿는다'는 기본적인 토대를 부정하고 있다는 것이다. 의사가 '환자가 거짓말을 하고 있을지 모른다'고 전제하고 환자를 대하면 상호 신뢰 관계를 맺기 어렵고, 환자도 자신을 의심하는 의사를 신뢰하지 않을 수 있다. 이는 환자와 의사 모두에게 부정적인 영향을 미치고, 자칫하면 최적의 치료 시기를 놓쳐서 환자의 건강과 생명에 치명적일 수 있다. 그래서 의사는 아주 특별한 상황이 아니면 기본적으로 '환자는 신의를 갖고 자신이 알고 있는 사실을 말한다'라고 가정하고 환자를 대한다.

미국 드라마 〈하우스(House M. D.)〉의 하우스 박사는 실제로는 존재하지 않는 '진단의학과'의 과장으로, 어느 병원에서도 병의 원인을 찾지 못한 환자들만 진료한다. 환자가 설명한 병력에서 허술한 점을 찾아내고, 일부러 숨긴 부분을 찾아내기 위해 환자가 언급하지 않은 신체 부위를 점검하거나, 다른 의사들을 시켜 환자의 집을 수색하게 한다. "환자는 언제나 거짓말을 해"라는 하우스 박사의 말은 환자가 일부러 거짓말을 한다는 뜻이 아니라, 자신의 관점에서 병을 재구성하여 스스로 병력을 만들어오는 데서 벌어진 오해를 가리키는 것이다. 그러나 이러한 병력은 환자 자신의 생각일 뿐, 객관적인 병의 실체로 다가가는 길이 아니다. 환자가 중요하지 않은 증상이라고 여겨서 말하지 않은 증상이 실제로는 치료를 위한 결정적인 실마리일 때도 있다. 바로 이런 점 때문에 정확한 진단이 어려운 것이다.

정신의학에서 가장 중요하고 핵심적인 논란은 '무엇을 병이라고 부를 것이냐'의 문제다. 알코올이나 마약류에 의한 중독 증상이나 뇌손상처

럼 확연하게 드러나는 문제가 아닌 한, 객관적 진단을 위해서는 환자
의 행동을 관찰하고, 환자가 말하는 내용을 평가하며, 그동안 발생한
비정상적인 판단이나 감정 등을 종합해 진단적인 평가를 내릴 수밖에
없다. 이러한 한계를 극복하기 위해 정신의학계는 수십 년간 노력해 왔
으며, 로젠한의 도발적인 실험 이후로 진단 체계에도 상당한 발전이 있
었다.

스키너의 심리 상자 열기

약 30년이 지난 후, 이 사건은 다시 수면 위로 떠올랐다. 2004년 미
국에서 베스트셀러가 되고 2005년 우리나라에도 출간된 『스키너의 심
리 상자 열기(Opening Skinner's Box)』에서 저자 로런 슬레이터(Lauren
Slater, 1963~)가 로젠한의 실험을 다뤘던 것이다.

게다가 그는 9번이나 응급실을 방문해서 로젠한의 실험과 똑같이 "쿵
소리가 나요"라고 증상을 호소했는데, 대부분 중증 우울증으로 진단받
아 약을 처방받았다. 슬레이터는 여전히 정신과에서는 자의적 진단으로
약만 처방하려 든다고 결론 내렸다. 지난 30년간 정신과가 근본적인 변
화 없이 도리어 약만 처방하는 경향만 늘어났다는 논조였다.

이 책이 미국 내에서 반향을 일으키자, 오랫동안 진단 체계를 만들어
왔고 30년 전 로젠한과 논쟁을 벌이기도 했던 정신과 의사 로버트 스피
처가 이에 대응하는 실험을 했다. 그는 이 책의 묘사와 똑같은 증상을
일종의 의학 사례로 구성해서 응급실에서 진료하는 74명의 정신과 의사
에게 보내 진단과 치료 계획을 조사했다. 슬레이터가 9개 병원에서 똑같
은 진단과 처방을 받았다고 주장했던 것과 달리 3명의 의사만 중증 우울

증으로 진단했고, 3분의 1인 20여 명의 의사는 약물 처방을 결정했다. 스피처 박사는 이런 결과를 2005년《신경 및 정신 질환 저널(The Journal of Nervous and Mental Disease)》에 보고하면서 슬레이터가 쓴 책의 오류를 지적했다.

논란을 의식한 잡지의 편집장은 왜 이 논문을 게재하게 되었는지를 설명하며 슬레이터의 반론도 함께 실었다. 편집장은 슬레이터의 책이 학술적 성격의 글도 아니고 응급실 실험도 정밀한 연구가 아니기에 학술계에서 고려할 만한 가치가 없다고 판단할 수도 있지만, 대중에 미치는 영향력을 생각할 때는 한계가 있더라도 스피처 박사의 반박 연구를 게재할 필요가 있다고 밝혔다. (로런 슬레이터의 실험 부분은 한국어판에 포함되어 있지 않다.)

정신의학적 진단의 구조적 한계를 지적한 로젠한의 실험은 정신의학의 진단 체계 발전에 큰 자극이 되었다. 지금은 상당히 정교한 방법론을 갖추고 있으며 다양한 종류의 심리 검사와 행동 관찰을 위한 발전된 평가 시스템을 이용하여 더욱 정확하게 진단을 내릴 수 있게 되었다.

'정상인의 비정상 되기'의 21세기 버전 탄생

그런데 특수한 상황에서는 이런 시스템에도 허점이 있음을 부인할 수 없다. 외국에서는 사법 처리를 피하기 위한 방법으로 정신질환을 주장하는 사람도 있고, 우리나라에서는 병역을 기피할 목적으로 정신질환을 가장하는 사람들이 적발되기도 했다.

2010년 유명한 비보이 9명이 치밀하게 계획을 세워 정신질환자로 위장해 병역을 면제받았다가 경찰 조사로 현역 입대한 사건이 있었다. 비보이들은 한 달간 정신과에 입원하고 2년간 꾸준히 병원에 다니면서 의사를 속였고, 병무청 징병 전담 의사까지 속이는 데 성공했다. 이들은 환청을 호소하고 눈 맞춤을 피하며 불안 증세를 보였으며, 입원 치료를 받거나 외래에서 치료를 받아도 큰 호전이 없자 결국 병역 면제 처분을 받았다. 정신분열증, 정신지체 등의 증상을 인터넷으로 공부하고 연기해서 무려 9명이 자신들이 원하는 대로 진단을 받는 데 성공했던 것이다. 로젠한에 비해 훨씬 길고 복잡하고 어려운 검증 과정을 모두 통과했는데, 만일 제보가 없었다면 경찰도 끝내 알 수 없었을 것이다.

정신질환이 있으면 취업, 보험 가입 등에 불이익을 받는다는 괴담 때문에 꼭 치료를 받아야 하는 사람들조차도 병원에 가기를 꺼리고, 분명한 증상이 있는데도 적절히 치료받지 않는 사람들이 많은 우리나라에서 일부러 면제 판정을 받을 수준으로 심한 정신질환을 연기하는 사람이 있다는 것은 의무적으로 군대에 가야 하는 우리나라만의 특수한 상황 때문일 수도 있다. 로젠한이 정신의학 시스템을 비판하기 위해 시도했던 '정상인의 비정상 되기'가 우리나라에서는 병역의 의무를 피하기 위한 탈법적 방법으로 둔갑해 21세기에 환생한 것이다.

한 사람의 정신세계를 들여다보며 정상과 비정상을 검증하는 것은 그만큼 어렵고 힘든 일임이 분명하다. 시스템을 아무리 정교하게 만든다고 해도, 속일 의도와 목적이 뚜렷하면 완벽하게 막아내기란 불가능하다. 객관적인 검사를 통해 진단과 평가를 내릴 수 있는 방법을 찾아내기 위해 정신의학계에서는 부단히 노력하고 있지만, 아직까지 완벽한 해답은 얻지 못한 상태다. 그렇기 때문에 의사와 환자가 상호 신뢰하고, 의사는 환자의 고통을 충분히 인정하고 이해해야 한다. 이것이야말로 정신의학계에서 무엇보다도 중요한 근본 가치다.

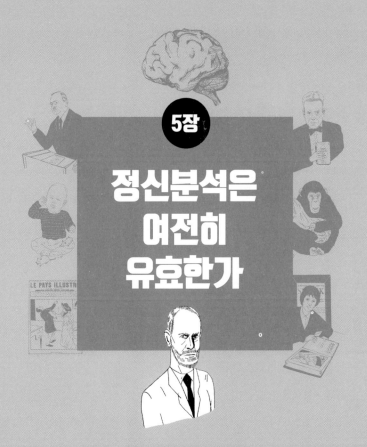

5장

정신분석은
여전히
유효한가

1895

정신분석을
만든
환자들

프로이트의 사례 연구

프로이트와 동료들은 당시의 치료법으로는 치유가 불가능한 환자들과 그들이 가진 여러 가지 증상을 대상으로 새로운 치료 방법을 시도했고, 이를 바탕으로 치열하게 분석하고 이론적 개념으로 정립하는 과정을 거쳤다.

1880년대에 지그문트 프로이트는 소위 신경증으로 고통 받는 환자의 치료에 관심이 많았다. 그중 히스테리, 불안증 등의 증상을 가진 환자들을 획기적으로 치료할 방법을 찾고 싶었다. 당시 오스트리아의 정신과나 신경과 의사들은 주로 두 부류로 나뉘었는데, 수용소에 있는 중증 질환을 앓고 있는 환자를 돌보거나 대학병원에서 연구와 치료를 했다. 프로이트는 대학교수가 되고 싶었으나 상황이 여의치 않았다. 당시 프랑스의 장 샤르코가 최면술을 이용해서 히스테리 환자들을 치료한다는 소문을 들은 프로이트는 어렵게 장학금을 받아 프랑스 살페트리에르 병원으로 연수를 떠나 최면술을 배웠다. 연구직으로 있던 빈 종합병원을 사직한 후, 1886년 4월 빈의 라스츠하우슈트라세 7번지에서 개인 병원을 개업했다.

그러나 당시 34세의 젊은 프로이트가 도입한 최면술은 빈에서는 금기시되는 치료법이었다. 그래서 빈 종합병원을 사직하게 되었다는 후문이 있을 정도였다. 그는 개업한 병원에서 꿋꿋이 최면 치료를 하면서 음지에서 의사로서의 삶을 살았는데, 그때 후원해 준 것이 요제프 브로이어(Josef Breuer, 1842~1925)라는 내과의사였다. 그는 프로이트보다 10여 년 이상 선배였지만 같은 유대인이라는 공통점이 있어서 그와 교류하면서 프로이트의 든든한 방패막이가 되어주었다.

안나 오, 대화를 통한 치료의 발견

하루는 브로이어가 프로이트와 대화를 나누던 중, 2년간 진료하던 여자 환자에 대해 이야기했다. 21세의 중상류층 집안의 유대인이었는데, 결핵으로 요양하던 아버지를 돌보다가 심신이 지치면서 히스테리 증상이 생겼다. 발작적으로 신경성 기침을 하고, 손발이 마비되며, 심한 두통과 함께 눈동자가 돌아가기도 했다. 때때로 환각을 경험하고, 모국어인 독일어를 갑자기 사용하지 못해서 영어와 프랑스어로만 의사소통할 수 있었다. 아버지가 사망한 후에는 증상이 더욱 심해져서 자기 최면 상태에 빠졌고, 브로이어가 왕진을 가서 대화하고 나면 증상이 나아졌다. 환자는 이를 '대화 치유(talking cure)'라 불렀고, 한편으로는 꽉 막힌 굴뚝이 청소되는 것 같다면서 '굴뚝 청소'라고 하기도 했다. 브로이어는 증상이 호전되는 이유가 억눌렸던 감정적 기억이 대화를 통해 의식으로 올라오면서 카타르시스를 경험하기 때문이라고 생각했다. 여기서 아이디어를 얻은 브로이어는 최면으로 기억을 되살리면 치료적 효과를 기대할 수 있겠다고 생각했다.

그러던 중, 사건이 일어났다. "배가 아파요"라며 환자가 갑자기 데굴데굴 굴렀다. 놀란 브로이어가 "어떻게 아파요?"라고 물었다. 그러자 환자는 "당신의 아이를 임신했어요"라는 놀라운 말을 하는 것이었다. 물론 두 사람 사이에 신체적 접촉은 전혀 없었다. 그녀는 성심성의껏 돌봐주는 브로이어에게 호감을 갖다 못해 상상 임신을 하게 된 것이다. 이 사건이 아내에게까지 알려져서 브로이어는 매우 곤혹스러워했고, 서둘러 치료를 그만두었다. 몇 년이 지난 다음에야 브로이어는 프로이트에게 이 사례를 언급했던 것이다. 이 사례를 흥미롭다고 여긴 프로이트는 1895년

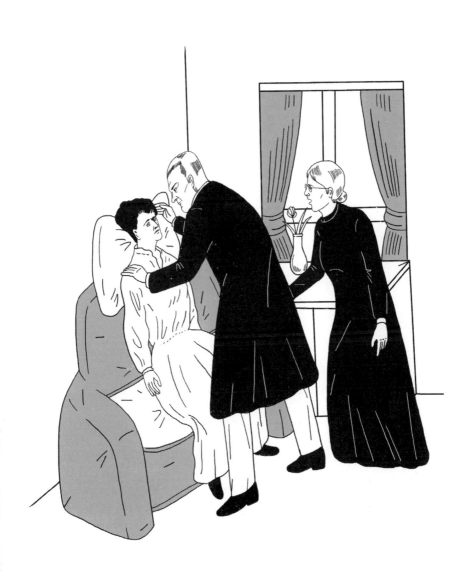

에 브로이어와 공저로 발표한 첫 번째 정신분석 서적인『히스테리 연구 (*Studies of Hysteria*)』에 재구성한 사례를 실었고, 이 책에 실린 5가지 사례 연구 중 맨 처음에 배치했다.

이미 성공한 내과의사이자 안정적 중상류층이었던 브로이어는 책이 나오자 당황스러워했다. 프로이트가 히스테리를 성적인 욕동의 측면에서 해석하면서, 증상이 생기고 해결되는 데에는 성적 충동이 작용한다고 해석했기 때문이다. 이로 인해 프로이트의 충실한 후원자였던 브로이어는 프로이트와 결별하고 말았다.

책에서 안나 오(Anna O.)라는 가명으로 등장한 이 환자는 나중에 역사가들이 찾아낸 바에 따르면 베르타 파펜하임(Bertha Pappenheim, 1859~1936)이었다. 그녀는 이후에도 몇 년간 히스테리 증상으로 고생했으나 결국 완쾌되었고, 29세에는 독일의 프랑크푸르트로 옮겨 정착했다. 그리고 가난한 사람을 돕는 일에 헌신해서 사회사업의 새로운 지평을 열었다. 평생 독신으로 지내면서 유대인 여성협회를 이끌었고, 미혼모·고아·창녀를 위한 보호소를 만들어 운영하는 등 지금의 사회사업과 여성운동의 창시자 중 한 명으로 꼽힌다.

프로이트가 직접 치료한 사례는 아니지만 파펜하임은 프로이트가 정신분석의 기본 이론을 세우는 데 결정적인 역할을 했다. 즉, 최면술보다는 대화를 통한 치료가 중요하고, 인간의 정신 영역에 존재하는 무의식 안에 정신적 외상으로 인해 억압된 감정적 기억을 자유연상이라는 과정을 통해 의식화시켜 치유할 수 있다는 것이다. '안나 오'로만 알려졌던 그녀의 정체가 알려진 것은 프로이트의 제자이자 첫 번째 전기를 쓴 앨프리드 어니스트 존스가 히스테리 연구에 대한 글을 쓸 때 그녀의 실명을 밝힌 덕분이었다. 사실 빈의 유대인 사회는 좁아서 브로이어가 치료하던 당시부터 이미 안나 오가 누구인지 알려져 있었다고 한다.

도라, 정신분석 중요 개념들의 정립

1895년에 히스테리 연구를 발표한 후 상당한 비판을 받은 프로이트는 이에 굴하지 않고 자기가 생각해 낸 정신분석적 치료를 계속하면서 이론을 정교하게 만들어내려고 노력했다. 그 결실로 1900년 『꿈의 해석(The Interpretation of Dreams)』을 발표했고, 이후 1905년에는 「히스테리에 대한 분석의 단편(Fragment of an analysis of a case of hysteria)」이라는 글을 발표했다. 프로이트가 직접 치료한 히스테리 환자를 상세히 기록하면서 정신분석적 치료가 어떻게 작동하는지 이론적 설명과 함께 보여준 것이었다.

도라(Dora)라고 이름 붙인 18세의 여자 환자는 1900년에 프로이트에게 수개월간 치료받았는데, 프로이트가 간단히 사례로 정리해서 1905년에 책으로 출판했다.

도라는 신경성 기침, 심한 편두통, 목소리가 나오지 않는 증상 등으로 프로이트를 만났다. 프로이트는 도라 집안과 가깝게 지내던 K와 K부인에 대한 도라의 상상에 주목했다. 도라는 그녀가 좋아하는 아버지가 K부인과 모종의 관계가 있다고 믿었고, 동시에 K가 도라를 14세 때 자기 집 서재로 불러 키스하고 유혹했다고 말했다. 프로이트는 K와의 경험이 외상적 기억이 되었고 도라의 증상과 관계가 있다고 여겼다. 그래서 증상 하나하나를 K와의 관계에서 도라가 느낀 감정에 대입해서 해석하려고 했다. 예를 들어 K가 키스하려고 했을 때 느낀 불쾌감이 이후에 구역 질과 같은 전형적인 히스테리적 신체 증상으로 치환되었다는 것이다. 이런 식으로 프로이트는 도라의 무의식에 억압되어 있는 기억을 의식적 사고로 치환하면 증상이 사라질 것이라고 믿었다. 그리고 이러한 증상들은 2차적인 문제이고, 1차적인 무의식적 목적이 따로 있다고 해석했다. 그녀는 아버지가 K부인과 관계를 끊게 하고 싶었다. 약 11주가 지난 12월 말 도라가 그만 오겠다고 하여 결국 치료는 끝났지만, 정신분석은 완전히 끝난 상태가 아니었다.

프로이트는 이 사례를 보강하고 해석하여 책으로 발표하면서, 꿈 해석의 중요성과 히스테리의 정신분석적 치료의 기술적인 부분을 강조했다. 프로이트는 이 사례를 통해 환자가 정신분석가를 대하면서 무의식적으로 과거의 중요한 인물과 관련한 경험을 재연하는 '전이 (transference)'가 일어나고, 이것이 치료에서 중요하다는 것을 발견했다. 프로이트는 도라가 급작스럽게 치료를 그만둔 것이 부정적 전이 감정에 의한 것이라고 솔직하게 밝혔다. 그리고 도라가 몸이 아픈 것으로 아버지를 힘들게 했던 것처럼 완전히 치료가 되지 않은 상태에서 스스로 치료를 중단함으로써 의사가 무기력하다고 인식하게 만들어 결국 의사에게 복수한 것이라고 해석했다.

도라의 본명은 이다 바우어(Ida Bauer, 1882~1945)로 1882년에 태어났고, 1900년에 프로이트에게 치료받은 후에 1903년 결혼해 빈에서 살았다. 1923년경에 남성에 대한 피해의식을 동반한 신경증이 심해져서 다시 정신분석을 받았다. 이때 그녀를 담당한 정신분석가는 펠릭스 도이치(Felix Deutsch, 1884~1964)였는데, 상담 과정에서 이다 바우어가 사실은 프로이트의 환자 도라였다는 것을 알게 되었다. 두 번째 정신분석으로 건강을 회복한 이다 바우어는 1930년대 말까지 빈에서 살다가 나치의 압박이 심해지자 다른 유럽인들과 마찬가지로 미국으로 이민을 갔고, 뉴욕에 정착해서 살다가 1945년에 사망했다.

도라의 사례는 정신분석에서 굉장히 중요한 연구로, 이를 통해 전이를 발견했고 소아기 성 발달의 중요성을 인식하여 그에 대한 이론적 접근을 시도했으며 프로이트의 중요한 개념의 단초들이 제공되었다. 또한 어릴 때의 외상적인 성적 기억이 실제 사건이라 여겨졌지만 환자의 환상일 수도 있다는 점을 인정하고 '정신적 현실(psychic reality)'의 중요성을 인식하게 되었다는 것도 정신분석의 발전에 기여했다.

실패를 통해 발전하다

20세기가 시작되기 바로 전, 프로이트의 연구에서 시작한 정신분석이 새로운 치료법이자 인간 정신에 대한 이해 방법으로 등장했다. 중요한 것은 정신분석이 하늘에서 뚝 떨어진 개념이거나, 천재의 머릿속에서 상상력으로만 만들어진 것이 아니라는 점이다. 프로이트와 동료들은 당시의 치료법으로는 치유가 불가능한 환자들과 그들이 가진 여러 가지 증상을 대상으로 새로운 치료 방법을 시도했고, 이를 바탕으로 치열하게 분석하고 이론적 개념으로 정립하는 과정을 거쳤다. 더 나아가 도라의 사례처럼 실패한 치료도 솔직하게 발표함으로써 20세기에 긍정적 반응과 부정적 반응이 극단적으로 대립했던 정신분석이 자리를 잡을 수 있었다.

1907

프로이트를 배반한 제자들

정신분석학을 확장시킨 아들러와 융

프로이트도 그를 배반한, 아니 결별한 제자들과의 경험 덕분에 정신분석에 있어서도 이론적으로 훨씬 유연해졌고 자신과 다른 이론을 가진 이들을 전보다는 더욱 많이 수용할 수 있었다.

오스트리아 빈의 유대인 정신과 개원의였던 지그문트 프로이트는 1895년 『히스테리 연구』를 발표하고 1900년 『꿈의 해석』을 세상에 내놓은 이후 일약 유명 인사로 떠올랐다. 프로이트는 매주 수요일 저녁에 정신분석 사례를 토론하거나, 문학작품을 정신분석학적으로 해석하는 모임인 '수요회'를 결성했다. 정신과 의사뿐 아니라 루 살로메(Lou Andreas Salomé) 등의 문화예술인들까지 참여하면서 수요회는 점점 더 활성화되었다.

어느덧 정신분석은 유럽 전역으로 점점 퍼져나가며 중요한 학문이자 치료법으로 알려지기 시작했고, 점점 더 많은 사람들이 정신분석학의 지지자나 제자가 되었다. 카를 아브라함, 알프레드 아들러(Alfred Adler, 1870~1937), 산도르 페렌치, 오토 랑크(Otto Rank, 1884~1939), 앨프리드 어니스트 존스 같은 이들이 핵심 멤버였다. 하지만 빈을 중심으로 하는 프로이트의 모임은 유럽 전역을 아우르지 못했고, 대부분의 멤버들이 프로이트와 마찬가지로 유럽의 소수민족인 유대인이었다. 이것이 정신분석학 발전의 한계로 작용할 것을 절감한 프로이트는 적극적으로 외연을 넓히려 했다.

프로이트의 후계자가 된 융

이때 스위스 정신과 의사 카를 구스타프 융이 프로이트의 정신분석에 관심을 보였다. 그는 프로이트보다 스무 살 정도 어리고 스위스 출신에

목사의 아들이며, 무엇보다도 유대인이 아니었다. 게다가 당시 유명한 정신과 의사였던 오이겐 블로일러가 운영하는 '부르크횔츨리'라는 명문 병원에서 근무하고 있었다. 프로이트의 이론을 적극적으로 받아들인 융은 1906년에 프로이트의 자유연상 이론을 객관적으로 측정할 수 있는 단어 연상 검사를 개발하기까지 했다. 예를 들어 '구름'이라는 단어를 듣고 떠오르는 단어를 말하는데, 이 과정을 여러 번 반복한다. 이때 만일 대답을 '하늘'이라고 했다면 자극이 된 '구름'을 듣고 대답하기까지의 시간차를 정교하게 측정한다. 그보다 너무 빠르거나 늦게 대답하는 단어가 있다면 그 단어와 무의식적인 콤플렉스가 연관이 있다는 것이 융의 생각이었다. 정신분석이 비과학적이고 지나치게 성(性)에 집착한다고 비판받았던 프로이트에게 융의 단어 연상 검사는 어느 정도 객관성을 보장하는 방법으로 가뭄에 단비와 같았을 것이다.

프로이트는 제자 아브라함에게 "융의 지지가 훨씬 귀중하네. 그가 나타난 덕분에 정신분석이 유대인의 민족적 관심사가 될 위험에서 벗어났어"라고 말하기도 했다. 프로이트는 융과 적극적으로 교류하기 시작했고, 융도 프로이트에게 보낸 편지에서 "동등한 자격이 아니라 아버지와 아들처럼 교수님과 우정을 나눌 수 있게 해주실 것"을 요청하는 등 프로이트의 제자가 되어 더욱 친근하고 특별한 관계가 되는 것을 감사하게 여겼다. 프로이트는 1911년에 국제정신분석학회를 처음 발족하면서, 초대 회장으로 융을 선출할 것을 다른 제자들에게 지시했다. 즉, 공식적으로 융을 자신의 후계자로 낙점한 것이다.

여기까지는 프로이트의 생각대로 되는 듯했다. 사람들은 정신분석을 신기해하면서 조금씩 받아들이기 시작했고, 특히 문화예술계에서 적극

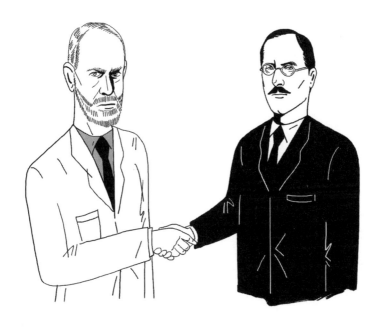

적으로 수용했다. 10년이 채 지나지 않아 빈 출신 유대인의 비기(秘技)로 인식되던 정신분석이 유럽 전체에서 받아들여졌고, 프로이트는 미국에서 명예박사학위를 받을 정도로 권위를 인정받았다. 그러나 그를 따르는 사람들이 많아지고 정신의학에서 정신분석의 비중이 더욱 커지면서 제자들 사이에 균열이 생겼고, 스승의 이론에 의구심을 가지며 자기만의 깃발을 세우고 싶다는 야심을 가진 이들이 나타났다. 그 첫 번째 인물이 아들러였다.

2인자에 만족할 수 없었던 아들러

아들러는 1870년에 오스트리아 빈에서 태어난 헝가리계 유대인이었다. 빈 대학을 졸업해 의사가 되었고, 프로이트의 정신분석학 모임에서 초기 멤버로 가장 적극적으로 활동했기에 빈에서는 2인자로 인정받았다. 1902년에 매주 수요일 저녁마다 프로이트가 정신분석에 관심 있는 지인들과 토론하는 모임으로 시작한 수요회가 1908년 정식으로 빈 정신분석학회로 발족하면서 아들러는 초대 회장을 맡았다. 프로이트도 아들러를 아껴서 1906년에 아들러가 처음으로 발표한 신경증의 심리학적 근거에 대한 논문이 자신의 이론과는 다른 면이 있는데도 적극적으로 지지했다.

프로이트와 아들러 모두 정신질환에는 유전과 환경이 공동으로 작용한다고 생각한다는 점에서 기본적인 관점은 유사했다. 그러나 아들러는 '기관 열등성(Minderwertigkeit)'이라는 것을 강조하여, 생물학적 기반이 열등한 경우 신경증이 더 잘 생긴다고 생각했다. 프로이트가 어릴 때의 외상 경험이나 정신성 발달을 중요시했다면, 아들러는 사회주의적 성향을 바탕으로 사회나 환경의 영향을 강조하는 입장이었다. 어린 시절의 정신성발달이 인격 형성의 핵심이라는 프로이트의 견해에 반대할 수밖에 없었던 아들러는 열등성(inferiority)을 더욱 파고들었다. 사람은 타고난 기질적 불완전성을 갖고 있는데, 이로 인한 열등감을 극복하고 보상하기 위해 노력하는 존재로서 이 과정에 실패하면 신경증 증상이 생긴다는 독자적인 이론을 만들었다.

그 와중에 1911년 국제정신분석학회가 창립되면서 융이 회장으로 선임된 것이 아들러를 자극했다. 프로이트가 아들러를 중심으로 하는 빈 그룹을 배제하고 스위스 출신에 유대인도 아닌 융을 선출한 것이 아들러의 입장에서는 굴러온 돌이 박힌 돌을 빼낸 격이었다. 게다가 프로이트는 융을 종신 회장으로 임명하려 했다. 결국 빈 그룹의 강력한 반대에 부딪혀 임기를 2년으로 제한하는 것으로 타협했고, 대신 프로이트는 아들러를 빈 정신분석학회의 회장으로 추대하려 했다. 그러나 국제 학회가 아닌 지역 학회를 맡으라는 것은 정신분석학의 초기 멤버로서 공로를 인정받고 싶었던 아들러에게는 받아들이기 어려운 일이었을 것이다.

프로이트의 전기를 쓴 피터 게이(Peter Gay)에 의하면 프로이트는 깔끔하고 귀족적인 사람으로 환자와 거리를 두려고 노력했다고 한다. 이에 반해 아들러는 옷차림에 관심을 갖지 않았고, 사회적 활동에 적극적이고 민주적이며 환자의 상태에 적극적으로 개입하는 입장이었다. 이들의 성향 차이가 환자를 보는 태도에도 영향을 미쳤다. 그리고 프로이트는 아들러의 태도를 못마땅해한 것 같다.

프로이트는 아들러가 정신분석의 중요한 요인인 리비도를 평가절하하고 심리적인 측면보다 생물학적 기관 열등성에만 천착한다고 생각하여 갈등을 빚었지만, 빈 그룹의 일부는 아들러의 이론이 정신분석을 넓혀주는 보완적 역할을 한다고 여겼다. 그러나 아들러가 1911년에 「억압과 남성적 저항: 신경증적 역동에서의 역할과 의미(*Verdrängung und Männlicher Protest: Ihre Rolle und Bedeutung für die neurotische Dynamik*)」를 발표하자, 더 이상 참지 못한 프로이트는 "아들러는 자신과 다르며 추상적이고 익숙한 개념을 새로운 이름으로 이야기할 뿐"이라고 공개적으로 비판했고, 무의식과 성욕을 무시하고 심리학을 생물학과 생리학에 종속

시키려 한다고 공격했다. 마침내 1911년 2월 말, 아들러는 빈 정신분석 학회 회장과 《정신분석 중앙 신문(Zentralblattfür psychoanalyse)》의 편집 인을 그만두었으며, 마지막으로 학회에 사퇴서까지 냈다. 같은 해 가을, 아들러를 지지하는 6명이 학회에서 축출되면서 아들러와 프로이트는 공식적으로 결별했다.

강한 성취 동기는 열등감에서 나온다

이후 아들러는 지지자들과 '개인심리학(individual psychology)'이라는 그들만의 영역을 만들었다. 개인심리학은 프로이트의 정신분석에 뿌리를 두지만 여러 면에서 차이가 있었다. 무의식 결정론을 넘어서 인간의 심리에는 '현재'와 '의식적 힘'도 중요하고, 사회적 환경도 많은 영향을 준다고 생각했다. 과거의 경험과 타고난 기질만이 그 사람의 정신세계를 결정하지 않으며, 개인의 행동에 따라 충분히 변화할 가능성이 있다고 본 것이다. 인간은 사회적 맥락 안에서 목표지향적으로 행동하는데, 지금 경험하는 매 순간마다 주관적으로 선택하기 때문에, 의식적 자기 결정과 자유의지를 중요하게 여겼다.

아들러는 신체 질환으로 장애가 생긴 사람들을 관찰하며 이 이론을 더욱 심화했다. 어떤 사람은 장애를 극복해 내며 도리어 자신의 장애를 큰 성취 동기로 삼는데, 어떤 사람은 장애에 좌절하여 삶을 망가뜨리거나 발전 없이 그대로 머물기만 한다. 아들러는 그런 행동의 추동력으로 '열등감 콤플렉스(inferiority complex)'를 지적했다.

어린 시절에 아이는 항상 자기보다 큰 사람들에게 둘러싸여 있으니 자연스럽게 '자기가 못났다고 여기는 열등감'이 마음속에 뿌리 내린다.

아들러는 이 열등감이 삶의 족쇄가 되는 게 아니라, 아이들이 무엇인가를 시도하고 극복하고 성취할 수 있게끔 동기를 부여한다고 여겼다. 나폴레옹의 강한 권력욕은 키가 작다는 열등감을 극복하기 위한 무의식적인 추구로 해석했다. 성취와 성공의 경험을 통해 사람은 열등감을 완화하고 자연스럽게 자신감이 생긴다. 그러나 그렇지 못한 경우에는 열등감만 커지고 콤플렉스에서 벗어나지 못한 채 살아가게 된다. 그 차이는 결국 개인이 자신을 바라보는 방법, 즉 자존감의 차이에 의한 것이라고 깨달았다. 그러므로 개인을 이해하기 위해서는 총체적으로 접근해야 하며, 개인이 사회에서 추구하는 목표를 달성하기 위해 노력한다는 측면에서 개인심리학이라 이름 붙인 것이다.

한편 아들러는 열등감 콤플렉스의 반대편에 우월감 콤플렉스(superior complex)도 있다고 주장했다. 이는 목표 달성과 성취만 끝없이 추구하는 것으로, 성취가 자존감으로 이어지지 않으므로 외부의 인정만 추구하는 악순환에 빠지는 사람이 있다는 것이다.

아들러는 아이들의 정신건강 및 복지 정책에도 관심이 많아서 빈을 중심으로 아동 진료소를 22곳이나 개원했는데, 아들러가 유대인이라는 이유로 1932년에 강제로 폐쇄되었다. 그는 1927년경에 미국으로 건너가 롱아일랜드 의과대학 교수로 임명되었고, 활발한 대중 강연을 통해 자신의 이론을 널리 알리다가 1937년에 사망했다. 그는 프로이트의 관점을 넘어 정신분석의 세계를 확장시킨 첫 번째 정신분석가였다. 그의 후학들은 그가 다른 제자들에 비해 나이가 많았고 프로이트로부터 정신분석을 받지 않았다면서, 프로이트의 제자가 아니라 동료였을 뿐이라고 주장하기도 했다.

프로이트의 이론을 넘어 분석심리학을 창립하다

융을 국제정신분석학회의 회장으로 세우고 아들러와 결별한 프로이트는 융이 정신분석학계를 이끌어주기를 바랐으나, 뜻대로 되지 않았다. 1909년 프로이트는 미국 클라크 대학이 초청하자 융과 함께 방문하여 두 사람의 친분을 드러냈다. 미국으로 가는 배에서 프로이트는 자신의 꿈을 제자들과 이야기하는 시간을 가졌는데, 융은 최선을 다해 그 꿈을 해석했다. 그러나 거부감을 느낀 프로이트는 자신을 분석하지 말라고 요청했고, 융은 프로이트가 꿈의 분석을 권위에 대한 도전으로 받아들인다고 생각했다. 나중에 융은 이때부터 프로이트에 대한 신뢰와 존경심에 의문을 품게 되었다고 회고했다. 그런데도 융은 프로이트를 "옛날의 헤라클레스와 같고," "인간 영웅이자 더 높은 신"으로 여겼으며, 의견이 불일치되는 것은 자신이 프로이트의 이론을 잘 이해하지 못했기 때문이라고 생각했다.

그러나 융도 정신분석 이론에서 자신만의 생각을 넓혀가면서, 프로이트의 생각과 부딪치게 되었다. 스위스와 빈에서 따로 활동하던 융과 프로이트는 주로 서신으로 친교를 유지했는데, 1912년 스위스 크로이츨링겐 정신병원 원장이었던 루트비히 빈스방거(Ludwig Binswanger, 1881~1966)의 병문안을 갔던 프로이트가 불과 60킬로미터 떨어진 취리히 대학에 있던 융을 방문하지 않았던 적이 있었다. 이에 기분이 상한 융은 프로이트가 자신을 무시할뿐더러 자신의 독립적 활동을 부정한다고 받아들이고는 프로이트를 비난하는 일이 잦아졌다. 두 사람의 공고한 관계에 금이 가기 시작하자, 마침내 프로이트는 페렌치에게 융이 신경증인 것 같다고 하면서 "정신분석에서 유대인과 비유대인을 융합하려

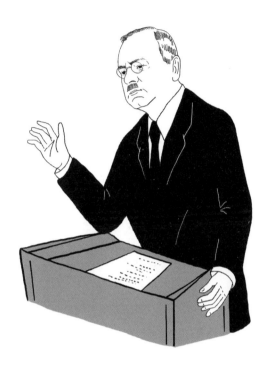

는 것은 물과 기름처럼 따로 놀기 때문에 실패했다"라고 인정하기에 이르렀다.

1912년 겨울부터 융은 프로이트의 리비도 이론을 자신만의 방식으로 재정립해서 강연하기 시작했고, 성욕으로만 신경증을 해석하는 것에 불편해하는 사람들을 설득할 수 있다고 주장했다. 대중의 긍정적인 반응에 자신감을 얻은 융은 "지금 나의 입장은 개인적 거부감과 같은 기분의 문제가 아니라, 내가 진실이라고 생각하는 것을 지키려는 것입니다"라고 프로이트에게 편지를 보냈다. 일종의 독립 선언이었다. 그러나 아들러가 떠난 지 얼마 되지 않아 또다시 국제정신분석학회의 회장인 융과 반목하는 것은 보기 좋지 않은 일이기에, 사람들의 중재로 뮌헨에서 오랜 시간 대화한 후 융이 사과하는 것으로 마무리되었다. 그러나 이 자리에서 프로이트가 기절하는 일이 일어났다. 3년 전에도 일어났던 일로, 두 사람 사이에서만 일어난 흔치 않은 사건이었다. 프로이트는 이 대화에서 융의 죽음 소망이 드러났고 자신이 기절한 주된 원인을 내면의 심리적 갈등이라고 해석했지만, 융은 프로이트가 자신을 다소 두려워하기 때문에 벌어진 일이라 여겼다.

점점 대담해지기 시작한 융은 프로이트에게 이런 편지를 쓰기에 이르렀다.

●●● 교수님이 의심한다면 그것은 교수님의 문제입니다. 제자들을 환자처럼 대하는 교수님의 기법은 큰 실수라는 사실을 환기시키고 싶습니다.

프로이트는 위기감을 느꼈다. 국제정신분석학회의 회장은 융이었으니, 자칫하면 창시자인 프로이트 본인이 퇴출될 수도 있었기 때문이었다. 1913년 5월, 프로이트는 페렌치, 아브라함 등 초창기 추종자들에게 융을 사임시키자는 제안서를 극비리에 돌렸다. 반면에 융은 강연에서 프로이트의 이론과 자신이 어떻게 다른지 강조했으며, 1913년 7월부터는 '분석심리학(analytical psychology)'이라는 명칭을 따로 쓰기 시작했다.

융은 프로이트와 달리 비교(秘敎)적인 경향이 있었고, 원형(archetype), 집단무의식, 종교적 경험에 대한 공감, 콤플렉스, 신화와 연금술의 중요성 등을 이론에 포함시켰다. 정신분석학을 합리적·과학적 학문으로 세우고자 했던 프로이트로서는 신비주의적 속성을 정신분석의 갈래로 인정할 수 없었다. 결국 1914년 4월에 융은 국제정신분석학회의 회장직을 사임했고, 공식적으로 프로이트와 결별했다. 이후 융은 취리히 의대를 사임하고 은둔 생활을 하며 자신만의 이론을 심화시켰다. 1922년부터 취리히 인근 볼링겐 마을에 33년간이나 집을 증개축했는데, 융의 사상적 발전과 학문적 노력을 상징적으로 보여주는 듯했다. 융은 스위스에서 분석심리학을 가르치고 학회를 만들어 후학을 키우다가 1961년에 사망했다.

이론적 갈등과 반목이 정신분석학의 외연을 넓히다

2인자였던 아들러, 공식적 후계자였던 융과 몇 년 사이에 결별한 프로이트에게 이 사건은 일종의 꼬리표가 되었고, 그에게 대들거나 자신만의 이론을 세우는 사람을 모두 내침으로써 친구가 모두 적이 된다는 세간의 비판을 받았다. 이를 잘 알고 있던 프로이트는 1925년에 쓴 짧은 자서전 『나의 이력서(Die Medizine der Gegenwart in Selbstadarstellung)』에서 결별한 동료이자 제자와의 관계에 대한 자신의 입장을 밝히며 적극적으로 해명하기도 했다.

정신분석이라는 학문이자 임상적 치료 방법은 당시로서는 무척 획기적이었고, 이론이 채 정립되지 않은 신천지였다. 프로이트는 정신분석이 유럽의 도시인 빈이나 유대인들만의 협소한 학문이 아니라 주류 학문으로 발전하기를 바랐다. 그를 따르는 사람들 중에는 이론적 차원에서 프로이트와 대립을 빚은 사람도 있었고, 정치적으로 갈등하는 사람도 있었다. 인간의 정신세계의 심연을 다루는 정신분석도 결국 사람이 하는 일이기에, 창시자와 생각이 다르면 배척당했다. 초기의 멤버들은 공로를 인정받기를 바라고, 후계자 자리를 놓고 정치를 하며, 조직의 1인자가 위기감을 느끼는 것은 다른 분야와 마찬가지였다. 결국 이런 과정을 거치고 난 후에야 프로이트가 생각했던 일관된 개념의 정신분석이 자리를 잡게 되었다.

프로이트도 그를 배반한, 아니 결별한 제자들과의 경험 덕분에 정신분석에 있어서도 이론적으로 훨씬 유연해졌고 자신과 다른 이론을 가진 이들을 전보다는 더욱 많이 수용할 수 있었다. 또한 아들러와 융은 개인적으로는 좋지 않게 결별했지만, 정신분석의 자양분을 받아 아들러는 '개인심리학', 융은 '분석심리학'으로 자신만의 독자적 이론을 발전시켰다. 이는 수많은 후학들이 프로이트의 이론만을 목표로 삼지 않고, 시대의 변화와 환자의 요구에 맞춰 이론을 확대하고 수정·발전시킬 수 있는 첫 단추를 끼운 셈이었다.

아들러의 이론은 이후에 빅터 프랭클, 에런 벡, 에이브러험 매슬로와 같은 정신분석가나 인지심리학자뿐 아니라 루돌프 드라이커스(Rudolf Dreikurs)나 스티븐 코비(Stephen Covey)와 같은 자기계발 전문가들의 이론에 큰 영향을 주었다. '대인관계에서 미움받는 것은 당연하게 받아들여라', '완벽주의적인 태도를 버려라', '프로이트의 원인론에서 벗어나 미래지향적 목적론에 중점을 두어라', '과거에 집착하기보다 현재와 미래를 중요하게 여겨라'와 같은 그의 주장은 특히 한국에서 뒤늦게 큰 각광을 받고 있다. 또한 융의 이론은 종교적·철학적 측면에서 많은 발전이 있었고, 민담과 전설의 연구 등에 상당한 영향을 미쳤다. 치료적 측면에서도 프로이트의 정신분석과 달리 꿈을 바라보는 관점이나 집단무의식, 콤플렉스와 같은 독특한 면이 있어서 현대 정신분석의 한 흐름으로 위치를 단단히 하고 있다.

그런 면에서 프로이트의 잠재적 후계자였던 아들러와 융과의 결별은 개인적으로는 비극적 사건이었을지 모르지만, 20세기 초반에 한 사람의 천재가 만들어낸 정신분석 이론이 보편적이고 응용 가능한 학문으로 자리매김하는 데에는 도리어 긍정적인 영향을 미쳤다.

1921

연극으로
마음을
치유하다

모레노의 사이코드라마

치료적 중재로 개인의 심리가 변할 수 있다는 가정은 프로이트의 입장과 같았다. 또한 미리 준비된 내용을 다루지 않고 즉흥성과 자발성을 기반으로 드라마를 풀어낸다는 점에서는 '먼저 말하고 나중에 생각'해야 인식하지 못했던 무의식이 의식으로 표출된다는 정신분석의 개념과 유사했다.

관객석의 조명이 꺼지고 극장 안이 어두워졌다. 무대 위에 조명이 켜지자, 작은 의자 하나만 덩그러니 놓여 있었다. 연극을 이끌어 갈 연출자가 관객 중 한 여성을 무대로 초대해서 빈 의자에 앉혔다.

"어떤 문제가 마음에 제일 걸리시나요?"

"아무리 노력해도 어머니와 편안해지지 않아요. 오랜만의 가족 모임에서도 처음에는 반가운 마음에 기분 좋게 식사하지만 결국 어머니와 싸우게 되요."

"그래요? 그렇다면 어머니와의 식사 자리가 어땠는지 한번 볼까요? 자, 나와주세요!"

무대 뒤에서 한 명의 배우가 등장했고, 연출자가 다시 말했다.

"자, 이분을 어머니라고 생각하고 그날의 일을 재연해 볼까요?"

관객과 배우는 즉흥적으로 연기를 시작했고, 그 모습을 지켜보던 연출자는 대화를 중단시키고 다시 지시했다.

"여러분들도 보셨죠? 이번에는 반대로 해볼까요? 관객분이 어머니의 입장이 되어보는 거예요."

관객이 어머니가 되고 배우가 딸이 되어 같은 상황을 재연했다. 극 안에서 연출자의 지시에 따라 생각과 감정을 나눴던 관객은 자연스럽게 어머니의 마음을 이해하고 공감할 수 있게 되었고, 한편 내면에 숨어 있던 분노와 서운함, 기대감과 실망감을 들여다볼 수 있었다. 이는 무대에 올라온 관객만의 변화가 아니었다. 이 상황에 공감하며 극에 참여한 다른 관객들도 동질감을 느끼며 감정적 변화와 깊은 울림을 경험했다.

이것은 연극의 한 장면일까? 아니다. 연극이자 치료인 '사이코드라마(psychodrama)'의 한 장면이다. 학창 시절에 필자는 정신병원을 방문했다가 사이코드라마 시설이 되어 있는 것을 보고 감명을 받은 기억이 있다. 고풍스러운 병원에 소극장이 있었는데, 조명 시설까지 제대로 갖춰져 있었다. 정신병원에 극장이라니! 그곳에서 환자들을 대상으로 사이코드라마를 하고 있었다. 짜여진 대본이 있는 것도, 훈련된 배우들이 출연하는 것도 아니었지만, 그 어떤 연극보다 생생하고 재미있었다. 무엇보다도 사이코드라마가 끝난 후 환자들의 표정에서 드러나는 확연한 변화는 잊기 어려울 만큼 인상적이었다.

집단치료라는 새로운 기법의 탄생

의사와 환자 간의 일방적 치료 관계가 아니라, 연극처럼 환자들이 자발적으로 참여하는 활동을 통해 심리적 변화를 이끌어낼 수 있다고 생각한 정신과 의사가 야코브 레비 모레노(Jacob Levy Moreno, 1889~1974)다. 1889년, 루마니아 부카레스트의 유대인 가정에서 태어난 모레노는 어릴 때 오스트리아 빈으로 이주했다. 그는 빈 의대에 진학했고, 1912년에는 대선배인 프로이트를 만났다. 자서전(『*Preludes to My Autobiography*』(1955))에서는 그와의 만남을 이렇게 회상했다.

••• 나는 프로이트의 강의를 들었다. 그가 꿈의 분석에 대한 강의를 끝내고 나서 나를 지목하여 질문했다. 나는 그에게 '박사님은 진료실이

라는 인공적인 공간에서 환자를 만나지만, 저는 길거리나 그들의 집처럼 자연스러운 환경에서 만날 겁니다. 박사님이 꿈을 분석한다면, 나는 그들이 다시 꿈꿀 수 있게 용기를 줄 것입니다'라고 대답했다.

의대를 졸업한 후 모레노는 1921년에서 1923년까지 '자발성 극장(Theater of Spontaneity)'을 운영했다. 그는 즉흥성과 자발성, 창조성을 중요하게 여겼는데, 이때부터 전문 배우 없이 극장에 온 사람들과 함께 신문 기사에 실린 사건들을 즉흥적으로 극화했다. 이를 통해 개인적 문제, 대인관계, 결혼 문제 등을 집단적으로 치료하는 방법을 시도했다. 모레노는 이 과정에서 사이코드라마의 개념과 체계를 세웠고, 연극에 참여한 사람뿐 아니라 관객들까지 심리적 정화와 변화를 경험한다는 것을 깨달았다.

1925년에 미국으로 건너가 뉴욕 시에 정착하여 컬럼비아 대학의 교수가 되었고, 집단 정신 치료를 처음으로 도입했다. 1932년부터 본격적으로 대인관계 이론에 근거한 다양한 집단 치료 방법을 개발해서 적용했다. 1936년에 '비컨 모레노 연구소'를 세웠고, 1974년에 사망할 때까지 사이코드라마와 연출자를 위한 전문 교육을 계속했다.

이전까지의 심리 치료는 암시를 이용한 최면술이나 긴 의자에 누워 자유연상을 통해 언어로 치료하는 정신분석이 주류였다. 그런데 사이코드라마는 의사와 환자가 일대일로 진행하는 것이 아니라 비슷한 문제를 가진 사람들이 집단으로 참여하고, 말이 아닌 행동으로 표현하도록 한다는 점에서 이전의 치료법과 확연히 달랐다.

그렇다고 해서 기존의 정신의학적 접근과 완전히 동떨어진 것은 아니었다. 치료적 중재로 개인의 심리가 변할 수 있다는 가정은 프로이트의 입장과 같았다. 또한 미리 준비된 내용을 다루지 않고 즉흥성과 자발성을 기반으로 드라마를 풀어낸다는 점에서는 '먼저 말하고 나중에 생각'해야 인식하지 못했던 무의식이 의식으로 표출된다는 정신분석의 개념과 유사했다.

사이코드라마의 구성과 진행

사이코드라마에는 주인공이 자기 자신의 느낌, 환상, 현실을 연기해 보는 역할 놀이(role playing) 기법, 대인관계에서 갈등을 겪는 상대의 역할을 해보는 역지사지를 통해 객관적으로 자신을 볼 수 있도록 돕는 역할 바꾸기(role reversal) 기법 등이 있다. 그외에도 거울에 비추듯 자신을 돌아보는 거울(mirroring) 기법, 미래의 상황을 현실에 재연해 보는 미래 투사(future projection) 기법, 다른 사람의 이야기를 등 뒤에서 들어보는 등 뒤(behind your back) 기법 등 수십 가지의 기법이 개발되어 있다. 다루는 주제가 사적인 문제라면 '사이코드라마', 공적이거나 사회적 문제인 경우에는 '소시오드라마(sociodrama)'라고 부른다.

일반적인 사이코드라마는 다음과 같이 구성하고 진행된다. 무대 위에는 주인공, 보조자, 연출자가 올라가고, 관객들이 둘러앉는다. 첫 번째 단계는 '워밍업(warming-up)'이다. 게임 등으로 참여자들이 긴장을 풀고 자발적으로 드라마에 빠져들게 하면서, 드라마에서 자신의 문제를 이야기할 주인공을 뽑는다.

두 번째 단계는 주인공으로 뽑힌 사람이 무대 위로 올라와 자신의 갈등을 행동으로 옮기는 '액팅 인(acting in)'으로 사이코드라마의 핵심 단계다. 이때 연출자는 '보조 자아(auxiliary ego)'를 적절히 활용하면서 주인공 마음 안의 두려움, 갈등, 갈망, 불안 등을 표현할 수 있도록 도와주고, 자신의 내면을 돌아볼 수 있는 기회를 제공한다.

극에서 보조 자아는 흥미로운 역할을 한다. 주인공이 극을 풀어나갈 때 실제 주변 인물이나 상상 속의 인물을 대신 보여주고 행동을 함께 해줄 사람이 필요한데, 보조 자아가 그 역할을 한다. 대개 사이코드라마에 능숙하고 연기 경험도 있는 사람이 이 역을 맡는데, 주인공이 쉽게 상황에 몰입할 수 있도록 하고 주인공의 상상과 생각, 감정을 재경험하도록 돕는다. 총 진행을 맡은 연출자는 주인공의 핵심적 문제를 간파하여 극의 중심으로 끌어들이고, 주인공이 무대 위에서 자발성과 창조성을 마음껏 발휘하도록 이끈다. 지나치게 감정에 휩싸여 현실 감각을 잃지 않으면서도 충분히 극에 몰입할 수 있도록 하며, 연출자의 직접적 지시나 제안을 통해서가 아니라 주인공 본인이 직접 깨달을 수 있도록 돕는 지도자적 역할을 한다.

세 번째 단계는 마무리로 주인공과 관객, 연출자가 함께 그날 경험한 감정을 교감하고 공감하는 '셰어링(sharing)'이다. 그동안 했던 역할에서 벗어나기, 경험을 나누며 대화하기, 기억해야 할 내용과 느낀 것에 대한 피드백을 주인공, 보조 자아, 관객이 나누는 것이다.

힐링과 치유를 위한 사이코드라마

우리나라에서는 1975년에 정신과 전문의 김유광 원장(김유광정신건강의학과의원)이 국립정신병원에서 처음으로 사이코드라마를 도입했다. 1980년대에는 최헌진 원장(최헌진신경정신과의원)이 일반인들을 대상으로 확장·발전시켰고, 1990년대 이후에는 대학로 소극장에서 정기적으로 공연할 정도로 대중화되었다.

볼 것도 많고, 할 것도 많은 이 시대에도 사이코드라마는 필요할까? 우리나라 사이코드라마 1세대이자 여전히 활발히 활동하고 있는 김수동 원장(용인정신과의원)은 《중앙선데이》와의 인터뷰(2013년 5월 19일)에서 이에 대한 답을 주었다. 그는 사람들의 경제 수준이 높아졌다지만 상대적 박탈감도 커지면서 작은 스트레스도 참아내지 못한다고 진단하며, 지치고 힘든 사람들에게 사이코드라마를 권하고 싶다고 말했다. 마음의 고통을 가진 이들이 문제를 털어놓고 해결해 가면서 이 각박한 세상에서 나를 지지하는 사람들이 있구나, 하고 느끼는 경험이 필요하다는 것이다. "언제부터인가 '힐링'이라는 말이 많이 쓰이는데, 사이코드라마야말로 힐링이란 말에 꼭 맞는 형식입니다"라는 김 원장의 말은 소통과 치유의 역할을 하는 사이코드라마의 특징을 잘 알려준다.

우선, 사이코드라마는 일방적이던 기존의 치료자와 환자의 관계에 문제 의식을 던지면서 정신의학에 새로운 관점을 제공해 주었다. 두 번째로는 치료를 꼭 일대일로 할 필요는 없으며, 여러 사람들과의 역동적 관계 속에서 치료적 효과를 기대할 수 있다는 점을 알림으로써 집단 치료 기법의 발전을 가져왔다. 세 번째, 일상의 스트레스나 대인관계의 갈등과 같은 상대적으로 가벼운 문제일 경우 드라마적 방식으로 해결할 수 있다는 점을 보여주면서 미술 치료, 음악 치료, 영화 치료와 같은 다양한 예술 치료가 발전할 수 있는 단초가 되었다. 마지막으로 행동으로 직접 실행해 보는 것이 치료에 큰 효과가 있다는 점을 증명하여 행동치료의 시발점이 되었다.

심리 치료에 대한 모레노의 혁신적인 아이디어로 탄생한 사이코드라마는 다양한 방향으로 정신의학의 발전에 큰 영향을 끼치고 있다.

1934

전기충격으로
치료한
정신질환

생물학적 치료의 도입

전기충격 치료는 어떤 기전으로 정신질환을 호전시키는 것일까? 전기 자극이 뇌 안쪽의 뉴런에 영향을 미친다는 증거도 있고, 치료 중에 뇌혈류량과 포도당, 산소의 이용률이 증가했다가 경련 후에는 혈류와 당대사가 감소되기도 하며, 기타 신경 전달 물질이나 G단백질이 변화하는 등 여러 가지로 설명을 시도하고 있지만 일관되고 확실한 원인은 찾지 못하고 있다.

환자가 수술장 회복실로 들어온다. 환자의 오른쪽 종아리에 혈압을 잴 때 사용하는 커프를 감고, 팔에는 생체 신호를 감지하는 여러 가지 장치를 단다. 링거액이 들어가는 수액줄에 마취제를 주사하여 환자를 재운 후, 혈압계의 압력을 한껏 높여서 커프를 조임으로써 오른쪽 종아리 밑으로는 피가 돌지 않게 한다. 이제 전기충격 치료기의 버튼을 누른다. 머리 양쪽에 붙인 전극으로 강한 전기가 흐르지만 환자는 미동도 하지 않는다. 수면 상태에서 근육이완제를 주사했기 때문이다. 오른쪽 발끝이 바르르 떨리는 것으로 이 환자가 경련하고 있다는 것을 알 수 있을 뿐이다. 20초 정도 지나서 경련이 멈추면, 마취과 의사는 바로 환자를 깨운다. 10여 분이 지난 후, 환자는 병실로 돌아와 평소와 똑같이 생활한다.

현대 의료계에서 실행하고 있는 전기충격 치료(electroconvulsive therapy; ECT) 과정이다. 약물 치료에 반응이 없거나 임신처럼 약물 치료가 불가능한 상황일 때 심한 우울증, 난치성 조현병, 긴장형 조현병이나 강박증 환자에게 전기충격 치료는 상당히 효과가 검증된 치료법이다. 그렇지만 실행 과정이 다소 끔찍해 보이고, 대중에게 큰 충격을 주었던 영화 〈뻐꾸기 둥지 위로 날아간 새〉에서 주인공 맥머피에게 일종의 처벌로 전기충격 치료를 시행하는 장면 때문에 전기충격 치료에 대한 부정적인 인식이 강한 것이 사실이다.

그러나 전기충격 치료는 정신질환에 대한 비약물적·생물학적 치료 중 그 효과가 입증된 몇 안 되는 치료법 중 하나다. 20세기 초에는 정신질환을 치료하는 데 인간의 무의식과 심리를 다루는 정신분석이 대세였다. 이에 반해 뇌의 생물학적 이상을 치료해야 한다고 믿는 학자들에게는 대안이 될 만한 약이나 치료법이 없었다. 이때 지그문트 프로이트와 동시대에 비엔나 대학 정신과에서 근무했던 율리우스 바그너야우레크(Julius Wagner-Jauregg, 1857~1940)는 1917년에 환자들이 심한 열병을 앓고 나서 정신과적 증상이 호전되는 것을 관찰했다. 그는 의도적으로 말라리아 병균을 환자에게 주사하는 다소 '황당한' 실험적 치료를 시도했고, 그 결과 몇몇 환자의 증상이 획기적으로 개선되었다. 그 공을 인정받은 바그너폰야우레크는 1927년에 노벨 생리학·의학상을 받았다.

전기충격은 효과적인 치료법

이러한 치료법은 위험성과 부작용 때문에 곧 사라졌지만, 많은 이들이 새로운 생물학적 치료법을 찾으려고 노력했다. 1934년, 헝가리 부다페스트의 정신과 의사 러디슐러시 J. 메두너(Ladislas J. Meduna, 1896~1964)는 뇌전증(간질)과 조현병의 역상관관계에 주목했고, 뇌전증이 정신병 증상을 좋아지게 할 것이라고 가정했다. 중추 흥분제로 사용되는 메트라졸(metrazole, 성분명: pentylenetetrazol)로 뇌전증을 유도하여 어느 정도 효과를 보았고, 1940년대 중반까지 미국과 유럽의 정신병원에 광범위하게 도입됐다.

이와 비슷한 시기인 1938년, 이탈리아의 우고 첼레티(Ugo Cerletti, 1877~1963)와 루치오 비니(Lucio Bini, 1908~1964)는 약을 주사하지 않고 직접 전기 자극을 주어 뇌전증을 유발하는 방법을 소개했다. 뇌전증 환자들은 흔히 우울증을 함께 앓는데, 뇌전증을 앓고 나면 우울 증상이 호전되는 기이한 현상이 관찰됐다. 이에 두 사람은 우울증이나 정신질 환이 있는 환자에게도 뇌전증을 유발하면 증상이 좋아질 것이라는 가설을 세운 것이다.

그러던 중 경찰이 길거리에서 횡설수설하는 신원미상의 사람을 병원으로 데리고 왔다. 첼레티와 동료들은 가설을 증명하기 위해 이 연고 없는 환자의 뇌에 전기 자극을 줘서 대발작 경련을 반복해서 일으켰다. 이 사람은 깨어난 후 전과 달리 조리 있게 말했고, 10회 더 치료를 받은 후에는 거의 정상 수준으로 회복했다. 시간이 지나서 다시 증상이 재발했으나, 극적으로 호전된 것을 목격한 이들은 적극적으로 이 치료법을 시도해 보았다.

곧 많은 병원에서 이 방법이 받아들여졌고, 미국에서도 의학 교과서에서 치료의 한 종류로 실리기 시작했다. 얼마 지나지 않아 미국과 유럽에서 입원이 필요한 우울증 환자의 표준적인 치료법의 하나로 자리 잡았다. 정신분석의 영역에서도 전기충격 치료를 부정적으로 보지 않았고, 정신분석가 산도르 페렌치는 정신분석 중간에 이 치료법을 시도했다는 기록이 있을 정도였다. 이렇게 광범위하게 사용되던 전기충격 치료는 1960년대 이후로 효과적인 약이 도입되면서 급격히 줄어들기 시작했다.

역사학자 에드워드 쇼터(Edward Shorter)는 1962년에 영화 〈뻐꾸기 둥지 위로 날아간 새〉와 더불어 1961년에 사회학자 어빙 고프먼(Erving Goffman)이 반정신의학적 입장에서 전기충격 치료를 쇼크 치료로 분류한 것이 복합적으로 대중에게 부정적인 영향을 주었고, 그로 인해 의사들이 효과적인 치료법인데도 선택하지 않게 되었다고 분석했다. 이런 대중적 흐름 때문에 1974년에 캘리포니아 주에서는 전기충격 치료의 시행이 법으로 금지되기에 이르렀고, 이후 몇 개 주가 이런 흐름에 동승했다. 위기를 느낀 미국정신의학회는 본격적으로 전기충격 치료의 학문적 유용성에 대해 연구·조사해서 1978년에 발표하기에 이르렀다.

이러한 대중적인 압박에 부담을 느낀 의사들은 전기충격 치료를 줄였고 환자들도 이 치료를 거절하면서 미국 병원에서 점차 사용 빈도가 줄어들었다. 그러나 1980년대부터 다시 전기충격 치료를 시도하는 경우가 서서히 늘어나기 시작했다. 이제는 학술적이고 객관적인 증거를 찾는 방법을 택하여 좀더 신중하게 접근했다. 그 결과, 1985년《미국의학회지(The Journal of the American Medical Association)》에 "심한 우울증의 단기 치료에 전기충격 치료만큼 효과적인 것은 없다"는 미국 국립보건원의 보고서가 실리게 되었다.

이에 힘입은 정신과 의사들은 환자들에게 전기충격 치료를 권유하여 분명한 효과를 경험했다. 그러자 점차 치료받는 사람들이 늘어나기 시작했다. 1940년대에는 전기충격 치료가 우울증의 1차적 치료 방법이었다면, 1990년대 이후로는 치료에 별 반응이 없는 우울증 환자에 대한 선택적 치료가 되었다. 반윤리적이고 비인간적인 치료법이라는 오명에서 벗어났다는 것만으로도 전기충격 치료는 기사회생한 셈이다.

전기충격 치료의 효과를 입증한 환자들

처음 전기충격 치료를 시술할 때에는 환자가 깨어 있는 상태에서 바로 충격을 줬으나, 그것이 환자에게 공포와 불안을 줄 수 있고 경우에 따라서는 전신 경련으로 인해 심한 근육통이나 골절이 발생할 수 있었다. 이제는 수술장, 회복실과 같이 안전한 처치가 가능한 곳에서 마취제로 단기간에 수면을 유도한 후, 근육을 이완시켜 몸의 일부에서만 경련이 일어나는 것을 확인하는 방법을 채용하고 있다. 이 방법으로 환자들의 불안도 많이 줄일 수 있었다.

환자 입장에서도 전기충격 치료를 적극적으로 옹호하는 사람들이 등장하기 시작했다. 1988년 미국 대통령 선거의 민주당 후보였던 마이클 듀카키스(Michael Dukakis)의 부인 키티 듀카키스(Kitty Dukakis)는 몇 년 동안 우울증이 재발해서 고통을 겪었다. 다양한 종류의 약물 치료를 받았지만 호전되지 않았고, 정치인의 아내로서 과중한 스트레스를 감당하는 데 어려움이 많았다. 결국 고심한 끝에 2001년 전기충격 치료를 받기로 결정했다.

그런데 첫 번째 치료를 받은 날부터 증상이 호전되었고, 얼마 지나지 않아 아내이자 어머니의 역할을 해내게 되었고, 공동체의 활동적인 리더로 복귀할 수 있었다. 그녀는 이런 개인적 경험을 대중들에게 알렸고, 작가 래리 타이(Larry Tye)와 공저로 『쇼크-전기충격 치료가 가진 치유의 힘(Shock: The Healing Power of Electroconvulsive Therapy)』이라는 책을 출판했다.

전기충격 치료를 받은 또다른 유명인으로 소설가 어니스트 헤밍웨이(Ernest Hemingway)가 있다. 아버지와 남동생이 자살하는 등 그의 집

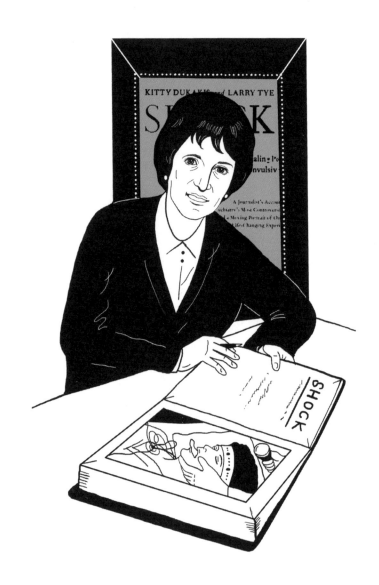

안에는 우울증을 앓거나 자살한 사람들이 많았다. 쿠바에 머물며 글을 쓰던 헤밍웨이는 1960년에 우울증이 심해져서 미국으로 돌아왔고, 미네소타 주의 메이요 병원에 입원해서 전기충격 치료를 받았다. 다소 호전되었지만 3개월 후 자살 충동이 강해져서 추가로 치료받았고, 귀가한 지 이틀 만에 자살하고 말았다. 우울증이 호전되기는 했으나 전기충격 치료의 단기적 부작용인 기억력 저하를 견디지 못한 것으로 추정된다.

뇌를 재부팅하여 신경회로를 정비하다

전기충격 치료는 어떤 기전으로 정신질환을 호전시키는 것일까? 전기 자극이 뇌 안쪽의 뉴런에 영향을 미친다는 증거도 있고, 치료 중에 뇌 혈류량과 포도당, 산소의 이용률이 증가했다가 경련 후에는 혈류와 당 대사가 감소되는 것이 치료효과와 연관된다고 추정하기도 하며, 기타 신경전달물질이나 G단백질이 변화하는 등 여러 가지로 설명을 시도하고 있지만 일관되고 확실한 원인은 찾지 못하고 있다.

증명하기는 어렵지만, 일반적으로는 '리셋'의 개념으로 이해하면 쉽다. 한창 사용 중이던 컴퓨터가 다운되면, 가장 좋은 해결책은 리셋하여 엉킨 프로그램들을 재정비시키는 것이다. 이와 마찬가지로 뇌의 신경회로가 엉켜서 제 기능을 못하고 있는 것이 중증 정신질환이라고 한다면, 약물이나 정신 치료로도 호전되지 못할 정도로 뒤죽박죽된 상태에서 뇌에 충격을 줘서 재부팅시키면 뇌의 항상성 추구 능력에 따라 다시 균형을 잡고 신경회로가 정비되는 효과를 기대할 수 있다.

뇌에 직접 전기충격을 주는 것이기 때문에 부작용은 피할 수 없는데, 바로 기억력 상실이다. 단기적으로 일시적인 기억상실이 있을 수 있지만 대부분 바로 회복되고, 지속되더라도 6개월 안에는 회복된다. 하지만 기억상실은 꽤 불쾌한 경험이기 때문에 전기충격의 세기를 최소화하고, 파동을 반복적 단파로 하고, 전기 자극을 한쪽이 아니라 양쪽에 균일하게 나눠서 주는 등 치료법을 개선함으로써 과거에 비해 기억상실을 호소하는 환자들이 현저히 줄어들었다. 그리고 사망률은 전신마취나 출산 때보다도 낮아서 환자당 0.01퍼센트 수준이다.

안전하고 유용한 치료법으로 인정받다

전기충격 치료는 정신질환이 뇌를 기반으로 한 문제이므로 효과적인 약이 개발되기 전에 인슐린 코마 요법, 정신외과적 수술 요법과 함께 도입된 치료법이다. 한때 사회문화적 영향으로 이 치료법의 긍정적 효과를 인정하는 의사들조차 치료를 제안하지 않아 퇴출 위기에 몰렸고, 이는 정신의학사에서도 이례적인 사건이었다. 그러나 다른 치료보다 분명한 효과를 보이는 경우가 많았기 때문에 1980년대 이후로 제한적이기는 하지만 특정 병이나 증상에 한해서는 매우 효과적인 치료법으로 자기만의 영역을 확고히 하고 있다.

현재 미국에서는 매년 10만 명이 전기충격 치료를 받으며, 우리나라에서도 건강보험심사평가원의 자료에 따르면 2014년 한 해 동안 일반 전기충격 치료와 마취 전기충격 치료를 합쳐서 250명이 총 2,388회의 치료를 받았을 만큼 희귀한 치료법은 아니다. 현대 의학에서 시행하는 전기충격 치료는 영화처럼 무섭고 혐오스럽지 않으며 훨씬 안전하고 부작용이 적은 방식으로 실시한다. 그러므로 미리 편견을 갖고 부정적으로 생각할 이유는 없다.

1940년대에 정신분석이 정신질환을 무의식의 영역이라는 심리적 측면으로 접근해 치료를 시도했다면, 전기충격 치료는 뇌를 직접 치료하여 증상이 호전될 수 있다는 것을 입증했다는 점에서 생물학적 기반을 대변하는 획기적인 계기를 열어준 치료법이다.

1952

약물
치료의
시작

초기의 정신질환 치료 약물들

약물의 도입은 진단 체계를 발전시켰다. 과거에는 '미쳤다'는 설명뿐이었지만, 여러 가지 약이 등장한 이후에는 효과적인 치료를 위해 정확한 진단이 중요해졌다.

정신질환이 종교나 윤리적 판단에서 벗어나 의학 체계에 포함된 이후로 의사들의 가장 큰 고민은 '치료 방법'이었다. 의학에서 원인에 대해 연구하고 진단하며 검사하는 것도 결국 환자를 치료하기 위해서다. 과거에는 마귀가 들었으니 주술로 치료하면 된다고 생각했고, 그게 안 되면 정신질환자들을 화형시키거나 바보 배에 태워 평생 격리시킬 뿐이었다. 근대 의학의 발달과 함께 진단 체계가 자리 잡으면서 어느 정도 객관적으로 평가할 수 있게 되었지만, 치료법에는 별다른 진전이 없었다. 19세기 중반까지는 수용소에 장기간 격리하거나, 온천욕을 하면서 휴식을 취하게 하거나, 최면술로 치료할 수밖에 없었다. 해부학과 마취 기술이 발달하면서 외과가 비약적으로 발전하고, 감염 질환에 대해 여러 가지 약이 개발된 데 비해 정신질환 치료법의 발전은 미미했다. 무력감을 느낀 많은 정신과 의사들이 어떻게든 정신질환에 잘 듣는 약을 개발하고 싶다고 생각한 것은 당연한 일이었다.

클로르프로마진이 기적을 일으키다

　　정신질환의 원인에 대해 분명한 답이 없었기 때문에 사람들은 경험적 치료에 의존했다. 먼저 대장에 쌓인 독성 물질이 뇌에 영향을 미쳐 광기를 불러일으킨다는 이론은 설사를 유발하여 치료할 수 있다는 결론으로 이어져서, 19세기 초반에는 목화씨유와 같은 강력한 설사제를 주는 치료가 성행했다. 1921년까지도 영국에서는 이 목화씨유가 정신적 위기를 없애주는 효과가 있다는 기록이 남아 있었다. 물론 고대 이집트에서 부터 사용해 온 아편류도 있었다. 19세기 초 수용소 기능을 하던 정신병원에서 아편에서 분리한 모르핀 성분을 환자들에게 물에 타서 먹이다가, 19세기 중반부터는 주사제로 주기 시작했다. 만성적 불면, 불안, 신체 통증을 호소하던 환자들이 극적으로 좋아지는 것이 관찰되어 많이 사용되었지만, 아편의 중독성이 알려지면서 점점 사라졌다. 19세기 후반에 새로 발견된 약물 중 하나인 코카인도 정신질환 치료제로 꼽혔는데, 이를 적극적으로 활용한 사람 중 하나가 바로 정신분석학의 창시자 지그문트 프로이트였다. 그와 동료들은 초기에 코카인을 치료제로 처방하다가 환자를 중독자로 만든 적도 있었다.

이때까지의 약은 대부분 생약에서 추출한 성분이었다. 그러던 중 1832년 독일 기센 대학의 화학 교수 유스투스 폰 리비히(Justus Freiherr von Liebig, 1803~1873)가 처음으로 합성 약품인 클로럴 하이드레이트(chloral hydrate)를 발명했다. 이 약은 강력한 진정 작용으로 수면제 기능이 있다는 것이 알려지면서 널리 사용되기 시작했다. 19세기부터 20세기 초반, 데이트 중에 연인을 잠에 들게 하여 순결을 빼앗는 약이나 범죄에 이용하는 수면제가 소설 속에 많이 등장했는데, 이 약이 바로 클로럴이었다. 1920년대에 우울증을 앓다가 자살로 생을 마감한 버지니아 울프(Virginia Woolf)도 친구와의 편지에서 한동안 클로럴을 복용했다고 썼을 정도로 유럽에서는 광범위하게 사용되었다.

그렇지만 이런 약들은 일시적으로 증상을 완화시키거나 진정시킬 뿐, 오랜 기간 약효가 지속되지 않았다. 여전히 많은 환자들은 정신병원에 수용되어 있었으며, 정신병원 밖의 환자들은 불면, 불안, 우울증과 같은 신경증으로 일상생활에 어려움을 겪고 있었다. 생물학적 치료가 필요하다고 믿는 일부 개혁적인 정신과 의사들이 수술적 요법, 전기충격 요법, 인슐린 쇼크 요법과 같은 공격적 치료를 시행할 뿐이었다. 사용하기 편리하고 부작용이 적으면서 효과도 뚜렷한 약이 절실했다.

1933년부터 프랑스의 제약회사 론풀랑은 새로운 항히스타민제를 개발하다가 1947년 페노티아진(phenothiazine)의 부산물인 프로메타진(promethazine)을 합성했는데, 과거의 약보다 진정 효과가 매우 강했다. 이를 더욱 발전시켜서 1950년에는 강력한 중추신경계 안정제로 클로르프로마진이 프랑스 내의 의사들에게 배포되어 임상적인 효용성을 찾으려 했다. 처음에는 외과수술의 마취제의 효과를 높이기 위한 진정제로 사용되었고, 부작용도 적은 편이었다. 이를 정신과 환자에게도 적용할 수 있으리라 본 프랑스의 외과의사 앙리 라보리(Henry Laborit, 1914~1995)는 프랑스의 정신과 의사들에게 강력히 추천했다.

1952년 1월, 24세의 자크라는 조증 환자가 이 약을 855밀리그램 투여받고 3주 만에 극적으로 좋아져서 퇴원하게 되었다. 이 소식을 들은 파리 생안느 병원의 피에르 드니케르(Pierre Deniker, 1917~1998)와 장 들레(Jean Delay, 1907~1987)는 1952년 39명의 정신증 환자에게 매일 클로르프로마진을 주사하는 임상 시험을 시도했다. 결과는 매우 좋아서 대부분의 환자들의 증상이 좋아졌고, 일반적으로 매일 75~100밀리그램 정도면 충분하다는 용량도 알아냈다. 말이 안 통하고 괴이한 행동을 하던 중증 환자들의 행동이 통제되고, 지리멸렬해서 무슨 말을 하는지 알 수 없던 환자와 의사소통이 가능해졌다. 그것도 10일 만에 증상이 호전되어, 장기간 입원했던 환자들의 상당수가 한 달 만에 퇴원할 수 있었다.

유럽에서 이 약의 효능과 효과가 서서히 알려지기 시작했고, 1953년에 캐나다 몬트리올 버던 병원의 의사 하인츠 레만(Heinz E. Lehmann, 1911~1999)이 제약회사에서 약을 공급받아 몇 명의 환자에게 처방한 후 극적인 호전 양상을 발견하면서 클로르프로마진은 북미에까지 소개되었다. 그는 "10년간 정신병 상태에 있다가 이혼당했던 만성 정신분열증 환자들의 모든 증상이 갑자기 사라지고, 전부인과 다시 결혼했다"고 보고하기도 했다. 이후 1953년 9월에는 하버드 의대 맥린 병원에서 환자를 대상으로 객관적인 임상 실험을 통해 검증한 효과를《뉴잉글랜드 의학 잡지(New England Journal of Medicine)》에 발표하면서 공신력을 갖게 되었다. 이 약이 보편적으로 사용되면서 장기간 입원해 있던 수많은 중증 정신질환자들이 죽어야 나갈 수 있다는 정신병원에서 벗어나 집으로 돌아가는 기적이 일어났다. 이에 대해 의료역사학자 에드워드 쇼터는 "클로르프로마진의 등장은 의학계에 페니실린이 등장하여 감염병을 정복하게 된 것"에 비교할 만한 역사적 사건이라고 논평했다.

조증에 탁월한 효과를 보이는 리튬

클로르프로마진이 효과적인 항정신병 약물(anti-psychotic)의 첫 단추를 꿰었다. 그러나 양극성 정동장애에 이 약을 쓰기는 조심스러웠다. 조증의 급성기에는 이 약이 상당히 효과가 있지만, 진정 작용이 강하고 장기간 복용하는 경우 입술이나 혀 등에 비자발적인 경련이 일어나는 비가역적인 만발성 운동장애가 발생하는 등 심한 부작용이 있었다.

비슷한 시기에 오스트레일리아의 분두라 정신병원의 정신과 의사 존 케이드(John Frederick Joseph Cade, 1912~1980)가 1949년에 통풍 치료를 위해 요산을 녹이는 데 사용하던 리튬(lithium)이라는 금속성 물질을 기니피그에 실험적으로 주사했다. 기니피그들이 외부 자극에 덜 민감하게 반응하는 것을 발견하고, 조증 환자를 대상으로 리튬을 실험해 보기로 결정했다. 조증 환자 10명, 조현병 환자 6명, 중증 우울증 환자 3명에게 이 약을 주사해 보았는데, 조증 환자 10명이 모두 좋아진 것을 발견했다. 과학적 근거에 의해 이러한 결과를 얻었다기보다는 단순한 호기심으로 과감하게 시도해서 얻은 일종의 행운이었다. 그러나 이 발견은 널리 알려지지 못했고, 우연히 실험 내용을 접한 덴마크 아루스 대학의 정신과 의사 모겐스 쇼우(Mogens Schou, 1918~2005)가 1952년 위약을 대조군으로 하여 리튬의 효능을 비교하는 연구로 그 효과를 입증했다.

클로르프로마진이 몇 년 만에 주도적인 치료제가 된 것에 비해 리튬은 1970년이 되어서야 미국 식약청의 허가를 얻을 수 있었다. 금속 물질일 뿐 아니라 어떤 작용 기전에 의해 조증 증상이 완화되는지 뚜렷하게 밝혀지지 않은 탓으로 추정된다. 현재까지도 리튬의 작용 기전은 분명하지 않지만 가장 효과적인 급성기, 유지기의 조증 치료제이자 재발 방지약의 하나다. 이제 정신의학은 두 번째 강력한 무기를 갖추게 되었다.

이어서 중증 우울증 치료가 문제였다. 정신분열병이나 조울병에 비해 환자가 훨씬 많았고, 무엇보다 자살 위험성이 높았다. 이때까지 우울증에 대해서는 전기충격 치료를 제외하고는 심리적 측면에서 장기간 정신분석 요법을 시행하는 것 말고 뚜렷한 방법이 없었다.

1950년 스위스 뮌스터링겐 병원의 롤란트 쿤(Roland Kuhn, 1912~2005)은 항우울제에 대한 연구를 시작했다. 강력한 항우울제를 발견하여 수십 명의 환자들에게 사용해 본 결과, 경이적인 치료 효과가 있음을 밝혀냈다. 그에게 연구를 의뢰했던 가이기 제약회사는 1958년에 이미프라민(imipramine)이라 명명했고, 이는 첫 번째 삼환계 항우울제가 되었다. 이후 삼환계 항우울제는 우울증 치료의 기본 약품이 되었다. 이렇게 하여 세 번째 무기가 완성되었다.

약물의 도입으로 발전한 정신의학 진단 체계

클로르프로마진, 리튬, 이미프라민은 21세기인 지금에도 광범위하게 사용하는 약이다. 부작용이 많은 편이지만, 효과 면에서는 새로 나온 약에 비해 뒤떨어지지 않는다. 심리적 치료나 휴식 이외에는 검증된 치료법이 없었던 정신의학계는 1960년이 되어서야 항정신병 약물, 항조증 치료제(기분안정제), 항우울제라는 세 가지 무기를 갖게 되었다. 또한 과거에는 정신질환 증상에 만병통치약처럼 오직 한 가지 약만 시도했지만, 이때부터 특정한 증상이나 진단에는 특정한 약이 맞는다는 것을 분명히 인지하기 시작했다. 뇌에서 증상을 만들어내는 기전이 다를 수 있으며, 이에 따라 뇌의 신경전달물질에 변화를 주는 물질도 달라야 한다는 것이다. 지금 보면 너무나 당연한 사실이지만, 각각의 정신질환이 뇌의 특정한 영역이나 시스템의 결함이나 이상에 의해 생겼다는 것을 최초로 증명한 셈이었다. 살아 있는 사람의 뇌를 열어볼 수는 없지만, 최소한 각기 다른 증상들이 다른 약에 의해 좋아진다는 것은 서로 다른 부분의 이상 때문이라는 것을 확인할 수 있었기 때문이다.

이후 신경과학자와 정신의학자들이 확신을 가지고 정신질환의 뇌 구조나 기능의 이상을 밝히기 위해 수많은 연구를 하기 시작했고, 지난 수십 년간 비약적으로 발전하는 시발점이 되었다. 일정 수준 이상의 증상을 가진 정신질환의 경우에는 생물학적 치료가 꼭 필요한 것이 분명해졌으며, 정신질환을 의지나 정신적 피로의 문제로 보고 충분한 휴식을 취하거나 종교에 의지하면 좋아질 것이라는 대중적 오해를 종식시킬 수 있게 되었다는 것도 중요한 점이라 하겠다.

이러한 약물의 도입은 진단 체계를 발전시켰다. 과거에는 '미쳤다'는 설명뿐이었지만, 여러 가지 약이 등장한 이후에는 효과적인 치료를 위해 정확한 진단이 중요해졌다. 정확한 정신병리와 진단을 위해 꼭 필요한 증상 등을 묘사하고 관찰하는 데 이전보다 훨씬 섬세한 기술이 필요해졌다. 더 나아가 1970년대 이후로는 정신질환을 생물학적 검사로 진단하기 위한 여러 가지 노력도 함께 이어졌고, 정신의학의 발전에 새로운 방향을 제시했다.

1955

우울증을
객관적으로
평가할 수 있을까?

정서에 대한 과학적 접근, 인지치료

무의식에 숨은 과거의 기억을 깨달은 후에도 여전히 증상이 남아 있는 환자들이 있었고, 비용과 시간의 문제가 현실적인 장벽이 되어 충분히 치료를 받지 못하는 경우도 있다는 것을 발견했다. 그러던 중 생각의 방식이 문제라고 생각하게 되었다. 즉, 현재 갖고 있는 생각의 틀을 바꾸면 치료가 가능하다는 것이다.

"안 좋은 일이 생길 것 같아요. 다음 주에 구조 조정이 있는데, 제가 그 대상이 될 게 분명해요. 지난번 직장에서도 일을 잘했는데 제가 지목됐다고요."

"특별히 문제가 될 만한 일을 한 것은 아니지 않아요?"

"그건 저도 알지만, 들어가는 회사마다 1년도 안 되어서 실적이 나빠져요. 다 제가 쓸모없고 재수 없는 사람이라 그런 것 같아요."

"직원이 1,000명이 넘는 회사로 알고 있는데요. 당신이 그 회사에 다닌다는 것만으로 회사가 어려워졌다는 것은 이해하기가……."

"아니에요. 저는 옛날부터 그랬다고요. 제가 지은 죗값을 치르고 있는 거예요. 앞으로도 어디에 취직해도 잘 지내지 못할 거예요."

정신과 의사가 우울감과 절망감으로 진료실을 찾아온 사람을 상담했다. 이 의사가 정신분석가였다면 환자의 낮은 자존감, 지나친 죄책감의 근원을 찾기 위해 정신분석적 접근을 제안했을 것이다. 어린 시절의 경험이 무의식적으로 억압되어 있다가 성인기의 감정과 판단에 영향을 미치고 있다고 생각하기 때문이다. 실제로 많은 사람들이 정신분석적 치료로 도움을 받았지만, 시간과 비용이 많이 드는 치료였다. 미국에서도 뉴욕과 같은 대도시에 사는 중상류층 이상의 부유한 사람들만 정신분석을 받을 수 있었을 뿐, 일반 근로자들이 주 4~5회씩 긴 의자에 누워서 수년간 치료를 받는 것은 현실적으로 어려운 일이었다.

정신분석의 단점을 극복한 합리적 정서행동치료

게다가 어린 시절의 경험이나 트라우마가 성인기 정신질환의 원인이라는 점에 의문을 갖는 학자들이 늘어났다. 그중 하나가 미국의 심리학자 앨버트 엘리스(Albert Ellis, 1913~2007)다. 미국 컬럼비아 대학에서 임상심리학을 공부하고 정신분석가가 된 엘리스는 1940~1950년대에 본격적으로 환자들을 진료하기 시작했다. 그러나 무의식에 숨은 과거의 기억을 깨달은 후에도 여전히 증상이 남아 있는 환자들이 있었고, 비용과 시간의 문제가 현실적인 장벽이 되어 충분히 치료를 받지 못하는 경우도 있다는 것을 발견했다. 그러던 중 생각의 방식이 문제라고 생각하게 되었다. 즉, 현재 갖고 있는 생각의 틀을 바꾸면 치료가 가능하다는 것이다.

엘리스는 우울증과 같은 정서적인 문제가 비합리적인 사고방식에서 비롯된 것이라고 생각했다. 좋지 않은 일이 일어나면 그 원인을 찾거나 객관적으로 판단하기보다 극단적으로 부정적인 결론을 내리는 사람의 경우에는, 반복해서 부정적으로 생각하다 보면 어느덧 자동적으로 판단하는 버릇이 생기고 결국 감정까지 우울해진다. 점점 비합리적으로 빠르게 반응하는 자동적 사고가 무용하고 부정적인 방향으로 사고방식을 형성해서, 자신에 대한 부정적 견해를 확고하게 하는 것이다.

앞의 예와 같이 어떤 환자가 "앞으로도 나에게는 좋은 일이 일어나지 않을 것이고, 내가 다니는 회사는 모두 망할 것이다"라는 신념을 갖고 있다고 하자. 그러면 비합리적인 신념에 대해 합리적으로 검토하면서 논박해 본다. 정말 그런 생각이 합리적인지 함께 생각하고, 사실은 더 좋은 기회를 얻을 수 있는데도 미리 포기하고 있는 것은 아닌지 알아본다. "물론 해봤지만 좋은 일은 절대 생길 리 없다"라며 혼자 믿어버리는 경우가 많기 때문이다.

이러한 흑백논리를 "회사가 구조 조정을 하는 것은 나 하나만의 문제는 아니다. 그 대상이 될지, 안 될지 지금은 알 수 없다. 만일 해고당한다 해도 다른 일자리를 구할 수 있을 것이다. 이번 회사에 금방 들어왔듯이 말이다"처럼 가능한 한 객관적인 생각으로 바꾸어 합리적인 신념을 갖게 한다. 엘리스는 이런 식의 치료를 합리적 정서행동치료(rational emotive behavior therapy)라 불렀고 수동적으로 환자의 말을 듣기만하는 정신분석과 달리, 환자에게 적극적으로 개입하는 태도를 취했다. 엘리스의 치료법은 실용적이어서 1970년대에 큰 인기를 끌었고, 정신분석으로만 마음과 정신을 치료할 수 있다고 믿던 서구 사회에 새로운 문을 열었다.

치료 효과를 과학적으로 입증한 벡의 인지치료

엘리스가 초석을 닦은 인지적 접근은 에런 벡(Aaron Beck, 1921~)에 의해 인지치료로 확립됐다. 그는 1946년 예일대 의대를 졸업하고 정신과 의사가 되었다. 1953년부터 정신분석가로 활동해 오다가 엘리스의 합리적 정서행동치료의 영향을 받아 자신만의 인지치료 기법을 수립했다. 그는 1960년대에 필라델피아에서 벡 인지치료 연구소를 설립해서 지금까지 운영 중인데, 현재는 그의 딸인 주디스 벡(Judith Beck, 1954~)이 소장으로 있다.

벡은 당시 유행하던 정신분석 수련을 받았으나, 그 효용성이나 객관성에 의문을 가졌다. 그는 제2차 세계대전 이후 활발히 연구되기 시작한 실험심리 분야에서 인간 심리를 객관적이고 과학적인 연구로 규명하고 증거를 찾는 것을 보면서, 정신의학적 치료 역시 연구와 실험을 통해 객관적으로 그 효용이 입증되어야 한다고 믿었다. 당시 정신분석가들은 환자들의 변화나 치료 효과를 연구 자료로 내놓는 것을 정신분석의 특성을 이유로 들어 거절하는 일이 일반적이었다. 그러다 보니 벡과 같은 신진 치료자들은 "정신분석은 신비주의적이다"라고 비판하는 경향이 점차 강해졌다.

1960년대 초반에 우울증 환자들을 치료하던 벡은 환자들이 부정적인 생각과 결론을 자동적으로 떠올린다는 것을 발견했다. 이를 자동 사고(automatic thought)라고 하면서 우울증 환자들이 갖는 특징적인 사고방식을 인지 삼제(cognitive triad)로 분류했는데, 자기 자신, 세상, 미래에 대한 부정적인 생각이었다. 벡은 이러한 왜곡된 생각의 버릇을 찾아내서 교정하면 정서와 행동 모두 호전을 보인다고 주장했다. 환자의 과거 경험이나 무의식적 욕망을 깊이 파고들지 않고, 현재 환자가 갖는 자신에 대한 지각을 액면 그대로 받아들이는 것으로도 충분하다는 말이다.

이러한 벡의 시도는 정신분석적 접근과 완전히 배치되는 방식이었다. 예를 들어 사과나무에 열린 사과가 썩었을 때 정신분석에서는 보이지 않는 나무뿌리에 이상이 있다고 보는 보톰업(bottom up) 방식으로 접근한다. 반면에 인지치료는 사과 자체에 벌레가 생겼거나 줄기가 충분히 햇볕을 못 받았기 때문으로 판단해 드러난 현상을 중심으로 원인을 규명하는 일종의 톱다운(top down)식 접근이었다. 벡은 부정적 사고는 일종의 습관이며, 삶에 좋지 않은 영향을 주는 역기능적 신념과 가정에 의해 만들어진다고 주장했다.

그는 자신의 치료법에 대해 강한 신념을 가지고 환자에게 적용할 수 있도록 왕성하게 활동했다. 치료 성과들을 학문적으로 검증받을 수 있는 학술 잡지에 꾸준히 발표하여 무려 600여 편의 인지치료 관련 논문을 게재했고, 25권의 책을 단독 혹은 공저로 저술했다. 그는 우울증뿐 아니라 불안장애, 강박증 등으로 인지치료의 방법을 넓혀 나가면서 특징적인 인지왜곡을 밝혀냈고 그 치료법을 만들어냈다. 또 환자의 상태를 객관적으로 평가하기 위해 벡 우울 척도, 벡 불안 척도(Beck anxiety inventory), 벡 무망감 척도(Beck hopelessness scale), 벡 자살 생각 척도(Beck scale for suicide ideation) 등 지금도 기본적으로 사용하는 수많은 자가 보고 척도를 개발했다.

인지치료는 그 치료 효과를 과학적으로 검증하여 생물학적으로 치료하는 연구자들이 정신 치료에 가하는 비판을 적극적으로 막아냈고, 생물학적 치료뿐 아니라 심리적 치료도 매우 중요하다는 것을 과학적으로 입증해 냈다. 현재까지 주요 우울증 치료에서 가장 효과적인 치료법으로 알려진 것이 항우울제 약물 치료와 인지치료 병합 요법이다. 이는 벡이 확립한 인지치료 기법이 역사는 짧지만 효과적이고, 의학적으로 객관적 검증이 가능하며, 상대적으로 짧은 시간에 효율적으로 이루어진다는 측면에서 적용 가능성이 높다는 장점이 있음을 보여준다.

'피할 수 없는 일'을 학습한 후 전기자극조차 피하지 않는 개

인지치료의 도입은 정신의학계가 우울증과 같은 정서의 문제를 객관적으로 평가하고 치료할 수 있다는 자신감을 갖는 계기가 되었다. 그동안 의학계에서 정신의학이 과학이란 이름으로 불리기에는 미흡하다고 보는 시선이 많았기 때문이다. 이런 인지치료적 모델에 힘을 실어준 것이 우울증을 입증한 일이다.

미국 펜실베이니아 대학의 심리학자 마틴 셀리그먼(Martin Seligman, 1942~)과 그의 동료 스티브 마이어(Steve Maier, 1943~)는 1967년에 스키너의 행동주의 개념에 입각하여 다음과 같은 실험을 디자인했다.

먼저 여러 마리의 개들을 세 집단으로 나누어 우리에 집어넣었다. 첫 번째 집단은 한동안 우리에 가뒀다가 풀어주었고, 두 번째 집단은 전기자극을 주고 버튼을 누르면 자극을 멈출 수 있게 했다. 세 번째 집단에도 전기자극을 줬는데 버튼을 눌러도 자극은 멈출 수 없었다. 세 번째 집단의 개가 느끼기에 전기자극은 끝낼 수 없으며, 언제, 어떻게 올지 알 수 없는 '피할 수 없는 일'이었다. 세 집단 중 앞의 두 집단은 우리에서 풀려나오자 얼마 안 있어 활발히 뛰어놀았지만, 전기자극을 멈출 수 없었던 세 번째 집단은 침울하고 먹이도 잘 먹지 않으며 혼자 있으려고 했다. 마치 우울증에 걸린 사람 같았다.

셀리그먼은 이어서 두 번째 실험을 시작했다. 우리를 반으로 나누고 전기자극이 오면 반대쪽으로 뛰어넘어 자극을 피할 수 있게 만들고는 앞서 실험했던 세 집단의 개를 우리에 넣었다. 실험 결과 전기 자극을 통제할 수 있었던 두 집단의 개들은 자극이 오면 손쉽게 반대쪽으로 넘어

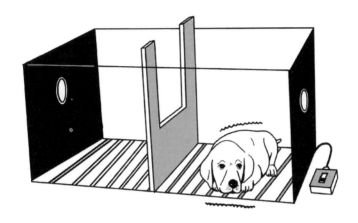

갔다. 하지만 피할 수 없는 전기 자극을 받아온 세 번째 집단은 전기 자극이 와도 무력하게 누워 있을 뿐이었다. 피하려는 시도조차 하지 않는 것이 우울증 환자의 무력감이나 정신신체 운동의 저하와 비슷했다.

그는 세 번째 집단의 변화를 '학습된 무력감(learned helplessness)'으로 설명했다. 이 이론은 임상 양상에서도 적용될 수 있었다. 사회에서 받은 반복적인 스트레스를 어떤 방법으로도 극복하거나 대처할 수 없다는 것을 학습한 사람은 결국 무기력해져서 변화를 위한 시도도 하지 않는다. 그리고 수동적인 상태로 현 상황을 부정적 사고로 합리화하기를 반복하다가 우울감에 빠지고 질환이 되어버리는 것이다.

물론 이런 실험 모델은 일반화하기 어렵고, 사람의 경우에는 전기 자극과 같이 극심한 스트레스를 실제로 경험하는 일이 흔치 않기 때문에 모든 우울증 환자를 설명하는 데는 한계가 있다. 또한 사람의 성격이나 스트레스에 대한 인식에 따라 같은 사건에 대해서도 다른 방식으로 받아들이고 해석하는 경향을 설명할 수 없다. 그러나 이런 식으로 객관적 모델을 세울 수 있다는 것을 입증한 셀리그먼의 실험은 다양한 방식으로 확장되었고, 그외에도 여러 가지 동물 모델들이 만들어지면서 항우울제 개발이나 우울증의 생물학적 기전 연구에 활용되고 있다.

현대의학적 방법론의 변화로 우울증 치료의 새 방향을 이끈다

인지치료가 등장하기 전까지 우울증이나 불안증은 의지가 약해서 생긴 문제이거나, 어릴 때 겪은 심각한 정서적 트라우마로 인해 발생한 결과라고 생각해 장기간 정신분석이 필요한 것으로 여겨졌다. 그러나 엘리스와 백의 인지치료 기법이 확립되고 동물 모델 실험으로 우울증 메커니즘의 윤곽이 잡히면서, 차차 우울증의 치료는 객관적 평가와 생물학적 변인에 대한 탐구, 정확한 목표 증상에 대한 효율적인 치료라는 현대의학적 방법론에 발맞출 수 있게 되었다.

이후 인지치료는 다양한 방향으로 확대·발전된다. 행동치료적 접근을 강화하여 인지적 개입을 시도하고 실생활에서 보상적 경험을 증가시킬 수 있도록 우울증 환자의 행동과 활동을 변화시키는 행동 활성화 치료(behavior activation therapy), 자살 위험이 상존하는 경계성 인격장애 환자가 충동적이고 참을성 없는 인지와 정서를 조절할 수 있는 능력을 증가시키기 위해 개발된 변증법적 행동 치료(dialectical behavioral therapy), 인지적 유연성을 증가시켜 행동과 정동의 변화를 꾀하기 위해 수용과 마음 챙김을 실용적으로 이용하는 수용 전념 치료(acceptance commitment therapy) 등은 효과가 입증된 대표적인 치료법이다.

1980

골방에 밀려난
정신분석의
화려한 부활

신경정신분석학의 탄생

방어기제와 같은 정신분석적 이론으로 해석하는 환자의 행동 양태를 뇌의 뚜렷한 손상을 통해 설명할 수 있게 되면서, 뇌의 기능과 정신분석적 이론과의 관계를 하나둘씩 증명하게 되었다.

2000년 영국 런던에서 흥미로운 컨퍼런스가 열렸다. 전혀 어울릴 것 같지 않은 두 부류의 학자들이 한 자리에 모인 것이다. 『아내를 모자로 착각한 남자』로 유명한 신경학자 올리버 색스(Oliver Sacks, 1933~2015년)를 포함해서, 마크 솜즈(Mark Solms, 1961년~)와 자크 판크세프(Jaak Panksepp, 1943년~)와 같은 뇌신경학자들이 눈에 먼저 띄었다. 처음에는 신경학 모임으로 보였다. 그런데 둘러보니 정신분석가들이 토론에 참여하고 있었다. 거기다가 이 학술대회의 후원은 프로이트의 딸인 안나 프로이트(Anna Freud, 1895~1982)가 설립한 안나 프로이트 연구소가 담당했다. 이 어울리지 않아 보이는 두 집단이 한 자리에 모인 학술대회는 바로 제1회 국제신경정신분석학회였다. 그날 모인 사람들은 신경학자, 정신분석가뿐 아니라 정신과 의사, 임상심리학자, 신경심리학자, 정신치료자등 다양한 직군이었다.

'신경학(neuroscience)'과 '정신분석(psychoanalysis)'의 합성어인 '신경정신분석(neuropsychoanalysis)'이란 단어는 마크 솜즈가 1990년대에 처음 말하기 시작했고, 1999년 동명의 학술잡지를 발간하기 시작하면서 공식화됐다. 이 학문은 100년 동안 서로 다른 길을 걸어온 두 학문이 인간의 정신세계 혹은 마음과 뇌의 본질에 대해 좀 더 깊고 통합적으로 이해하고 싶다는 공통의 목표 아래 모인 것이다.

전혀 다른 두 영역의 전문가들이 한자리에 모여 서로에게 자극을 주는 동시에 공통점을 찾아가며 신경정신분석학이라는 숲을 이루게 된 것이다. 뇌와 신경계라는 미지의 영역을 탐구해 온 기존의 신경학적 가설과 담론은 복잡한 인간의 마음을 인식하기에 단편적이었고 한계가 있었다. 한편 과학적 주류 담론의 논의 대상이 아니었던 정신분석적 개념들은 임상에서 철저히 단련되고 입증되어 인간의 고차원적 감정과 사고를 규명할 수 있었다. 그러나 이런 만남이 처음부터 가능한 것은 아니었다.

프로이트 정신분석을 향한 날선 비판

1980년대 이후 정신분석은 신경과학의 발달, 약물의 획기적 개발에 밀려 세력이 급격히 약해지기 시작했다. 정신분석은 1950년 이후 유럽에서 미국으로 건너온 정신분석가들이 미국 유수의 대학병원을 장악하면서 정신의학의 주류이자 최선의 치료법, 중상류층의 교양으로 자리매김했지만, 근거 중심의 과학적 방법론으로 무장한 당시 신세대 의학자들의 관점에서는 정신분석이 의료로 보기 어려운 비과학적 학문이었다. 시대에 뒤떨어졌다는 인식은 곧 대중들에게도 확산되었고, 곧이어 구시대의 비과학적 주술과도 같은 학문이자 치료법이라는 십자포화를 맞았다. 사실 프로이트는 신경학자였고, 코카인을 이용한 신경학적 연구 등을 꾸준히 해왔다. 그는 당시의 지식 체계 안에서 가장 첨단의 이론과 학문적 기반을 받아들여 자신의 학술 체계를 만들어냈던 것이다. 과학이 발달하면서 그러한 노력까지도 낡은 학문으로 규정되어 버렸으나, 그러나 그의 저술들을 보면 상당히 과학적이고 객관적으로 인간의 정신세계를 규명하려고 노력했음을 엿볼 수 있다.

특히 성 결정론과 오이디푸스 콤플렉스, 유년기의 트라우마가 성인기에 정신질환을 야기한다는 지그문트 프로이트의 이론은 비판의 중심에 있었다. 아들이 어머니와 근친상간하는 소망을 갖는다거나, 유년기에 정신적 외상을 입은 사람은 어른이 되어서 정신적인 문제를 겪는다는 등의 해석이 지나치게 성적 측면을 부각시키거나 결정론적이라는 이유에서였다.

사실 성 결정론은 일종의 비유로 볼 수 있고, 오이디푸스 콤플렉스는 정상 발달 과정에서 보면 애착과 대상관계에서 공통적으로 나타나는 현상이다. 정신 치료를 하다 보면 인간의 초기 경험을 재연하는데, 그 점에서는 분명 오이디푸스 콤플렉스의 흔적을 볼 수 있다. 어릴 때의 트라우마적 사건이 이후에 정신질환의 원인이 된다는 고전주의 프로이트 이론인 환원주의적 외상-정동 이론 역시 이미 1920년대에 자아의 기능 정도를 훨씬 중요하게 여기는 방향으로 발전했다.

하지만 정신분석에 대한 비판에 반박하는 목소리는 상대적으로 작았고, 더구나 주 4회 동안 매일 45분씩 정신분석을 받는 것은 바쁘고 여유가 없는 현대사회에서 실현하기 어려운 일이었다. 그러다 보니 결국 정신분석은 아주 소수의 사람들만 향유하는 사치스러운 치료법이자 과학적 근거가 전혀 없는 구세대의 방법론으로 치부되었고, 이는 곧 현대의학 주류 정신과의 대표적 관점이 되었다.

정신분석은 과학이 아니라 예술인가?

'통계나 실험 같은 객관적 방법론으로 정신분석의 효과를 입증할 수 있는가'라는 질문은 정신분석가들이 가장 힘들어하는 질문 중 하나다. 정신분석은 한 환자를 몇 년간 일대일로 은밀하게 치료하는 것이고, 윤리적으로나 법적으로 정보 공개가 어렵다. 동물에게 약물을 투여하는 등의 실험을 통해 효과를 증명하는 것도 불가능하고, 일정 기간 치료하여 환자의 상태가 호전된다고 해도 이를 객관적 수치로 측정할 수 없다. 그래서 객관적이지 않다는 비판을 피해 가기가 쉽지 않았다.

그러다 보니 유능한 정신분석가들은 학계에서 남아서 적극적으로 방어하려 하기보다는, 자신의 진료실에서 조용히 환자를 치료하는 쪽을 택했다. 특히 1950년대에 클로르프로마진이 등장한 후 정신질환에 사용되는 약물이 쏟아져 나오기 시작했고, 의사들은 빠르고 효과적인 약물 치료에 중점을 두게 되었다. 실제 임상에서 이런 변화는 정신분석을 더 이상 과학이 아니라 예술에 가까운 철학적 담론 대상으로 인식하게끔 만들었고, 주류 과학계가 정신분석을 상식 수준으로만 인정하게 하는 데 일조했다.

반면 정신분석은 문화예술계에서 큰 거부감 없이 광범위하게 받아들여졌다. 1920년대 예술운동인 초현실주의의 자동기술법이나 살바도르 달리(Salvador Dali)의 초현실주의적 그림들도 정신분석의 영향을 받은 것들이다. 정신분석학을 분석의 틀로 사용해 문학작품을 비평하고, 예술가나 명사의 심리를 분석해 인간에 대한 이해의 폭을 더욱 넓힐 수 있게 해주었다.

정신분석의 경험적 결과를 객관적으로 밝혀낸 첨단 뇌과학

겨우 명맥만 이어오던 정신분석은 엉뚱한 곳에서 재기의 물꼬를 트게 되었다. 그동안 정신분석을 비판해 온 첨단 뇌과학 분야에서 정신분석을 본격적으로 도입한 것이다. 1990년대 이전까지는 뇌의 구조적 변화를 관찰할 수 있는 CT나 MRI 같은 장비밖에 없었다. 직경 1센티미터 이상의 뇌 조직 변화를 민감하게 찾아낼 수 있어서 뇌종양, 뇌출혈, 뇌경색의 진단과 치료에 획기적 발달을 불러온 기술이지만, 인지와 감정 영역의 변화를 감지할 능력은 없었다.

그러던 중 1990년대 등장한 기능적 자기공명영상(functional magnetic resonance imaging; fMRI) 촬영 기술은 뇌의 구조와 기능을 모두 볼 수 있게 해주었다. fMRI는 뇌에 자극이 없는 상태에서 뇌 영상을 촬영하고, 원하는 자극을 준 후 다시 한 번 촬영한다. 그리고 두 영상의 차이를 비교하면, 자극에 반응하는 뇌의 부위를 찾아낼 수 있다. 이렇게 뇌 영상을 찍는 촬영 기술이 빠른 속도로 보편화되자, 그동안 정신분석이나 심리실험, 행동관찰을 통해 얻은 결과물들을 뇌의 특정 영역과 짝지어 연관성을 설명할 수 있게 되었다.

기억력 검사, 감정에 대한 평가, 판단과 보상에 대한 연구가 광범위하게 진행되다 보니 뇌과학자들은 무언가 부족하다고 생각하기 시작했다. 인간은 단순히 슬픔, 무서움, 괴로움 등의 일차원적인 감정과 기억만 갖고 있는 존재가 아니기 때문이었다. 그때 뇌과학자들의 눈에 들어온 것이 정신분석이었다. 정신분석에서 다루는 복잡한 감정들, 의사와 환자 사이의 전이와 저항 같은 관계의 변화, 방어기제와 같은 무의식 과정 등이 경험적 근거들과 함께 매우 정교한 이론으로 구성되어 있다는 것을 생각해 낸 것이다. 이런 정신분석 이론을 첨단 뇌과학으로 증명한다면 재미있지 않을까? 그래서 10여 년 전부터 신경학자들과 뇌과학에 관심 있는 정신분석학자들은 감정, 기억, 섹슈얼리티와 젠더, 무의식 등의 다양한 주제로 연구 결과를 교류해 왔다.

물론 아직 획기적인 발견을 해낸 것은 아니지만, 가능성 있는 여러 연구결과들이 있다. 예를 들어 현실적 제약 안에서 유지되는 합리적 사고를 일컫는 2차 과정 사고(secondary process thinking)는 전두엽의 실행 능력을 반영하고, 욕동(drive)은 뇌교(pons), 특히 중뇌수도관주위회백질(periaquiductal gray)에서 피질(cortex)로 이어지는 길과 연관돼 있다고 해석할 수 있게 되었다. 또한 프로이트가 말한 유아기 기억상실증(infantile amnesia)은 실행 기억과 정서적 기억이 먼저 발달한 이후 2.5세가 되어야 사건 기억을 다루는 뇌의 영역이 발달한다는 점에서 실재하는 개념으로 밝혀졌다.

학문의 통섭과 혁신이 만들어낸 신경정신분석학

100년 전에 뇌 부위별로 손상된 환자를 대상으로 성격 변화, 기억력의 결핍, 언어능력의 훼손을 밝혀내면서 각 부위의 기능을 알 수 있었다. 그와 같은 방식으로 최근에는 뇌 손상 환자의 미묘한 정신역동적 방어기제의 변화를 평가하여 각각의 기능을 밝혀내려는 노력이 있었다. 솜스는 우측 두정엽이 손상된 환자가 자기에게 보이는 문제를 인정하지 않으려 하고, 우울함을 부정하며, 미숙한 방어기제를 쓰는 것을 발견했다. 이것이 자기애적 방어의 특징들을 보인다고 판단한 솜스는 정신분석적 관점에서 뇌 손상을 해석했다. 이러한 문제가 있는 환자는 전체적인 대상 관계 능력이 떨어지고, 감정을 조절하는 뇌의 우반구가 손상되어 강력한 부정적 정서를 적절히 통제할 수 없기 때문에 차라리 아무것도 느끼지 않을 수 있다고 본 것이다. 이와 같이 방어기제와 같은 정신분석적 이론으로 해석하는 환자의 행동 양태를 뇌의 뚜렷한 손상을 통해 설명할 수 있게 되면서, 뇌의 기능과 정신분석적 이론과의 관계를 하나둘씩 증명하게 되었다.

더 나아가 최근에는 정신분석 중에 일어나는 감정 전이, 저항, 방어를 뇌과학으로 입증하려 노력하고 있다. 장기간 정신 치료를 받은 사람의 행동 패턴이 바뀌는 것을 뇌의 가소성(plasticity) 관점에서 이해하려는 움직임도 있다. '무의식'의 작동이 뇌에서는 어떻게 해석될 것인가 하는 문제도 토론의 대상이 된다. 이러한 시도를 통해 정신분석과 뇌과학은 '마음'과 '뇌'라는 사실상 같은 기제를 서로 다른 언어와 관점으로 보고 있다는 시각이 대두되었다.

낡은 개념으로 치부되던 정신분석 이론이 이제 장벽에 가로막힌 과학계의 새로운 돌파구이자 아이디어 상자가 될 수 있을 것이라는 증거가 발견되고 있다. 정신분석은 최신 과학기술과의 상호작용을 통해 현대사회에 적응하며 변화할 것이다. 학문의 질적 발달은 이처럼 이질적인 두 세계가 만날 때 가능한 것이다. 자기만의 세계에 머무르면서 작은 성취에 만족하다 보면 새로운 변화를 감지하기 어렵다.

자동차 왕으로 유명한 헨리 포드(Henry Ford)는 근대적 양산 자동차 포드 모델 T 개발에 성공한 후 "소비자에게 무엇을 원하는지 묻고 그에 따랐다면, 지금쯤 나는 더 빠른 마차를 만들기 위해 노력하고 있을 것이다"라고 말했다. 신경정신분석학이라는 새로운 학문 영역의 시작은 마차만 만들던 공장이 어느 날 새로운 시각으로 '자동차'라는 것을 만들어 낸 것과 비슷하다. 이렇듯 혁신을 위해서는 다른 세계를 열린 마음으로 이해하려고 노력해야 한다.

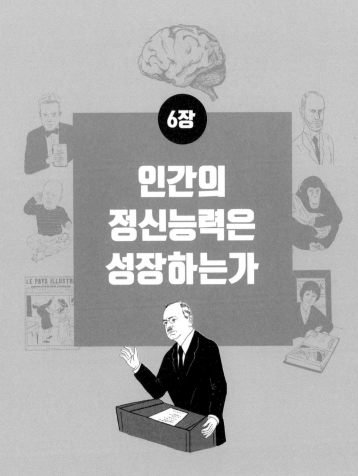

6장

인간의
정신능력은
성장하는가

1801

쇠사슬에 묶인
정신질환자를
해방시키다

환자의 인권을 개선한 필리프 피넬

피넬은 이해할 수 없는 소리를 하는 광인들이라도 그들의 정신세계와 언어를 이해하려고 노력한다면 충분히 치료적인 도움을 줄 수 있다고 확신했다. 약물 치료나 생물학적 치료가 아닌 특별한 '정신적 치료'를 하는 것이 도움이 된다는 것을 언급한 첫 번째 경우다.

18세기까지도 광인을 치료하는 방법은 없었다. 바보 배에 실어 보내서 공동체와 영원히 격리시키거나, 그것이 여의치 않다면 치료소라는 이름하에 강제로 수용해서 사람들에게서 최대한 멀리 떨어트리는 것뿐이었다. 적은 인원으로 수용된 사람들을 관리하고 다시 사회에 내보낸다는 기약도 없이 수용소를 유지하려다 보니 인권 유린이 비일비재했다. 사실 인권이라는 개념조차 희박한 시기였고, 광인을 정상인과 같은 인간이라고 여기지도 않았다. 마녀사냥으로 화형에 처해지던 것이 겨우 1~2세기 전의 일이었으니, 악마에 홀린 것이라고 여기지 않는 것만으로도 다행이었다.

또한 수용소에 갇힌 환자들은 심한 정신분열증, 간질, 정신지체 등으로 정상적인 판단을 내리기 어려운 상황이었기 때문에 이들을 통제하기 위해 동물을 다루듯이 묶어두는 것이 일반적이었고, 이런 비인간적인 행위를 그 누구도 비판하지 않았다.

차별과 평등에 대해 고민한 의사, 필리프 피넬

이런 상황에 이의를 제기하면서 "정신질환자도 인간이며, 인격적으로 처우해야 한다"라는, 지금으로서는 너무나 당연한 주장을 펼치고 실천한 사람이 있었다. 바로 프랑스의 정신과 의사 필리프 피넬이다. 가난한 의사의 일곱 아이 중 장남으로 태어난 필리프 피넬은 툴루즈에서 수학을 공부한 후 몽펠리에서 4년간 의학을 공부했다. 파리로 이주한 피넬은 처음에는 의사 일은 하지 못한 채 저술과 번역에만 몰두했는데, 당시 프랑스 정부가 지방 의대에서 공부한 의사에게는 자격을 인정하지 않았기 때문이라고 한다. 차별과 평등에 대한 고민과 성찰은 여기서 시작됐는지 모른다.

이런 부당한 처우에도 불구하고 혼자서 정신질환에 대한 공부를 계속했는데, 그의 친구 중 한 명이 조울병을 앓다가 자살한 것이 계기가 되었다고 전해진다. 친구의 상황을 잘 알던 피넬은 친구의 죽음이 수용소 병원의 무심하고 비인격적인 관행 때문이라 생각하고, 중증 정신질환자들의 상태에 대해 자세히 연구하고 관찰하기 시작했다.

당시 지식인들에게 유행하던 계몽주의적 세계관은 근대적 사고, 즉 이성의 힘으로 문제를 해결할 수 있다는 낙관적 기대 덕분이었다. 한편으로 전보다 효과적인 치료 방법이 발견되면서 의학적으로도 새로운 낙관주의가 생겼고, 오직 환자를 수용하기만 하던 정신의학계에도 그 영향력이 흘러들어온 시기였다.

고진감래였는지 피넬에게도 기회가 왔다. 1789년 프랑스혁명이 일어났을 때 피넬은 혁명파에 동조했고, 그의 동료들이 정치적 주도권을 잡았다. 당시 프랑스 파리에는 거대한 종합병원이라 불리는 수용 시설이 두 곳이 있었다. 1656년에 프랑스 국왕 루이 15세가 행정 개편을 통해 병자, 범죄자, 노숙인, 광인을 치료 혹은 보호·격리하기 위해 만든 공공 시설이었다. 남자를 위한 시설이 비세트르(Bicetre), 여자를 위한 시설이 살페트리에르(Salpetriere)였다. 처음에는 환자들이 일시적으로 휴식을 취하기 위한 호스피스 공간이었으나, 점차 중증의 정신질환자들로 채워졌다. 이들을 관리하기 위해서는 불결한 공간에 쇠사슬로 묶어두는 일이 다반사였다.

드디어 1793년에 파리의 비세트르 병원에서 의사로 일할 수 있게 되었다. 그곳은 병원이라기보다 수용소였다. 범죄자, 매독 환자, 정신질환자들이 섞여서 수용되어 있었는데, 그는 특히 중증 정신질환자에게 관심을 가졌다. 일단 꼼꼼히 관찰하고 환자의 증상과 행동을 면밀하게 기록했다. 환자들과 직접 면담하면서 그들의 상태를 평가했다. 계몽주의적 세계관의 영향과 프랑스혁명의 기운을 얻은 피넬은 마침내 사슬에 묶인 정신질환자들을 풀어주었고, 사회적으로 큰 명성을 얻었다.

1795년, 살피트리에르 병원의 원장이 된 후 그곳에 수용되어 있던 7,000명의 여성 환자들을 접하고 역시 큰 충격을 받았다. 관료화된 직원과 의료진은 그들을 인간 이하로 취급했고, 환자들에게 쇠사슬을 채워 움직이지 못하게 했다. 피넬은 이런 모습을 견딜 수 없었다. 오랫동안 지방 의대 출신이라는 이유로 차별을 받았고, 왕정을 무너뜨린 체제 전복을 지지하는 진영에서 활동해 왔기 때문에 더욱 그러했다. 그는 위험할수 있다는 의료진들의 만류에도 불구하고 환자들을 묶은 쇠사슬을 풀어주라고 명령했다. 그러나 이런 방식이 큰 반발을 가져온 것은 당연했다. 특히 병동에서 환자들을 직접 돌봐야 하는 간호진의 저항은 대단했다고 한다.

프랑스혁명으로 가능했던 환자의 인권 보장과 도덕적 치료

사실 피넬 혼자서 모든 일을 한 것은 아니었다. 피넬 이전에도 여러 명의 정신과 의사들이 광인의 쇠사슬을 풀어주었다. 그러나 1801년 피넬은 "환자에게도 인격과 인권이 있고, 이것을 보장해야 한다"라며 수용소 감금은 치료적으로 사용해야 한다고 주장했고, 정신질환을 분류하는 책을 출판하는 등 학계에 공식적 기록을 남긴 덕분에 더욱 유명해진 것이었다. 그는 이해할 수 없는 소리를 하는 광인들이라도 그들의 정신세계와 언어를 이해하려고 노력한다면 충분히 치료적인 도움을 줄 수 있다고 확신했다. 약물 치료나 생물학적 치료가 아닌 특별한 '정신적 치료'를 하는 것이 도움이 된다는 것을 언급한 첫 번째 경우다. 피넬은 이를 '도덕적 치료(le traitment morale: 프랑스어로는 정신 치료)'라고 이름 붙였다. 덕분에 그는 근대 정신의학의 효시로 불린다. 그가 수용소의 치료적 기능, 심리 치료의 가능성에 대해 언급한 첫 번째 사람은 아니었지만, 책으로 기록을 남겼고 더 나아가 큰 사회적 반향을 불러일으켰기 때문이다.

피넬은 환자들과 말이 통하지 않더라도 같은 인간이므로 윤리적 태도를 유지해야 한다고 주장했고, 이는 '도덕적 치료 방식'의 기본이 되었다. 전 유럽의 정신과 의사들에게 그의 태도는 깊은 감명을 주었다. 지금은 인도주의적이고 도덕적인 치료 방침이 당연한 일이지만, 당시로서는 혁명적이고 획기적인 조치였다. 프랑스혁명이 아니었다면 수십 년은 지나야 가능했을 것이다.

이와 같이 인본주의와 인권중심주의를 바탕으로 한 정신의학계 내부의 변화는 1960년대 이후 탈원화(deinstituionalize)의 흐름과 함께 다시 한번 불붙는다. 약물 치료로 획기적인 치료 방법이 생겼는데도 여전히 환자들은 오랫동안 입원하면서 그나마 갖고 있던 사회적 기능을 잃었다. 또한 병동 내의 치료진-환자 관계가 지배와 복종의 관계가 될 만한 요소가 많아서 환자들이 적절하게 치료받을 권리를 주장하고 향유하기 어렵다는 지적이 제기되기 시작했다.

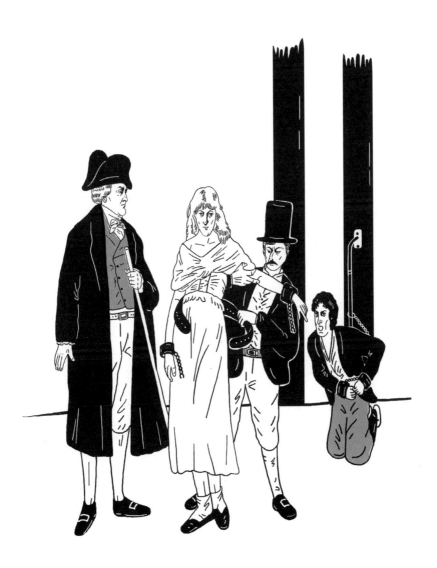

의사의 최우선 과제는 환자를 지역사회에 복귀시키는 것

일부 정신과 의사는 '치료 공동체'라는 시스템을 생각해 냈다. 처음에는 참전군인들을 대상으로 외상적 스트레스를 치유해 사회에 복귀시키기 위한 방법이었는데, 의사, 간호사들과 함께 생활하면서 아침에는 버스를 타고 일터로 가서 일하고 저녁에는 침상이 놓인 오두막으로 돌아와 공동체 생활을 하는 방식이었다. 치료 공동체는 환자에게 권한을 주고, 정상적 생활을 할 수 있도록 이끌며, 병을 일으킨 나쁜 인간관계에서 벗어나 지역사회로 복귀해서 적응하는 데 도움을 주는 것을 원칙으로 했다.

이는 당시 신경증의 가장 훌륭한 치료로 인정받던 정신분석 치료와 수용소에 장기 입원하는 치료 중 어느 쪽에도 적합하지 않은 환자들을 위해 기획되었다. 점차 이 아이디어는 오랫동안 정신병원에 입원해 있으면서 사회적 기능을 잃은 중증 정신질환자들을 비슷한 방식으로 도울 수 있을 것이라는 생각으로 진화했다. 1951년경에 브리스톨, 1953년 모즐리 병원 등에 '낮 병원(day hospital)'이 만들어졌다. 심한 질환으로 입원했던 환자들이 퇴원 후에 사회나 학교로 복귀하지 못하면 집에 머물렀다가 낮 시간에 등교하듯이 병원으로 와서 치료적 활동을 하고 집으로 돌아가도록 구성되어 있었다. 현재 우리나라에서도 이러한 프로그램이 여러 곳에 개설되어 있다.

이런 방식이 퍼지면서 동시에 '사회 정신의학-지역사회 정신의학'이라는 영역이 정신의학의 한 분야로 자리 잡아갔다. 지역사회 정신의학은 환자가 처해 있는 전반적 사회 환경과 모든 사회적 관계를 포함하여 치료해야 하고, 환자는 인간이자 지역사회의 일원으로 대우를 받아야 한다는 것이 기본 사상이었다. 이 운동은 환자들을 지역사회로 최대한 복귀시키고 그 안에서 치료하고 그들의 적응을 돕는 것이 최선이라는 새로운 개념과 비전을 만들었다.

이는 우리나라에도 반영되어, 1997년 정신보건법이 처음 만들어졌다. 모든 정신질환자는 인간으로서 존엄과 가치를 지니며, 최적의 치료를 받을 권리를 갖고, 부당한 차별대우를 받지 않으며, 가능한 한 자유로운 환경이 보장되어야 한다는 기본 이념하에 입원과 퇴원, 치료에 대한 상세한 규정이 만들어져 시행되고 있다.

인권과 자유를 억압받는 식민지 민중의 심리를 분석한 프란츠 파농

약 200년 후, 프랑스에서 또다른 정신과 의사가 다시 한 번 보이지 않는 억압의 사슬을 끊었다. 정신과 환자들의 인권을 넘어서서 세상의 변화를 꾀한 경우다. 프란츠 파농(Frantz Fanon, 1925~1961)은 프랑스 출신의 정신과 의사이자, 프랑스 식민지였던 알제리 해방에 많은 기여를 한 사상가이자 지도자이기도 했다.

파농은 북아프리카 원주민 출신으로, 카리브 해의 프랑스령 마르티니크 섬에서 태어났다. 아버지는 흑인 노예의 후손이었고, 어머니는 혼혈 사생아였다. 마르티니크 섬에서 고등학교까지 다닌 후 섬을 탈출해서 제2차 세계대전 중에 드골의 자유프랑스군에 합류해서 독일과의 전투에 참여했다. 전쟁이 끝난 후에는 리옹 의과대학에서 공부했고, 정신과를 전공으로 선택했다. 정신과 의사가 된 후 어릴 때 경험을 바탕으로 식민주의의 억압에 대해 깊이 분석하고 통찰적으로 연구하여 식민주의를 거부하고 독립을 지지하는 사상적 토대를 만들었다.

1952년에는 『검은 피부 하얀 가면(*Peau Noire, Masques Blancs*)』이라는 책을 내서 식민지 치하 흑인의 심리적 의미를 분석하기도 했다. 이후 그는 알제리로 건너가서 블리다 주앙빌 정신병원에서 근무했다. 그러던 중 알제리 독립전쟁이 일어나자, 알제리 민족해방전선에 적극적으로 가담하여 대변인으로 활동하기도 했다. 그러나 안타깝게도 알제리가 독립하기 직전에 백혈병 진단을 받았다. 소련으로 건너가 치료를 받았으나 당시의 의학 기술로는 뚜렷한 차도를 보이지 않았다. 투병하면서 『대지의 저주받은 사람들(*Les damnes de la terre*)』이라는 책을 집필하여 출간했는데, 계급·인종·문화와 관련한 부분에서 '제3세계'의 독립적 역할의 중요성을 역설하고, 민족해방 투쟁 방법에 대한 통찰을 담은 선구자적인 글을 남겼다. 그의 사상은 나중에 미국 흑인 인권운동가 맬컴 엑스(Malcom X)나 쿠바 혁명가 체 게바라(Che Guevara) 등에게 상당한 영향을 미쳤다고 한다.

백혈병을 앓고 있는 와중에도 강연 활동을 지속하던 파농은 미국의 주선으로 메릴랜드의 병원에 입원해서 치료를 받았지만, 1961년 12월에 35세의 젊은 나이로 세상을 떠났다. 그가 그토록 염원하던 알제리의 독립이 1962년 7월이었으니 겨우 1년여 차이로 눈을 감고 만 것이다.

이와 같이 정신의학의 역사는 정신과 환자의 열악한 대우와 사회로부터의 격리 등을 목격한 의사로서의 연민과 공감에 기반하여 발전해 왔다. 환자를 치료한다는 것은 질병의 증상만 없애거나 사회에서 격리를 시키는 것이 아니라, 자연스럽게 지역 공동체로 복귀하는 것이 치료의 최종 목표가 되어야 한다는 기본적인 공감대가 형성되었다. 이를 위해 정신질환에 대한 사회적 편견을 없애고 환자들의 조속한 사회적 복귀를 위해 정책적인 노력을 기울이는 데 정신과 의사는 언제나 관심을 가져야 한다. 200년 전 피넬이 환자들의 몸에서 쇠사슬을 끊어낸 순간부터 지금까지도 매우 중요한 역할의 하나다.

1889

최면으로
살인을
지시할 수 있을까?

최면과 세뇌를 이용한 범죄와 고문의 역사

최면 요법이 등장한 초기에 최면을 신봉하던 일부 사람들은 '살인이나 범죄'와
같이 반인륜적이고 도덕 가치에 반하는 행위조차도 충분히 최면을 통해 시킬
수 있다고 믿었기에 그 공포는 더욱 크다. 그러나 의존적이고 심약한 극히 일
부의 사람에게나 효과를 보일 뿐임이 분명히 밝혀졌다.

1889년, 프랑스 파리에서 젊은 여성 가브리엘 봉파르(Gabrielle Bompard)는 법률 집행관 투생 오귀스탱 구페(Toussaint-Augustin Gouffé)를 자신의 아파트로 유혹했다. 그녀는 벨트를 풀어 그의 목에 감은 후 벨트 한쪽을 긴 줄이 연결된 고리에 감았다. 커튼 뒤에 숨어 있던 그녀의 애인 미셸 에이로(Michel Eyraud)가 그 줄을 잡아당겨서 구페를 살해하는 데는 단 2분이 걸렸을 뿐이다. 하지만 그에게 돈이 없다는 것을 안 두 사람은 큰 가방에 시체를 담아 리옹에서 버린 후 가방을 폐기했다. 몇 달간의 수사 끝에 두 사람이 체포되었는데, 봉파르의 행동이 이상했다. 아이같이 말하고 부적절하게 행동하며 아무나 유혹하려는 행동을 보인 것이다. 그녀를 면밀히 관찰한 변호사는 애인이 최면을 걸어서 살해를 지시했다고 주장했다.

몇 달 후 정식 재판이 열렸고, 낭시 학파를 대표해서 쥘 리에즈(Juels Liégeois)가 변호사의 주장을 지지했다. 반면에 살페트리에르 학파의 증인들은 깊은 최면 상태의 피해자가 몸을 움직일 수 없는 상태에서 범죄의 피해자가 될 수는 있지만, 살인과 같은 범죄를 저지르게 만드는 것은 아무리 최면을 걸어도 불가능하다고 증언했다. 재판 결과, 에이로는 단두대 사형을 선고 받았고 봉파르는 정신질환은 없지만 지적 능력이 있음에도 도덕관념이 결여된 정신 상태로 판단하여 20년간 정신병원에서 치료를 받으라는 선고를 받았다.

이 사건은 당시 프랑스에서 유행하던 최면 치료가 어느 정도 수준까지 사람의 정신세계와 행동을 통제할 수 있는지를 놓고 당대에 가장 유명한 두 학파가 대립한 대표적 사건이다. 당시 유럽에는 최면 요법이라는 새로운 기법이 등장하여 히스테리 같은 특이한 증상을 가진 환자에게 극적인 효과를 거두면서 다른 치료에도 충분히 사용할 수 있으리라는 낙관적 기대가 퍼져 있었다.

최면 치료를 두고 대립한 살페트리에르 학파와 낭시 학파

1861년 장 마르탱 샤르코가 프랑스의 정신병원 살페트리에르에 자리를 잡고 최면 요법을 널리 알리기 시작하면서 자연스럽게 그를 추종하는 의사들이 모여들어 '살페트리에르 학파'라고 불렸다. 초기의 최면 요법은 안톤 메스머가 확립한 동물 자기설에 기반하고 있었다. 동물이나 인간의 생명과 관련한 에너지를 생명력이라 부르는데, 이것이 '동물 자기장'의 형태로 존재한다고 여기고 이를 다루는 것을 최면이라는 개념으로 발전시켰다. 심리적 외상이 신경증의 주요한 촉발 인자가 되는데, 히스테리 치료에 최면 요법으로 암시를 주는 것이 효과적이라고 주장했다. 특히 최면 요법은 히스테리를 포함한 신경증과 같은 특정한 정신/신경질환에 대한 의학적 치료에 국한해서 사용해야 한다고 여겼다. 이에 반해 이폴리트 베른하임을 중심으로 한 낭시 학파는 보통 사람들에게도 최면 요법을 걸 수 있다며 이를 작은 최면(petit hypnotisme)이라 불렀고, 최면으로 암시를 걸면 특정 행동을 하게 만드는 것도 가능하다고 여겼다.

음성 틱과 운동 틱을 모두 포함한 복합 틱 장애인 '투렛 증후군(Tourette syndrome)'을 처음 학계에 알린 조르주 질 드 라 투레트(Georges Gille

de la Tourette, 1857~1904)
는 1884년부터 살페트리에르
병원에서 일했고, 1892년부
터는 샤르코의 개인 비서로
일할 만큼 총애받는 제자였
다. 초창기에 최면 요법에 관
심이 많았던 그는 두 학파 간
의 대립에서 중심인물이었고,
특히 최면 요법의 법의학적
측면에 대한 다툼의 한복판
에 서 있었다. 투레트는 최면

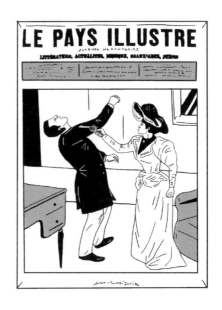

과 법의학에 관한 책에서 현대 정신의학에서도 중요한 개념을 제시했는
데, 심한 정신질환자는 자기가 한 일에 대한 판단 능력이 결여되어 있으
므로 그를 감옥에 가두는 대신 정신병원에 입원시켜 치료하는 편이 옳다
고 했다. 또한 최면 상태에 자동적으로 반응하고 암시에 의해 행동할 수
는 있지만 비도덕적 행동에는 인간의 본능에 따라 저항할 것이라며 낭시
학파의 주장에 반대했다.

투레트는 최면으로 인한 범죄 사건의 피해자가 되기도 했다. 당시 대
부분의 의사들은 종합병원에 근무하면서 집에서 환자를 따로 보기도
했는데, 그 역시 마찬가지였다. 1893년 12월 6일, 파리의 집에서 살페트
리에르 병원에 입원했던 29세 여성 로즈 캄페(Rose Kamper)가 그를 찾
아와서 돈을 요구했으나 거절했다. 그녀는 투레트에게 총을 3발을 쐈지
만, 다행히 뒤통수를 스치기만 하고 큰 부상은 입지 않았다. 체포된 그

녀는 자신이 최면을 당해서 의지에 반하는 행동을 했다고 주장했다. 조사 결과, 그녀는 병원에 입원할 정도로 상당한 망상 증상이 있었다. 그녀는 투레트와 자신이 사랑하는 사이인데, 최면 요법으로 자신의 모든 의지를 변화시키고 다른 영혼을 불어넣었기에 어쩔 수 없이 그를 죽여야만 했다고 말했다. 재판을 받은 후, 그녀는 몇 년간 정신병원에서 치료하도록 선고 받았다. 이 사건은 최면을 통해 살인할 정도로 세뇌당할 수 있다는 믿음이 사회적으로 광범위하게 퍼져 있었다는 증거가 되었다.

현재는 더이상 이런 문제로 토론할 필요가 없지만, '암시'는 자아가 취약하고 결정 능력이 약하며 타인에 대한 의존도가 높은 사람에게는 효과적으로 작용할 수 있음이 널리 알려져 있다. 이런 이론은 이후에 수많은 마케팅 세일즈 기법, 설득과 커뮤니케이션 기법 등에 적용되었다.

세뇌당한 피해자가 총을 든 은행강도로 돌변하다

한동안 잠잠하던 최면에 의한 세뇌 문제는 1951년 3월에 덴마크 코펜하겐에서 벌어진 은행강도 사건으로 재조명을 받게 된다. 한 남성이 총을 들고 은행을 털려고 하다가 비상벨이 울리자 2명을 죽이고 자전거로 도망갔다가 몇 시간 만에 체포된 사건이었다. 그는 29세의 팔레 하르루프(Palle Hardrup)란 기계공으로, 형사들이 취조하는 과정에서 수상한 면들이 관찰되었다. 그는 "신이 명령을 해서 벌인 일"이라면서 사람을 죽이고도 죄책감 없이 태연했다. 처음에는 과대망상이라고 여기고 정신과 의사가 면담했지만, 다른 영역에서는 뚜렷하게 정신 상태의 이상이 관찰되지 않았다.

그러던 중 범행에 사용된 자전거의 주인인 비외른 닐센(Bjørn Niel-sen)이란 남자가 나타났는데, 그는 자전거를 빌려줬을 뿐 범행과는 연관이 없다고 주장했다. 좀더 조사해 보니 그는 하르루프와 같은 형무소에서 3년 동안 한 방에서 지냈고, 출소 이후에 하르루프는 닐센에게 자기가 번 돈의 대부분을 주고 있었다. 수상하게 여긴 정신과 의사가 하르루프를 설득했고, 그제야 닐센과의 관계를 털어놓았다. 순박하고 심약한 청년인 하르루프는 제2차 세계대전 중에 나치에 협력한 죄로 형무소에 갇혔고, 전형적으로 강한 성격의 범죄자인 닐센을 만났다. 그는 심약한 하르루프가 자신에게 의존하게 만들었고, 매일 밤 최면을 걸어 하르루프를 마음대로 조종할 수 있었던 것이다. 그러나 어떤 일이 있었는지 더이상은 알 수 없었다. 닐센이 비밀을 털어놓지 못하게 주문을 건 듯 보였다.

코펜하겐 기념 병원에서 최면 요법을 전문으로 하는 정신과 의사 파울 레이테르(Paul Reiter)가 이 사건에 관심을 가졌고, 하르루프에게 걸린 최면 주문을 풀어보려 했다. 그러나 닐센과 하르루프가 쌓은 강력한 신뢰 관계를 깰 수는 없었다. 결국 레이테르 박사는 항불안제를 주사해서 심리적으로 이완시킨 후에야 최면에 성공할 수 있었고, 하르루프는 둘 사이에 있었던 모든 일을 털어놓았다. 그를 마음대로 조종하는 닐센에게 월급의 일부를 상납했는데, 월급을 가로채는 것만으로 만족하지 못한 닐센은 수호천사가 시킨 일이라고 암시를 걸어 은행을 털도록 조종했던 것이다. 레이테르는 법정에서 배심원들에게 이런 사정을 증언했다. 결국 닐센은 종신형을 선고받았고, 하르루프는 심신이 미약하다는 이유로 평생 정신병원에 수용되었다. 이 사건은 최면에 깊이 빠진 상태뿐 아니라, 최면 후의 각성 상태에서도 최면 중에 주어진 암시로 특정한 행동을 시킬 수 있다는 사실을 밝혀냈다는 점에서 큰 반향을 일으켰다.

전쟁에 오용된 최면 요법과 정신의학적 연구물들

이와 같은 일련의 사건에 주목한 곳은 의학계보다는 군과 정보기관이었다. 그들은 스파이를 심문하고 적국의 국민이나 주요 인물을 최면으로 세뇌해서 조종할 수 있다면 매우 효과적일 것이라고 생각했다. 그래서 병사들에게 최면을 걸어서 상관에게 달려들게 하거나, 군대의 극비 정보를 술술 말하게 하는 데 성공했다. 반대로 상대방의 최면에 걸리지 않는 방법도 개발할 필요가 있었다. 여기에 닐센이 하르루프에게 사용했듯이 무의식에 자물쇠를 거는 암시 방법이 적용되었다. 즉, 자물쇠를 풀 때 열쇠를 사용하는 것처럼 특정한 암시를 쓸 때에만 극비 정보를 떠올릴 수 있도록 최면을 걸어놓는 것이었다.

제2차 세계대전부터 냉전을 거치면서 이런 기법들은 CIA와 KGB 등에서 은밀하게 발전했으나, 실제로 알려진 바는 별로 없다. 그러나 인간 병기로 만들기 위해서 자신이 누구인지조차 잊어버리도록 세뇌당한 주인공이 나오는 〈본 아이덴티티(The Bourne Identity)〉 시리즈 등을 통해 유추해 볼 때 상당한 수준까지 진행되어 있을 것이다.

2014년, 미국 상원 정보위원회에서는 그동안 비밀문서로 분류되어 있던 6,800쪽 분량의 내용을 500여 쪽으로 요약한 『중앙정보국(CIA)의 테러 용의자에 대한 고문 실태 보고서(*Committee Study of the Central Intelligence Agency's Detention and Interrogation Program*)』를 공개하기로 결정했다. 이 보고서에는 2001년 9·11 이후 알 카에다 대원들을 상대로 CIA가 '선진 심문(enhanced interrogation)' 프로그램이라는 이름으로 잠 재우지 않기, 물 고문, 성 고문, 장기간 독방 수용 등의 다양하고 잔혹한 고문을 시행한 내용이 실려 있었다.

이런 고문 방법을 개발하고 실시하는 데 심리학자가 참여했다는 내용도 있었다. 심리학자 제임스 미첼(James Mitchell)과 브루스 제슨(Bruce Jessen)이 세운 회사가 CIA의 고문 프로그램 개발을 도왔고, 미 해군 특수부대인 네이비실 대원이 포로로 잡혔을 때 고문을 견딜 수 있도록 훈련을 맡았다는 것이다. CIA는 그 비용으로 무려 8,100만 달러를 지불했다. 인간의 심리의 어떤 부분이 약한지 파악해서 그 부분을 공략하고, 강한 신념조차 포기할 만큼 극한의 공포와 고통을 주는 데 정신의학과 심리학 지식을 활용한 것이다. 이와 같이 과학적 측면에서 연구된 내용은 언제든지 옳지 않은 일에 악용될 수 있다. 아인슈타인의 연구 내용이 원자 폭탄 개발에 이용된 것과 같은 맥락이다.

스스로도 인식하지 못한 채 마음과 행동이 다른 사람에 의해 조종당할 수 있다는 것은 공포스러운 일이다. 최면 요법이 등장한 초기에 최면을 신봉하던 일부 사람들은 '살인이나 범죄'와 같이 반인류적이고 도덕 가치에 반하는 행위조차도 충분히 최면을 통해 시킬 수 있다고 믿었기에 그 공포는 더욱 크다. 그러나 의존적이고 심약한 극히 일부의 사람에게나 효과를 보일 뿐임이 분명히 밝혀졌다. 암시나 세뇌와 같은 극단적인 행동에 대한 시도뿐 아니라, 넓게는 마케팅 기법이나 가벼운 암시 요법, 모르는 사람을 유혹하는 픽업 아티스트의 기법 등도 사실은 초기 최면술사들이 개발한 기법을 기반으로 하고 있다는 것은 흥미롭다. 그만큼 획기적인 발견은 욕구를 가진 다양한 분야의 사람들에 의해 응용·발전되는 법이다.

1910

자폐증은 '극단적 남성 뇌 증후군'인가

자폐증의 역사

지난 100년 동안 자폐증을 설명하려는 이론이 많이 있었다. 한때 소아 정신분열병의 일종으로 알려졌던 것처럼 독립적이고 좁은 진단 기준을 가진 배타적 병리 현상으로 설명하려는 이론과 누구나 갖고 있는 기질적인 정상 스펙트럼의 극단으로 보려는 경향은 현재 상호작용하며 연구되고 있다.

"아이가 내게 다가오지 않고 혼자서만 놀아요. 아이를 안 아줘도 막대기를 안은 것처럼 뻣뻣할 뿐 폭 안기지 않아요. 내가 없어져도 찾지 않아요."

만 4세의 아이를 정신과에 데리고 온 한 엄마가 의사에게 아이에 대해 설명했다. 의사는 아이에게 장난감 자동차를 건네줬지만, 아이는 자동차를 굴리며 놀지 않고 자동차 바퀴를 손으로 돌리면서 그 감각에 집중했다. 아이는 엄마가 이름을 불러도 쳐다보지 않았고, 또래의 다른 아이에게도 관심이 없었다. 엄마는 말을 이어갔다.

"아직까지 말을 못해요. 그리고 초인종 소리만 나면 귀를 막고 소리를 질러서 결국 초인종을 바꾸고 말았어요. 고집도 얼마나 센지 몰라요."

진단 결과, 아이는 자폐증이었다. 대표적인 소아기 정신질환인 자폐증의 역사는 100년이 채 되지 않는다. 스위스의 정신과 의사 오이겐 블로일러는 1910년 조현병의 증상을 묘사하면서 처음으로 자폐증 (autism)이란 단어를 사용했다. '자기(self)'를 의미하는 그리스어 'autos'에서 따온 것으로, 사회적 관계를 맺지 못하고 자신만의 세계에만 빠져 있는 정신분열 증상을 표현한 것이다. 처음 자폐 증상은 독립적인 정신질환이 아니라 광의의 정신증 증상의 하나였다. 실제로 많은 정신분열병 환자들의 정신 증상은 자기 세계 속에 빠져 있기 때문에 발생한다. 혼자 중얼거리고 사회와 연결이 끊긴 채 망상의 세계에 머무르기 때문이다.

본격적으로 소아기 자폐에 현대적 개념을 사용한 것은 1938년 비엔나 대학 병원의 한스 아스퍼거(Hans Asperger, 1906~1980)였다. 그는 블로일러의 용어를 따와서 1944년에 처음으로 아스퍼거 증후군(Asperger syndrome)을 정의했다. 그는 '공감의 결여, 친구를 맺는 능력이 없음, 일방적 대화, 특이한 것에 지나친 흥미를 보임, 상동행동'을 특징으로 들었는데, 일부의 아이들은 자기가 좋아하는 것에 대해 지나칠 정도로 세세하게 알고 있어서 '작은 교수들'이라고 불리기도 했다. 이는 나중에 '바보 천재(idiot savant)'라고 하여, 아스퍼거 증후군을 포함한 일부 자폐증 환자의 특징이 되기도 했다.

실제로 아스퍼거는 자폐증 아이였던 프리츠 V를 성인이 될 때까지 추적했고, 프리츠는 천문학 교수가 되어 아스퍼거의 이론을 증명해 주었다. 일부 학자는 이러한 아스퍼거의 긍정적인 태도가 당시 유럽을 휩쓸고 있던 나치의 우생학적 인종 말살 정책, 정신질환자나 정신지체자가 아이를 낳지 못하게 하는 정책에 반대하는 근거를 만들려는 시도로 해석하기도 했다.

자신의 이름을 딴 질환이 공식 진단명이 되는 명예를 얻은 아스퍼거는 안타깝게도 학문적 업적이 공식적으로 인정받는 것을 보지 못한 채 1980년에 사망했다. 1981년에는 아스퍼거 증후군이 영어로 처음 소개되었고 『정신질환의 진단 및 통계 편람』에 이 증상이 포함되자, 지능은 정상 범위 안에 포함되지만 사회적 관계 능력만 뚜렷이 떨어지는 사람을 진단할 수 있었다.

아스퍼거가 자폐 증상이 있는 사람이 알고 보면 뛰어난 능력을 갖고 있을 수 있다는 태도를 취한 데 반해, 1943년 존스홉킨스 병원의 의사

레오 카너(Leo Kanner, 1894~1981)는 유사한 행동을 보이는 11명의 아이들을 '초기 유아기 자폐증(early infantile autism)이라 보고하면서, 매우 심한 정신병리의 하나로 자폐증을 소개했다. 현재의 진단 기준과 유사한 증상이었다. 아스퍼거와 마찬가지로 오스트리아 태생인 카너는 베를린 대학에서 공부한 후 1924년에 미국으로 이민했고, 1935년에는 소아정신과 교과서를 발간하여 첫 번째 소아정신과 의사로 인정받았다.

카너는 아스퍼거와 달리 자폐증을 중증 정신질환으로 규정했다. 사실 자폐증의 스펙트럼에 있는 환자들을 살펴볼 때 자폐증은 일상생활을 영위하는 데 매우 어려움이 있고, 70퍼센트가 정신지체를 동반하여 정상적인 학습을 할 수 없으며, 성인이 된 후 독립적으로 살기 어려운 경우가 훨씬 많다. 카너의 관점은 병리를 중심으로 하는 의학적 모델에 가깝다고 할 수 있다.

냉장고 엄마 이론의 대중적 유행

그렇다면 자폐증은 왜 생기는 것일까? 1950년대에 블로일러의 영향으로 자폐증을 소아정신분열병의 일종으로 여기는 사람들이 있었고, 한쪽에서는 발달과 양육의 문제로 보기도 했다. 여기에는 1950년대 이후 미국의 주류를 형성한 정신분석학이 한몫했다. 당시 '냉장고 엄마(refrigerator mother)'라는 표현이 자폐증과 연관되어 유행했는데, 아이를 따뜻하게 안아주거나 보살피지 않고 세심히 챙기지 않는 냉담한 엄마가 자폐증을 만든다고 여긴 것이다. 이런 인식이 광범위하게 퍼진 데에는 1967년에 유명한 정신분석가이자 시카고 대학의 심리학과 교수였던 브루노 베텔하임(Bruno Bettelheim)의 영향이 컸다. 아이와 애착을 제대로 형성하지 못하며 아이를 거부하는 냉담한 엄마가 자폐증을 만든다고 주장한 그의 이론은 1960년대 중반까지 주요 이론으로 인정받았고, 객관적 근거가 없었지만 대중적 반향을 불러일으켰다. 베텔하임은 이 이론을 통해 냉담한 부모가 자폐 증상의 1차 원인이므로 아이를 부모로부터 떼어내서 시설로 옮기는 치료(일종의 부모 제거술(parentectomy))가 필요하다고 주장했다.

1970~1980년대에 들어서면서 과학적 연구가 진행되었고, 자폐증은 지능이 떨어지는 정신지체와는 다른 독립적인 질환이며 부당한 양육의 결과가 아닌 생물학적 뇌질환이라는 사실이 밝혀지기 시작했다. 1980년 『정신질환의 진단 및 통계 편람』 3판에서 '범발달 장애(pervasive developmental disorder)'에 속하며 소아질환 내의 범주로 분류되면서 '타인에 대한 반응의 결여, 소통 능력의 전반적 장애, 환경의 여러 측면에 대한 괴이한 반응과 같은 3가지 영역이 30개월 이내에 발생하는 것'으로 진단할 수 있었다.

1994년에 4판이 나오면서 범발달 장애를 아스퍼거 증후군과 레트 증후군(Rett syndrome)을 포함한 광범위한 질환군으로 정의했다. 2013년에 발표된 5판에서는 상호간의 사회적 소통과 상호작용에 지속적 장애가 있으면서 제한된 반복적 행동을 보이는 질환으로 자폐 스펙트럼 장애(autism spectrum disorder)를 정의했고, 넓은 범위에 자폐증을 포함시켰다. 지금은 엄마가 냉담하기 때문에 아이가 자폐증이 생겼다고는 여기지 않는다.

정상인에게도 자폐적 성향이 있다

그렇다면 자폐증은 생물학적이고 독립적이며 뚜렷한 정신병리를 가진 소아기의 중증 정신질환일까? 보통 사람에게는 자폐적 측면이 존재하지 않는 것일까? 영국 자폐증연구센터의 사이먼 배런코언(Simon Baron-Cohen, 1958~)은 이런 병리적 측면을 기본으로 한 자폐증 연구의 흐름에 독특한 시각을 제시했다. 그는 "자폐증이란 공감 능력이 극단적으로 부족하고 체계화 능력만 발달한 증상이다. 공감 능력과 체계화 능력은 상호 배치되는 인간의 특성이다"라고 주장했다. 즉, 공감 능력과 체계화 능력은 상호 배타적인 측면이 있어서 한쪽이 발달하면 다른 한쪽은 약한 것이 일반적이고, 남녀의 뇌 발달 차이에도 이러한 점이 상당히 기여한다고 보았다. 일종의 정신적 제로섬과 같은데, 그런 면에서 자폐증은 특징적인 병리적 증상이 아니라 보통 사람들에게서도 볼 수 있는 것이지만 정도가 심한 경우 경우를 가리킨다. 그가 만든 '공감 지수 체크 리스트'를 한번 확인해 보자.

● ● ● 다음의 문항을 읽고 자신의 행동이나 취향을 잘 나타내는 것을 골라 보십시오.

1. 내가 동의하지 않는다고 해도 다른 사람의 관점을 존중하는 편이다.
2. 나는 쉽게 이해하는데 다른 사람들은 알아차리지 못하는 것을 설명하기가 어렵다.
3. 누군가 진심을 숨기고 있다면 쉽게 알아차리고 말할 수 있다.
4. 다른 사람을 돌보는 것을 진심으로 즐긴다.

5. 새로운 사람이 우리 모임에 나왔을 때 그가 대화에 끼지 못하는 것은 그의 노력이 부족하기 때문이라고 여긴다.

6. 난처한 사회적 상황에서 무엇을 해야 할지 모를 때가 많다.

7. 우정이나 인간관계는 너무 어렵다. 그래서 신경 끄고 살기로 했다.

8. 사람들은 종종 내가 둔감하다고 말한다. 하지만 나는 그 이유를 모르겠다.

9. 대화를 할 때 상대방의 생각보다 내 생각에 집중하는 편이다.

10. 친구들은 내가 잘 이해해 준다면서 자기 문제를 이야기한다.

11. 뉴스 프로그램에서 불쌍한 사람들을 보면 감정이 북받친다.

12. 다른 사람이 어떤 감정인지 쉽게 알아차리는 편이다.

13. 어떤 일이 사람들을 왜 그렇게 화나게 만드는지 이해하기 힘들다.

14. 사람들과 어울려 이야기하다가 한 사람이 불편해하면 바로 알아차릴 수 있다.

15. 누가 자신의 새 헤어스타일이 멋지냐고 물었을 때, 그 헤어스타일이 내 마음에 안 든다면 솔직하게 아니라고 말한다.

16. 우는 사람을 본다고 해서 나도 따라 기분이 묘해지지는 않는다.

17. 그 사람이 지적해 주지 않아도, 내가 너무 그 사람 문제에 끼어드는 발언을 했다는 것을 쉽게 알아차릴 수 있다.

18. 상대방이 앞으로 어떤 행동을 할지 예측을 잘하는 편이다.

19. 다른 사람의 감정에 영향받지 않은 채 어떤 문제에 대해 결정을 내릴 수 있다.

20. 사람들과 말할 때 내 경험보다는 그들의 경험에 대해 더 많이 이야기하려 한다.

〈공감 능력과 관련된 문항〉 1, 3, 4, 10, 11, 12, 14, 17, 18, 20

〈공감 능력이 떨어지는 사람과 관련된 문항〉 2, 5, 6, 7, 8, 9, 13, 15, 16, 19

—사이먼 배런코언이 개발한 공감 지수 평가 문항 60개 중 발췌

배런코언은 여러 종류의 집단에 이 평가를 시행해 봤더니, 성별에 따라 공감 능력과 체계화 능력에 차이가 있다는 것을 발견했다. 실제로 자폐증 환자의 성별비는 남자의 비중이 4 대 1 정도로 월등히 높다. 그래서 그는 자폐증이란 일반적으로 남성들에게 높게 나타나는, 체계화 지수가 극단으로 치우친 '극단적 남성형 뇌증후군(extreme male brain syndrome)'이라고 했다.

그는 위에 제시한 내용을 지능 지수(intelligence quotient; IQ)가 아닌 공감 지수(empathy quotient; EQ)로 개발하여 일반인과 자폐증의 일종인 아스퍼거 증후군을 지닌 환자에게 적용해 보았다. 그 결과 80점을 총점으로 한 이 검사에서 자폐증 환자들의 81퍼센트가 30점 이하를 기록했고, 정상인은 12퍼센트가 30점 이하를 기록했다. 그리고 120명의 일반인 남녀를 대상으로 검사해 보니 여성이 남성보다 평균 공감 지수가 높았다.

재미있는 것은 정상인들의 12퍼센트도 자폐증으로 진단될 만큼 공감 능력이 결여돼 있다는 것이다. 실제로 이들은 다른 사람들과 대화하고 관계를 맺는 데 어려움을 겪고 있을 가능성이 많다. 그러나 정작 본인은 그 사실에 괴로워하지 않는 경우도 많다. 일반인들 중에도 자폐증이라 할 만큼 소통 능력이 떨어지는 사람이 10명 중 1명이라는 사실은 사람들과 대화를 할 때 소통이 막힐 위험이 높다는 뜻이기도 하다.

물론 자폐증이란 태어날 때부터 분명히 다른 증상을 보이는 질환이기는 하지만, 그들에게서 볼 수 있는 사회적 맥락 읽기와 소통의 어려움은 사실 정상인들에게서도 어렵지 않게 볼 수 있는 문제다. 그래서 〈레인맨(Rain Man)〉의 레이먼드나 〈마라톤〉의 초원이와 같은 자폐증 환자들을 볼 때보다 미국 드라마 〈빅뱅 이론(The Bigbang Theory)〉의 사회성이 부족한 셸든을 볼 때 더 동질감을 느끼게 되는 것이다.

남성호르몬이 자폐증에 영향을 주다

베텔하임이 별다른 근거 없이 '냉장고 엄마' 이론을 내세운 것과 달리 배런코언은 영국의 자폐증연구센터에서 다양한 연구를 통해 그 근거를 찾았다. 그는 12개월 된 여자아이 29명, 남자아이 41명이 엄마를 얼마나 자주 쳐다보는지 비디오를 분석하고, 동시에 그 엄마들이 임신 첫 3개월 때 뽑아놓은 양수의 남성호르몬인 테스토스테론 수치를 비교해 보았다. 그랬더니 전반적으로 여자아이가 엄마를 더 자주 쳐다보는 것으로 관찰되었고, 남자아이들 중에서도 양수의 테스토스테론 수치가 높을수록 시선을 덜 마주치고, 언어 발달도 느리다는 상관관계를 발견했다. 이를 통해 어릴 때부터 남성호르몬이 많이 분비되어 남성적 뇌로 편향되면 체계화 능력은 강화되지만 소통이나 공감 능력은 여성적 뇌에 비해 덜 발달한다고 보았다. 그는 이런 실험과 관찰 결과를 종합해서 '마음맹(mindblindness)'이라 명명했다.

실제로 자폐증 아이의 태아기 테스토스테론 수치가 자폐적 기질, 눈맞춤을 안 하는 것과 연관이 있다는 것이 입증되었고, 쥐를 대상으로 한 실험에서 테스토스테론 수준을 변화시키면 복잡한 미로 찾기 능력이 달라지는 것을 통해 호르몬이 체계화 능력에 미치는 영향을 밝혀내기도 했다. 이를 바탕으로 공감 능력의 결여, 사회적 관계 맺기와 소통의 어려움이 자폐적 아이의 중요한 증상으로 인정되었다. 하지만 이는 자폐증 환자의 좁은 관심 분야, 상투적 반복 행동을 설명하지는 못한다는 한계가 있다.

그는 여러 집단에 공감화-체계화 모델(E-S model)을 적용해 봤더니 일반적으로 공감 타입이 여성에게 2배 많고, 병적인 자폐 스펙트럼의 경우 65퍼센트가 극단적인 체계화 타입이었다. 2012년에 배런코언은 실리콘밸리의 기술직 종사자들을 대상으로 이 모델을 조사했더니 미국 평균치보다 10배나 더 많은 비율로 자폐적 경향(극단적인 체계화 경향)이 관찰된다고 《사이언티픽 아메리칸(Scientific American)》에 보고했다. 체계화 지수가 강한 부모라는 유전적 소인과 그러한 사람들이 모여 있는 환경적 영향이 상호작용하면 자폐로 진단받는 아이들이 늘어나는 데 영향을 줄 수 있다고 본 것이다. 그러나 이 연구는 여러 가지 면에서 비판받았다. 실제로 2010년 캘리포니아 주의 역학 조사에서는 미국 전역의 자폐증 유병률과 특별히 다른 면이 관찰되지 않았기 때문에, 이 연구에 참여한 사람들이 매우 특이했을 가능성도 제기되었다.

이렇듯 어떤 특성에 성차가 분명하다는 것은 흥미로운 면이 있고, 경험적으로 공감할 수 있는 측면이기도 하다. 그렇지만 이는 행동 특성을 고정적인 기질로 보고 서로 다른 사람(화성남자, 금성여자)으로 보려는 편향적 시각을 형성할 수 있으므로 주의해야 한다. 또한 성차가 넘을 수 없는 장벽인 것처럼 규정하면 이것이 일종의 편견으로 굳어질 위험도 있다.

현대사회의 소통문화를 해결하는 데도 자폐증 연구가 필요하다

지난 100년 동안 자폐증을 설명하려는 이론이 많이 있었다. 한때 소아 정신분열병의 일종으로 알려졌던 것처럼 독립적이고 좁은 진단 기준을 가진 배타적 병리 현상으로 설명하려는 이론과 누구나 갖고 있는 기질적인 정상 스펙트럼의 극단으로 보려는 경향은 현재 상호작용하며 연구되고 있다.

정신질환의 진단도 이와 비슷하게 두 가지 경향이 공존한다. 우선 정상인과 뚜렷이 구분되는 병리적 카테고리를 만들어 진단하려는 경향이 있었고, 각 진단들은 상호배타적이고 분명한 경계 안에서 이루어졌다. 한편으로는 기질, 행동, 판단의 특성이 일종의 스펙트럼을 이루어 증상의 유무와 강도가 정상과 비정상 사이에서 다양하게 나타나는데, 이런 특성이 한쪽 극단으로 몰려서 사회적으로 적응하고 생활하는 데 어려움을 경험할 때 진단을 내려야 한다는 경향이 있다. 질환에 따라 각각의 성향은 분명히 다른 면이 있지만, 자폐증의 경우 자폐 스펙트럼 장애로 변화하면서 두 가지 경향이 혼재되었다. 현재로서는 문제가 있는 병리적인 자폐증 환자들이 존재한다는 것은 분명하다. 동시에 질병이라고 할 수는 없지만 사회적 소통의 문제를 안고 있는 이들도 존재하므로, 그들과 함께 살아가기 위해서 자폐의 주요한 개념들을 더 잘 이해할 필요가 있다.

자폐증은 역사가 오래되지 않은 질환이지만 어린 시절에 발견해서 오랜 기간 치료와 특수교육을 요하는 중증질환의 일환으로 소아정신의학에서 매우 중요한 영역이다. 동시에 현대사회에서 흔히 관찰되는 공감 능력이 부족하고 사회적 소통에 어려움을 겪는 사람들을 이해하는 데에도 자폐적 경향에 대한 이해가 도움이 되므로, 앞으로 자폐에 대한 더 많은 사실들이 밝혀져야 하고 더 많은 개념적 시도와 도전이 필요할 것이다.

1945

죽음의
문턱에서
통찰을 얻다

로고테라피의 빅터 프랭클

"왜 살아야 하지?"라고 질문하기보다 내가 왜 살아야 하는지 내 삶에 '답'을 해주는 것'이 우리가 해야 할 일이다. 그래야 올바른 행동과 태도를 구체적으로 찾을 수 있고 현실적인 방법이 나올 수 있다.

"3월 30일에는 전쟁이 끝날 거야."

제2차 세계대전이 한창인 1944년 아침에 독일 아우슈비츠 수용소에서 F가 함께 갇혀 있던 수감자들에게 말했다.

"누가 그래?"

"꿈에서 하느님의 예언을 들었어."

사람들은 믿지 않았지만, F는 기나긴 전쟁이 곧 끝날 것이라는 기대를 버리지 않았다. 뉴스에서 들리는 전황은 F의 굳은 믿음과 달리 좋지 않은 상황이었다. 시간이 흘러 3월 말이 가까워왔는데도 F는 끝까지 희망을 버리지 않았다. 그러나 3월 29일이 되자 F는 갑자기 시름시름 앓기 시작하더니, 급기야 30일에는 의식을 잃었고, 31일에 사망했다. 사인은 발진티푸스였다. 물론 병에 의한 것이었지만, 그의 죽음은 사실상 전쟁이 끝나 수용소에서 해방될 것이라는 기대가 이루어지지 않을 것을 안 그가 '희망의 상실'로 삶의 끈을 놓았기 때문이었다.

이 사건을 바로 옆에서 목격한 정신과 의사가 있었다. 유대인이었던 그 역시 1942년부터 수용소에 갇힌 신세였지만, 그의 죽음을 무심히 넘기지 않고 다른 사람들에게도 그런 일이 일어나는지 궁금증을 갖게 되었다. 실제로 검토해 보니 1944년 성탄절부터 1945년 새해까지 일주일간의 사망률이 일찍이 볼 수 없었던 추세로 급격히 증가했다는 것을 발견했다. 이는 노동 조건이나 식량 사정의 악화, 기후의 변화, 새로운 전염병 때문이 아니었다. 많은 수감자들이 성탄절에는 집에 갈 수 있을 것이라고 막연히 희망을 품고 있다가 참담한 현실에 직면해서 용기를 잃고 덮쳐오는 절망감을 느끼며 신체의 저항력을 잃고 무너져버렸던 것이다.

이런 경험을 통해 그 의사는 '왜 살아야 하는지' 아는 사람은 어떤 상황에서도 버틸 수 있지만, 그걸 놓치고 나면 바로 무너져버리고 인간으로서 존재 가치를 잃어버린다는 커다란 깨달음을 얻었다. 그리고 제2차 세계대전이 끝난 후 수용소에서 풀려나와 자신의 경험을 책으로 펴내어 세계적으로 명성을 얻었다.

뛰어난 정신과 의사에서 홀로코스트 피해자가 된 빅터 프랭클

이 정신과 의사는 빅터 프랭클(Viktor Emil Frankl, 1905~1997)로 오스트리아 빈에서 태어나 빈 의과대학에서 정신과를 전공했고 특히 우울증과 자살에 관심이 많았다. 초기에는 지그문트 프로이트와 알프레드 아들러의 영향을 많이 받았다. 평소 호기심이 많던 프랭클은 용감하게 프로이트에게 자기 생각을 편지로 보냈고, 프로이트도 상냥하게 답장을 줘서 서신을 주고받았다고 한다. 또 17세 때 학교 숙제로 쓴 논문이 19세 되던 해인 1924년에 《정신분석 국제 저널(The International Journal of Psychoanalysis)》에 발표된 적도 있었다.

1937년에 정신과 전문의가 된 빅터 프랭클은 자살 위험성이 있는 3만 명의 여성들을 관리·치료했고, 이후 클리닉을 개업했다. 정력적으로 자기 영역을 만들어가기 시작할 때, 1938년 나치가 오스트리아를 점령해버렸다. 이때부터 유대인 의사들은 순수 독일 민족 '아리안 족'의 치료를 금지당했고, 이후에는 유대인만 치료할 수 있는 종합병원에서 근무했다.

우생학적 관점을 앞세워 안락사 프로그램으로 희생될 위험에 처한 수많은 유대인 환자들을 의학적 소견으로 구하기도 했다.

이런 활약에도 1942년 9월에 그는 아내, 부모와 함께 테레지엔슈타트의 유대인 거주지 '게토'로 강제 이송되어 일반의로 근무했다. 이곳에서도 그는 열정적으로 자살 방지 프로그램을 개발하고, 사람들이 강제 수용된 심리적 충격에서 벗어나도록 강연을 했다. 아버지의 사망을 무력하게 지켜볼 수밖에 없는 열악한 환경에서도 프랭클은 인간으로서의 존엄성을 잃지 않기 위해 최선의 노력을 다했다. 하루 한 컵의 물이 배급되면 반만 마시고 나머지로 세수와 면도를 했다. 깨진 유리 조각밖에 없었지만 그는 면도를 거르지 않았고, 덕분에 건강해 보여 가스실로 가는 것을 면할 수 있었다고 한다.

그렇게 살아남았지만 2년 후 그와 그의 아내는 1944년 10월 19일 죽음의 수용소 아우슈비츠로 옮겨졌고, 여기서는 의사가 아닌 일반 수용소 수감자로 강제 노역을 했다. 1945년 3월에야 튀르크하임의 수용소로 옮겨져서 1945년 4월 27일 전쟁이 끝나 해방될 때까지 의사로 근무했다. 그러나 그의 아내 틸리는 베르겐벨센 수용소로 옮겨져 그곳에서 사망하고 말았고, 어머니 엘사는 아우슈비츠의 가스실에서, 동생 월터는 강제 노역 중에 사망했다. 유일한 생존자인 여동생 스텔라는 전쟁이 끝난 후 오스트레일리아로 이주했다. 프랭클은 전쟁이 끝나고 한참이 지날 때까지 각기 다른 수용소로 뿔뿔이 흩어진 가족의 생사를 확인할 수 없었다. 가족들이 살았는지, 죽었는지도 모른 채 하루하루를 견뎌야만 했다.

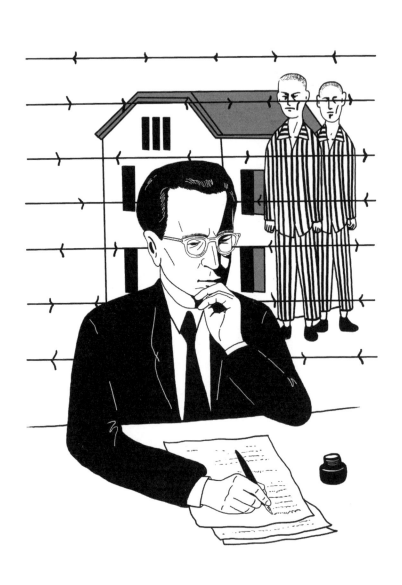

전쟁의 생존자로 우울증과 자살 충동을 극복하다

수용소에서 프랭클은 그동안 연구해 온 심리학 이론과 정신의학적 개념을 집대성한 원고를 옷 깊숙이 숨겨놓았지만, 그 옷을 잃어버리면서 원고도 함께 없어져버리고 말았다. 망연자실한 프랭클은 완전히 원점에서 시작하기로 결심했다. 자기가 직접 보고 들었던 것들, 경험했던 것들을 기반으로 새로운 책을 쓰려고 생각한 것이다. 그 원고를 갖고 있었다면 그 내용으로부터 자유로울 수 없었겠지만, 몽땅 잃어버린 덕분에 처음부터 다시 시작할 수 있었다. 전화위복이 된 셈이다.

그는 F의 사례가 생생히 떠올랐다. 그러면서 육체적으로 강한 사람이 반드시 살아남는 것은 아니라는 사실을 알게 되었다. 살아남느냐, 죽느냐는 당사자의 내적인 힘, 즉 이 끔찍한 경험을 개인의 성장에 이용할 수 있는 능력에 좌우된다는 프랭클의 생각은 점차 확신으로 변해 갔고 그가 세운 이론의 중심이 되었다.

한편으로 그 생각은 그가 끝내 살아남을 수 있게 한 힘이었다. 2년 반 동안 4군데의 수용소로 옮겨졌지만 '무슨 일이 있어도 삶을 포기하지 말자'는 마음이 그를 살렸던 것이다. 부모와 아내, 남동생을 모두 잃는 비극 속에서도 그는 삶의 의미를 찾으려고 노력했다. 사실 그는 아내와 수용소가 갈리는 바람에 아내가 사망한 것도 몰랐다. 그러다가 1945년 8월 전쟁이 끝난 후 빈으로 돌아와 한참이 지난 다음에야 아내가 사망한 것을 알게 되었고, 몇 주 동안 큰 슬픔에 잠겨 있었다. 목숨을 건져서 고향으로 돌아오기는 했지만 자신이 더 살아갈 가치가 있는지에 대해 깊이 생각했다. 우울증과 자살을 치료하던 프랭클 본인이 심한 우울증에 빠졌고, 살아남은 그의 친구들은 그가 죽을까 봐 걱정할 정도였다.

다행히도 서서히 우울의 깊은 늪에서 빠져나올 수 있게 되면서, "큰일을 겪는다는 것, 그것이 무엇이고 얼마나 흔치 않은 일이건 간에 그 사람에게 의미를 갖는다"라는 말을 친구들에게 하기 시작했다.

전 세계로 확장된 로고테라피 이론

그 생각을 조금씩 확장해 나가면서 프랭클은 수용소 시절을 되돌아보며 원고를 쓰기 시작했다. 불과 9일 만에 초고를 완성한 이 책의 독일어판 제목은 '그럼에도 불구하고 삶에 '예'라고 말하다: 한 심리학자의 강제수용소 체험기(···trotzdem Ja zum Leben sagen: Ein Psychologe erlebt das Konzentrationslager)'였고, 영어판 제목은 '인간의 의미 탐구(Man's search for meaning)'였다(한국에서는 '죽음의 수용소에서'라는 제목으로 출간). 이 책은 이후 그가 쓴 31종의 저서 중 가장 널리 알려졌고, 미국 전역의 학교에서 필독서가 되기도 했다.

그는 이 책에서 힘거운 상황 속에서도 자신이 어떤 사람이 되느냐는 것, 즉 고결한 사람이 되느냐, 인간의 존엄을 잃고 짐승같이 되느냐는 것은 그 개인의 선택에 달려 있다는 것을 강조했다. 그 어떤 시련이 오더라도 인간에게는 단 한 가지 자유, 즉 자신의 태도를 결정하고 삶의 길을 선택할 정신의 자유만은 남아서 그 누구도 빼앗을 수 없고, 그 자유를 잃게 되면 살아가지 못한다는 것이다. 그래서 어떤 선택을 하느냐에 따라 홀로코스트 경험 같은 끔찍한 시련도 자신의 도덕적 가치를 실현할 중요한 가치로 만들어낼 수 있다는 것이다. 그는 니체의 말을 인용하여 "왜 살아야 하는지 아는 사람은 그 어떤 상황도 견딜 수 있다"고 했는데, 이것이 그의 이념의 핵심이기도 하다.

그 책을 내고 난 후, 1946년 2월에는 빈의 폴리클리닉 병원의 신경과 과장으로 취임했다. 그곳에서 엘리를 만나 사귀었고, 1947년 7월 첫 아내의 사망을 통고받은 후 7월 18일에 두 사람은 결혼했다. 이후 그는 전 세계를 다니면서 그의 경험과 책에 대해 강연했지만, 빈 대학에서는 정식 교수가 되지 못했다. 그러나 그는 자신의 경험을 로고테라피(logotherapy)라는 독특한 정신 치료의 한 방법으로 발전시켰다. 현재 약 31개국에 로고테라피 훈련 및 치료 연구소와 전문 도서관이 있다.

이후 그는 심장 문제로 수술을 받고 의식을 되찾지 못한 채 1997년 9월 22일 93세로 사망했다. 『죽음의 수용소에서』는 1991년 미국 의회도서관과 '이달의 책 클럽'에서 미국에서 나온 10권의 영향력 있는 책 중 하나로 선정되었다. 1997년 그가 사망했을 때, 이 책은 24개 언어로 번역되어 1억 부가 팔린 것으로 추산되었다.

스스로 좋은 삶에 대한 답을 찾아라

빅터 프랭클은 로고테라피 이론을 통해 다음과 같이 말하고 있다.

> ●●● 내면의 본질에 삶의 가치를 두고 자신에게 한발 타협할 수 있는 공간을 마련해 두어라. 그대를 절벽 끝으로 내모는 것은 상황이 아니라 바로 당신 스스로다.

프랭클은 인간이 어떠한 상황에서도 자신의 태도를 선택할 수 있는 주체적이고 능동적인 존재여야 한다고 생각했다. 매 상황마다 판단하고 선택하는 것이 인간이다. 아우슈비츠 수용소에서 기약 없이 언제 가스실로 가야 할지 모르는 상황에서 어떤 사람은 미리 희망의 끈을 자르고 죽어버릴 수도 있지만, 어떤 사람은 가스실에 끌려가더라도 당당히 기도하며 인간의 긍지를 지닌 채 들어갈 수 있다.

인간은 끊임없이 삶의 의미에 대해서 생각하고 그것을 찾으려 노력해야 한다. 그다음에는 '왜'에서 '어떻게' 살아야 좋은 삶인지 자신만의 답을 찾아야 한다. 우리가 삶으로부터 무엇을 기대하는지가 아니라 삶이 우리에게 무엇을 기대하는지가 중요하다는 것이다. "왜 살아야하지?"라고 질문하기보다 내가 왜 살아야 하는지 내 삶에 '답을 해주는 것'이 우리가 해야 할 일이다. 그래야 올바른 행동과 태도를 구체적으로 찾을 수 있고 현실적인 방법이 나올 수 있다.

빅터 프랭클은 제2차 세계대전 중에 인류의 최악의 비극 중 하나인 홀로코스트 경험을 개인적인 비극으로만 받아들이지 않았다. 몇 년간의 수용소 생활 중에 살아남을 수 있었던 것을 행운으로만 받아들이지도 않았다. 그는 그 안에서 로고테라피의 가장 중요한 원칙인 자유의지의 존재, 의미를 찾으려는 의지의 중요성, 그리고 삶의 의미 추구를 자신의 생존 경험에서 뽑아낼 수 있었다. 그런 과정에서 나온 이론이자 치료법이었기에 학계와 대중은 그의 책과 로고테라피 이론을 공감하고 지지할 수 있었던 것이다.

로고테라피는 빈에서 태어난 프로이트의 정신분석, 아들러의 개인심리학에 이어 제3의 빈 심리학파의 하나로 여겨지는데, 그 태생은 훨씬 극적인 면이 있다. 천재적인 학자가 환자 몇십 명을 진료하면서 새로운 아이디어로 이론을 만들어낸 것이 아니라, 죽음의 문턱에서 몇 년간을 버티면서 가족의 생사도 모른 채 하루하루를 살아가며 겪은 찰나의 감정과 사고가 바로 로고테라피의 씨앗이 된 것이다. 프랭클의 삶 자체가 로고테라피에서 말하는 '삶의 의미를 찾는 것'과 '그 의미를 삶에게 들려주는 실천'을 보여준다.

1950

'나는 누구인가'에서 시작된 정체성의 발견

심리사회적 발달 이론의 탄생

에릭슨은 출생의 비밀을 기반으로 '정체성'에 대해 고민했고, 살아가면서 경험한 것들을 기반으로 지금까지도 정신의학과 심리학 전반에서 인간의 발달 단계와 현재 정신 상태를 평가하는 데 있어서 독특하고 실용적인 이론을 만들어낼 수 있었다.

"넌 우리랑 달라!"

"왜? 나도 유대인이야!"

"그런데 왜 머리가 금발이고, 눈은 파래? 유대인도 아닌데 왜 유대인 모자를 쓰고 다니냐?"

"우리 아빠랑 엄마는 모두 유대인이란 말이야!"

"말도 안 돼!"

유대인 학교의 학생들이 한 소년을 둘러싸고 놀렸다. 아이는 당황해하면서 자신도 유대인이라고 항변했지만, 아이들은 소년의 말을 믿지 않았다. 그는 또래 유대인 아이들보다 덩치도 훨씬 컸고 검은 머리, 검은 눈동자를 한 유대인들과 달리 금발에 파란 눈이었다. 소년은 한달음에 집으로 달려가 엄마에게 물었다.

"엄마, 난 누구야? 엄마 아빠의 아들 맞아?"

엄마는 올 게 왔다는 표정으로 소년을 바라보며 대답했다.

"암, 넌 엄마가 사랑하는 아들이지."

"그런데 왜 나는 엄마 아빠랑 다르게 생겼어요?"

"글쎄……. 그건 네가 특별한 존재이기 때문에 그런 게 아닐까?"

엄마는 더이상 설명해 주지 않은 채 주방으로 사라졌다. 소년은 거리로 나가 다른 아이들과 어울리려 했지만 "유대인은 저리 가!"라며 그를 따돌렸다. 소년은 도대체 어디에 속해야 할지 알 수 없었다. 그 후 소년의 마음속에서는 '나는 누구인가, 어디에 속해 있는 존재인가, 어디로

향하고 있는가?'라는 의문이 인생의 화두로 남았다.

소년의 이름은 에릭 홈부르거 에릭슨(Erik Homburger Erikson, 1902~1994)으로, 나중에 심리사회적 발달 이론을 수립한 정신분석가가 되었다. 그가 정체성과 인간의 발달에 대한 독창적인 이론을 만들어낸 것은 그 인생사와 깊은 연관이 있다.

하버드 대학에서 활동을 시작한 미국 최초의 소아 정신분석가

에릭슨의 어머니인 카를라 아브라함센(Karla Abrahamsen)은 덴마크의 수도인 코펜하겐의 유대인 집안에서 자랐는데, 유대인이 아닌 덴마크인 남자와 사귀다가 아이를 가지고 말았다. 그러나 그 남자는 임신한 카를라를 버린 채 떠나버렸고 막막해진 그녀는 고향을 떠나 독일 프랑크푸르트로 건너가서 아들을 출산했다.

카를라는 독일 바덴 지역의 카를스루에 지방으로 이사하여 간호사 수련을 받다가 유대인 소아과 의사 테오도르 홈부르거(Theodor Homburger)와 결혼했고, 아들의 이름은 비로소 에릭 홈부르거가 되었다. 당시 유럽에서 유대인들의 상당수는 자기들끼리 모여 살면서 유대인 학교에서 교육받는 일이 많았다. 그런데 에릭슨은 덴마크인 생부의 유전자를 이어받았기에 일반적인 유대인의 외모와 많이 달랐고, 이로 인해 친구들의 놀림을 받으면서 자랐다.

고등학교를 졸업한 후 에릭슨은 의대에 진학하기 원했던 아버지의 뜻과는 달리 뮌헨의 예술학교에 입학했다. 하지만 곧 학교를 그만두었고 에릭슨은 자신의 정체성과 사회에서의 역할에 대해 깊이 고민하며 몇 년간 유럽 전역을 떠돌며 여행했다. 25세경 그의 친구인 피터 블로스

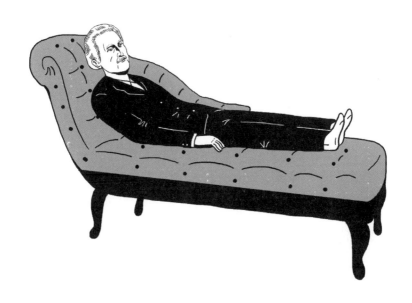

(Peter Blos)가 빈에서 혁신적 교육프로그램을 운영하는 사립학교의 교
사로 그를 초청했다. 그곳에는 정신분석의 창시자 지그문트 프로이트의
딸인 안나 프로이트가 참여하고 있었고 일부 학생들을 대상으로 소아
정신분석을 하고 있었다.

이를 지켜본 에릭슨은 정신분석에 큰 관심을 갖게 되었고, 안나 프로
이트의 소개로 빈 정신분석 연구소에 들어갔다. 헬레네 도이치(Helene
Deutsch, 1884~1982), 에드워드 비브링(Edward Bibring, 1894~1959),
하인츠 하트만(Heinz Hartman, 1894~1970) 등 유수의 정신분석가의

지도 아래 정신분석 훈련을 받은 그는 1933년 마침내 정신분석가가 되었다. 비슷한 시기에 혁신적 교육 기관인 몬테소리의 학위도 취득했다.

이 무렵 독일은 나치가 집권했고, 그 여파는 오스트리아에까지 미쳤다. 에릭슨은 나치의 눈을 피해 미국으로 이민했고, 하버드 대학에서 미국의 첫 번째 소아 정신분석가로 활동하기 시작했다.

1936년 예일 대학으로 옮기면서 시민권을 얻었는데, 이때 처음으로 자신의 성을 '에릭슨'이라 지었다. 출생의 비밀을 알게 된 후 자신의 성을 직접 만든 것이다. 흥미롭게도 'Erikson'은 'Erik+son', 즉 에릭의 아들, 자기 자신의 아들이란 의미로 해석할 수 있다. 에릭슨이 자신의 정체성에 대해 얼마나 많이 고민했는지 유추할 수 있다. 1939년부터는 서부의 캘리포니아 대학으로 옮겨서 아동 발달에 대해 연구했고, 점차 정신분석적 이론을 자신만의 것으로 소화하면서 독특한 심리 발달 이론을 수립했다.

프로이트의 이론을 심화시킨 에릭슨의 차별점

에릭슨의 심리사회적 발달 이론(psychosocial development theory)은 모든 유기체는 특정한 목적을 갖고 태어났고, 성공적으로 발달하면 이 목적을 완수한다고 보는 후성설(後成說)을 기반으로 한다. 프로이트의 정신성발달 이론(psychosexual development theory)이 청소년기까지 설명하고 성인기 이후는 별다른 언급이 없었던 것에 비해, 에릭슨은 청소년기 이후의 성인기를 초기 성인기, 중년기, 노년기로 나누어 전 생애를 다루었다.

인간에게는 미리 정해진 8개의 발달 단계가 있는데, 모든 사람들은 유전적 기질을 바탕으로 사회적 환경과 상호작용하면서 한 단계씩 거친다. 각 단계를 성공적으로 완수하면 정상적이고 건강한 개인으로 발달해 나갈 수 있지만, 어느 단계에서 실패하면 그 단계와 관련한 정신적 결함을 갖고 살아가게 된다. 이때 발달 단계에 따라 발달 과업이 정해져 있고, 이를 해결하여 그 핵심적 가치를 달성했는지의 여부에 따라 발달 정도를 판단할 수 있다. 프로이트의 정신분석은 초기 아동기에 부모와의 경험을 가장 중요한 상호작용으로 보지만 에릭슨의 이론은 그보다 넓은 사회적 경험들, 가족 외의 사람들과 맺는 인간관계의 경험들도 자아의 발달에 중요한 영향을 미친다고 했는데, 이는 두 이론의 가장 큰 차이점이다.

8단계 중 첫 번째 단계는 생후 1년 사이에 경험하는 '신뢰 대 불신(trust vs. mistrust)' 시기다. 이 시기에 아기가 원하는 것을 일관되게 얻고 욕구를 만족스럽게 충족하며 자신이 안전한 곳에서 살아가고 있음을 경험하면, 이 세상을 살 만한 곳이라 신뢰하게 된다. 에릭슨은 인간의 가장 밑바탕에서 버팀목이 되어주는 덕목을 '신뢰'라고 본 것이다.

두 번째는 '자율성 대 수치심과 의심(autonomy vs. shame & doubt)'이다. 이제 걸음마를 시작하고 세상을 탐색해 나가는 2세경의 발달 과제다. 환경에 대해 자유롭게 탐색하고 충분히 경험하여 성취감을 느끼면 자율성이 생기지만, 이때 부모가 지나치게 통제하고 혼내거나 겁을 주면 수치심과 의심을 갖는다.

3~5세경에는 '주도성 대 죄의식(initiative vs. guilt)'의 시기가 온다. 프로이트가 말한 오이디프스기와 겹치는 시기로, 또래 아이들과 경쟁하고

자기가 원하는 것을 적극적으로 주장하는 동안 아이의 주도성이 길러 진다.

다음 단계인 '근면성 대 열등감(industry vs. inferiority)'의 시기는 초 등학교에 입학하는 학령기 연령대로, 이때부터는 열심히 노력하는 것을 통해 성취감을 맛보기 시작한다. 그리고 자기가 노력한 만큼의 결과를 얻지 못하면 주변 또래 집단에 비해 뒤떨어진다고 느끼게 되어 열등감 이 생긴다.

청소년기에 접어들면 '정체성 대 혼돈(identity vs. role confuison)'의 시기가 온다. 내가 누구인지, 또 사회에서 어떤 역할을 할 수 있는지에 대한 개념을 형성하면 건강한 정체성이 만들어지지만, 이를 해내지 못 하면 혼돈의 심리 상태에 빠져서 모든 것을 부정하거나 정서적으로 큰 괴로움을 겪는다.

청소년기에 꼭 경험해야 할 두 가지 과제, '소속감'과 '탐색'

에릭슨은 특히 이 시기에 주요한 두 가지 과제가 있다고 말했다. 하나 는 자신이 어느 집단에 속하여 그 집단의 책임과 의무를 완수하는 '소 속감(belongingness)'이고, 다른 하나는 가족의 울타리 밖에서 새로운 것을 찾아보려고 시도하는 '탐색(exploration)'이다. 이를 잘해내면 성공 적인 정체성을 형성하는데, 소속감만 있고 탐색할 용기가 없으면 '정체 성의 조기 마감(foreclosure)'이 일어난다. 부모나 사회가 정해 준 "너는 이런 삶을 살아야 해"라는 것만 지킬 뿐, 그외의 다른 것은 시도해 볼 엄 두를 내지 못한다. 모범생으로 자라서 대기업에 취업하고 부모가 원하 는 배우자를 만나 결혼하는 삶도 이러한 예로 볼 수 있는데, 그런 경우에도 언젠가는 갑갑함을 느끼고 일탈을 시도한다.

반면, '소속감'을 거부한 채 '탐색'만 하고 싶어 하는 사람은 '모라토리엄(moratorium)'에 머무른다. 어딘가 소속되어 해야 할 의무들을 거부한 채 그저 새로운 것만 찾아보겠다고 모든 발달 과제를 뒤로하고 여행만 다니거나, 무엇이든 시도만 할 뿐 끝을 맺지 못하는 것이다. 취업을 미룬 채 계속 새로운 공부를 하고 자격증을 따겠다고 준비만 할 뿐 무엇 하나 실체가 있는 일을 하지 못하는 경우를 예로 들 수 있다.

여섯 번째 단계가 20~40세 사이의 초기 성인기로 '친밀감 대 고립감(intimacy vs. isolation)'의 시기다. 이 단계는 가족이 아닌 이성이나 친구와의 관계를 얼마나 친밀한 사회적 관계로 만들 수 있는지가 중요한 임무다. 적절한 친밀감을 형성할 수 있어야 결혼하여 가정을 이루거나 직업을 갖고 사회적 정체성을 만들 수 있다. 이를 성취하지 못하면 자신의 삶이 고립되어 있다고 느끼며 강한 우울감에 빠질 수 있다.

일곱 번째 단계는 '생산성 대 침체성(generativity vs. stagnation)'의 시기로 중년기에 겪는다. 자기가 직접 성취하는 것보다 이제는 후배들에게 도움을 주면서 성취감을 느끼고, 이를 통해 후배들의 감사를 받는 것이 중요해진다. 이때 자기가 물려줄 만한 것이 하나도 없다고 느끼면 침체에 빠진다.

마지막이 노년기로 '자아 통합 대 절망(ego integrity vs. despair)'의 시기다. 이제는 인생을 정리하고 돌아보면서 삶의 의미에 대해 음미하고 이해하려는 노력이 중요하다. 이 단계를 잘 넘긴 사람은 삶의 통찰과 지혜를 얻는다.

출생의 트라우마를 극복하고 일궈낸 뜻 깊은 성과

에릭슨의 이론을 비판하는 사람들은 그가 지나치게 낙관주의적으로 접근했고, 자아의 역할을 과도하게 설정했다고 지적한다. 또한 사회적 요구에 부응하려는 개인의 노력만 강조한 데다, 개인적 관찰에 입각한 이론일 뿐 객관적 증거가 없다는 점 등도 비판의 대상이 되고 있다. 하지만 에릭슨의 심리사회적 발달 이론은 행동과 발달의 생물학적·본능적 근거를 제시했을 뿐 아니라 인간은 결국 사회적 존재이고 사회적 환경에 적응해 나가기 위한 개인의 노력이 정신세계의 발달과 건강한 자아를 만드는 데 중요한 역할을 한다고 주장했다는 점에서 의미를 갖는다. 더욱이 성인기 이후에도 인간은 죽을 때까지 매번 새로운 발달 과제를 갖는다는 점에서, 모든 인생 주기를 포괄적으로 설명할 수 있는 실용적이고 유용한 이론이기 때문에 더 가치가 있다.

프로이트의 정신분석이론이 '유아기의 트라우마'로 인한 발달의 결함을 정신병리의 주요 원인으로 봤기에 현재와 미래를 탐색하기보다 살아온 과거를 재탐색하고 재구성하는 데 집중했다면, 에릭슨의 이론은 현재 당면한 인생의 큰 과제를 평가하고 더 나아가 앞으로 풀어야 할 숙제를 제시한다는 점에서 미래적 지향적이다.

에릭슨은 출생의 비밀을 기반으로 '정체성'에 대해 고민했고, 살아가면서 경험한 것들을 기반으로 지금까지도 정신의학과 심리학 전반에서 인간의 발달 단계와 현재 정신 상태를 평가하는 데 있어서 독특하고 실용적인 이론을 만들어낼 수 있었다. 막장 드라마의 설정 같은 출생의 트라우마가 정신분석의 자아심리학을 인생 전반으로 범위를 넓혀 새로운 이론을 만들어내는 계기가 되었다는 점에서, 에릭슨의 일생과 연구는

"자신에게 벌어진 사건을 어떻게 받아들이느냐에 따라 결과는 완전히 달라질 수 있다"는 가설을 뒷받침하는 주요한 증거의 하나다.

천재적
예술가는
모두 비정상일까?

창의성과 광기에 대한 연구

대단한 업적을 이룬 창의적 예술가들은 스스로 감당하기 힘든 정신병리적 소인을 갖고 있었지만, 이를 작품으로 승화해 낼 수 있었다. 이는 자신의 타고난 재능이기도 하지만, 동시에 심리적 불안정성을 치유하기 위한 힘겨운 노력이기도 했다.

『노인과 바다(The old man and the sea)』로 노벨문학상을 수상한 어니스트 헤밍웨이는 좋게 말해서 술고래, 요샛말로는 알코올 중독이었고, 간헐적으로 심한 우울증에 시달리다가 결국 자살로 생을 마감했다. 〈절규(The Screem)〉, 〈사춘기(Puberty)〉 등의 명화를 남긴 에드바르트 뭉크(Edvard Munch)는 심한 불안 장애와 강박증에 시달렸다고 하며, 그런 내면이 작품에서 잘 드러난다.

또한 빈센트 반 고흐(Vincent van Gogh)의 작품 활동은 그림을 한 장도 그리지 않았던 시기와 갑자기 많이 그렸던 시기로 뚜렷이 나뉘는데, 일기와 주변 사람들의 증언으로 미루어 고흐가 양극성 정동장애, 즉 조울병에 시달렸을 것이라고 짐작된다. 우울증일 때에는 그리지 않다가 조증이 오면 창작 욕구가 불타올랐던 것이다.

20세기에는 록 음악계의 3J로 불린 짐 모리슨(Jim Morrison), 재니스 조플린(Janis Joplin), 지미 헨드릭스(Jimi Hendrix)는 알코올과 약물 중독이었고, 모두 젊은 나이에 약물 과다 복용으로 사망했다. 예술가의 생애를 다룬 영화나 소설에서는 주인공의 정서적 불안정과 약물 복용, 알코올 중독, 복잡한 인간관계를 더욱 부각시켜서 예술가의 창의성을 극적으로 표현한다. 이에 강한 인상을 받은 사람들은 "천재적 예술가들은 정상인 사람이 없다. 그렇기 때문에 우리가 상상하기 힘든 창의적 작품을 만들어낸다"라는 선입견을 갖곤 한다.

예술적 창의성과 정신질환의 연관성

여기서 정신의학자와 심리학자들의 고민이 시작된다. 언뜻 보면 예술가의 창의성은 정서적 불안정이나 특이한 생각, 알코올 남용과 같은 정신질환과 연관이 있어 보인다. 그러나 매우 안정적인 자아를 갖고 있다는 반대의 증거를 댈 만한 예술가들도 많다. 예술적 창의성과 정신질환의 연관성은 어떻게 규명하는 것이 좋을까? 그리고 왜 많은 정신질환자 가운데 일부는 예술적 작업에 몰두하는 것일까? 오랜 기간 많은 연구자들이 사례 발굴과 객관적 방법론으로 이런 의문을 규명하려고 노력했다. 그리고 이 연구가 인류에게 정신질환이라는 특이한 증상이 존재하는 이유를 이해하는 데 도움을 줄 것이라 믿었다.

학부에서 영문학을 전공한 특이한 경력의 정신과 의사 낸시 안드레아센(Nancy Andreasen)은 아이오와 대학교의 작가 워크숍에 참가한 30명의 작가들을 면담하고 인생사를 조사해 그 결과를 1987년 《미국 정신의학회지(American Journal of Psychiatry)》에 발표했다. 참가자 30명 중 대부분이 남성으로 그중 80퍼센트가 하나 이상의 정서장애를 가지고 있었다. 40퍼센트는 조울 증상이 있었는데, 이는 비교 집단의 4배가 넘는 수치였다.

이런 기초 연구를 바탕으로 켄터키 대학 정신과 교수 아널드 루트비히(Arnold Ludwig)는 20세기 서양의 저명인사 1,004명을 표본으로 선정해 그들의 전기를 분석했다. 1960년부터 1990년 사이에 발간된 전기 중에 《뉴욕타임스 북 리뷰(The New York Times Book Review)》에 언급될 정도로 업적을 이뤘다고 판단되고, 자료의 객관성이 확보된 사람들이었다. 루트비히는 인물들의 정신질환과 정서적 불안정의 정도를 평가하고,

업적을 이룬 시기와 발병 시기의 연관성, 가족력을 분석해 『천재인가 광인인가(The price of greatness)』(1995)라는 책을 펴냈다. 미술가, 소설가, 연주가, 작곡가, 배우 같은 예술가뿐 아니라 과학자, 공무원, 정치가, 군인, 사업가, 사회과학자 등을 모두 연구 대상에 포함하여 그 어떤 연구보다 광범위하고 객관적이라고 할 수 있었다.

이 책에 따르면 실제로도 다른 직종에 비해 창의적 예술가에게서 정신질환이 흔했다. 먼저 가족 환경에서 특이한 점이 있었다. 과학자나 학자는 중상위층 전문직 가정 출신이 많은 데 비해, 예술가는 유복하지 않은 가정에 사회적으로 성공하지 못한 부모를 둔 경우가 많았다. 희극배우 찰리 채플린(Charles Chaplin)의 어머니는 팬터마임 연기자였고, 소설가 잭 런던(Jack London)의 아버지는 점성가로 6명의 아내를 둘 정도로 자유로운 삶을 살았다. 특히 부모가 음악·미술·저술 등에서 활발히 활동한 경우, 자녀 역시 같은 예술 분야의 직업을 선택한 경우가 40~70퍼센트나 되어 부모의 영향이 컸음을 알 수 있다.

예술가와 유전자를 공유하는 가족들도 통계를 내보면 상대적으로 정신질환을 많이 앓았다. 찰리 채플린의 어머니는 조증이 있었고, 잭 런던의 어머니는 아편을 과용하다 자살했다. 토마스 만(Thomas Mann)은 여자 형제 2명이 자살했으며, 서머셋 몸(W. Somerset Maugham)은 형제 2명이 자살했고 다른 한 형제는 우울증을 앓았다. 헤밍웨이는 직계가족들인 아버지와 형제, 누이 그리고 손녀까지 모두 자살했다.

한편 예술가들의 상당수가 어릴 때 오랫동안 신체질환으로 아팠다는 점도 특징이었다. 자연과학자는 15퍼센트, 시인은 10퍼센트가 유전적·선천적 결함이 있거나 하나 이상의 장애를 경험했다. 조각가 오귀스트 로댕(Auguste Rodin)은 근시가 심했고, 토머스 에디슨(Thomas Alva Edison)이나 루트비히 판 베토벤(Ludwig van Beethoven)은 심한 난청이 있었다. 또 많은 이들이 천식, 결핵 등으로 6개월 이상 학교를 가지 못한 허약 체질이었다. 극작가 테네시 윌리엄스(Tennessee Williams)는 5세에 디프테리아로 죽을 고비를 넘기며 2년간 휠체어 생활을 했고, 안톤 체호프(Anton Chekhov)는 10대에 2번이나 복막염으로 죽을 뻔했다. 조지 오웰(George Orwell), 에드바르트 뭉크, 알베르 카뮈(Albert Camus)는 당시에는 난치병이었던 결핵을 앓았다. 어린 시절의 이런 경험으로 그들은 혼자 생각하는 시간이 많은 반면, 상대적으로 사회성을 습득할 경험은 적어 상상력을 키우는 데 영향을 미쳤을 것이다.

가난과 질병, 정신질환과 중독에서 자유롭지 못한 예술가들

이제 정신질환 빈도에 대한 연구 결과를 살펴보자. 시인·소설가·연주가의 70~77퍼센트가 성인기에 한 가지 이상의 정신질환을 갖고 있었고, 미술가·작곡가·배우·연출가는 약 60퍼센트로 나타났다. 이에 반해 건축가·자연과학자·사업가는 훨씬 낮은 18~29퍼센트에 불과했다. 예술가들에게서는 일반적인 발병률 기대치보다 훨씬 높은 비율로 정신질환이 발견된 것이다.

예술가 중에는 일생 동안 알코올 문제가 있는 사람도 많아서 배우의 60퍼센트, 연주가와 소설가의 40퍼센트가 알코올의존증이었다. 노벨 문학상을 받은 미국인 7명 중 5명, 어니스트 헤밍웨이, 윌리엄 포크너(William Faulkner), 유진 오닐(Eugene O'Neill), 싱클레어 루이스(Sinclair Lewis), 존 스타인벡(John Steinbeck)은 알코올의존증이었다.

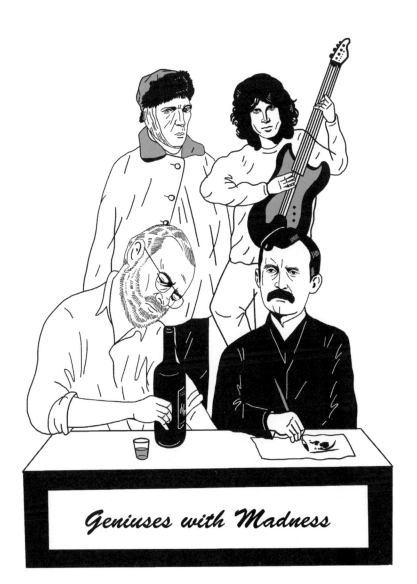

Geniuses with Madness

연주가와 배우가 마약 등의 약물을 남용하는 비율도 약 24~36퍼센트에 달했고, 예술가 유형이 전체 표본에 비해 약 3~10배나 높았다.

우울증 발병률도 높다. 일반인의 4~5퍼센트에서 발견되는 우울증은 시인, 소설가, 작곡가, 미술가에게서 특히 많이 나타나 예술가 유형의 50퍼센트에 달했다. 특히 25세 이후에 우울증이 발병하여 중년기에 이르러 더욱 심해지는 경향을 보였다. 우울증이나 약물 남용과 연관이 깊은 자살 시도도 시인이 20퍼센트, 연주가와 배우가 7~9퍼센트로 보고되는 등 전체적으로 예술가 유형의 약 14퍼센트가 자살을 시도했다. 그리고 1,004명의 저명인사 중 4퍼센트가 자살했는데, 이는 미국인의 평균 자살률보다 약 3배 이상 높았다.

과도하게 기분이 고양되는 조증은 일반인에게서 약 1퍼센트가 관찰되는 데 비해 배우에게서 17퍼센트, 시인에게서 13퍼센트, 연주가에게서 9퍼센트가 관찰되었다. 헤밍웨이의 손녀이자 모델인 마고 헤밍웨이(Margaux Hemingway), 록 음악가 커트 코베인(Kurt Cobain) 등이 조울증으로 알려져 있다. 반면 연구자 유형에서는 한 명도 관찰되지 않았다. 가장 심한 정신질환이라 할 수 있는 정신분열증이나 이에 상응하는 정신증도 예술가에게서 꽤 많이 관찰됐다. 이 역시 일반 유병률이 1퍼센트로 추정되는 데 비해 시인이 17퍼센트나 되었고, 전체 예술가 유형으로 보면 8퍼센트였다. 실제로 『위대한 개츠비(The Great Gatsby)』의 작가 스콧 피츠제럴드(F. Scott Fitzgerald)의 부인이자 유명한 단편작가, 미술가, 무용가였던 젤다 피츠제럴드(Zelda Fitzgerald)는 20대 후반부터 심한 망상이 발생해 자신이 영국 노르만 왕조의 시조인 정복왕 윌리엄 1세와 접촉한다고 주장했다. 결국 독일의 정신과 의사 오이겐 블로일러에게서 정신분열증 진단을 받은 그녀는 몇 년간 정신병원에 입원과 퇴원을 반복하며 인슐린 혼수 치료를 받다가 병원 화재로 사망했다. 러시아의 발레리노 바슬라프 니진스키(Vatslav Nizhinskii)도 20대 후반부터 망상이 생겨 정신분열증을 진단받은 후에는 무용을 그만두고 정신병원에 10년간 입원했다.

다시 말해 연주가와 배우는 불법 마약 사용이 많았고, 작곡가·미술가·논픽션 작가는 알코올 중독과 우울증이 많았다. 시인은 조증이나 정신분열증이 많았고, 시인·배우·소설가·연주가는 자살 시도가 많았다. 반면 건축가, 설계사, 논픽션 작가의 경우 창의적인 일을 하지만 정신적으로는 매우 안정적이었다. 즉, 정밀함·이성·논리에 더 많이 의존하는 직업을 가진 사람일수록 정신질환이 적었지만, 감성적 표현이나 체험, 상상력을 요구하는 직업의 경우 정서장애가 훨씬 많았다.

자극과 일탈, 광기가 예술성을 자극한다고?

왜 정신적으로 불안정한 사람들이 예술가 중에 많고, 또 그들은 예술 분야에서 어떻게 성공할 수 있었을까? 예술가는 다른 직업에 비해 자격증이나 정식 훈련이 필요하지 않아서 진입 장벽이 낮으며, 예술계는 불안정한 정신 상태와 일탈 행동을 부정적으로 평가하지 않는 분위기다. 오직 예술적 창작물이라는 결과물만으로 그 사람을 평가하고, 어떤 면에서는 예술가의 일탈 행위가 창의성을 더 돋보이게 한다. 또한 예술 창작의 영역에서 심리적 고통과 예민한 감수성 등 정서적 불안정을 요구하는 경우가 많아, 예술가들은 작업 과정에서 이를 일부러 자극하는 것이 더 나은 결과물을 가져온다고 믿는다. 그래서 많은 재즈 음악가나 록 음악가들은 마리화나나 아편, LSD와 같은 마약류에 손을 대고, 이를 통해 음악적 영감을 얻었다고 주장하는 것이다. 이러한 이유들 때문에 예술가의 정신적 취약성이 예술 분야에서 오히려 장점으로 강화될 수 있었다.

정신질환적 소인이 창의적 예술 창작과 어떤 연관이 있는지에 대해서 여러 가지 이론이 있다. 첫째는 다른 이에게는 병의 원인이 될 수 있는 심리적 트라우마가 창작욕을 자극하는 백신 역할을 하여 일종의 특징적 면역성이 만들어지고, 이것이 창의성으로 발현된다는 것이다. 프란츠 카프카(Franz Kafka)는 "작가라는 존재는 책상에 의존한다. 광기에서 벗어나고자 한다면 절대 책상에서 벗어나면 안 된다"라고 했고, 조각가 알베르토 자코메티(Alberto Giacometti)는 반복적 공황발작과 이로 인한 불안감을 창작의 영감으로 활용했다. 철학자 세네카(Seneca)가 "광기의 기미를 보이지 않는 위대한 천재는 없다"라고 한 것과 일맥상통한다. 둘째는 정신질환이 심한 환자들은 일상생활이 어려울 정도로 고통을 겪지만, 환자들 중 드물게는 증세가 악화되기 직전 또는 직후에 일반인들이 경험할 수 없는 매우 특출한 창의적 기능을 해내기도 한다는 설명이다.

기질적으로 정신적 불안정성이 있는 사람 중 일부는 이런 문제를 해결하기 위해 창의성을 치유적 환상(curative fantasy)으로 이용한다. 이성적으로 접근해서는 불가능하지만 자아의 통제에서 벗어난 상태에서 새로운 것을 만들어내어 미적 즐거움과 통찰을 주는 것이다. 그렇다고 해서 광인의 그림을 예술 작품이라고 할 수는 없다. 물론 미적 영감을 받을 수도 있지만, 이는 우연의 결과물일 뿐이다. 자신의 예술적 세계관과 정체성을 바탕으로 창의적 결과물을 꾸준히 만들어낼 수 있을 때 비로소 그를 '예술가'라고 할 수 있다. 더 나아가 시대와 문화, 지역을 넘어서 세계인이 모두 향유할 수 있는 수준의 작품을 만들어내는 경우라면 더욱 분명한 자아의 힘이 필요하다.

정신분석가 에른스트 크리스(Ernst Kris, 1900~1975)는 『예술의 정신분석적 탐구(Psychoanalytic exploration in art)』(1952)란 책에서 예술가의 이런 능력을 "자아의 통제하에 퇴행하는 능력(regression in the service of ego)"이라고 했다. 통제하기 어려운 본능의 무질서하고 혼란스러우며 예측 불가능한 영역, 즉 초현실적인 부분까지 퇴행할 경우, 정신증 환자들은 무력하게 그 안에 머문다. 반면 위대한 예술가들은 자아의 통제하에 일반인이 가지 못하는 정신세계의 영역으로 들어가 창의적 활동에 몰입하다가, 작업이 끝나면 다시 현실세계의 자아 기능으로 돌아올 수 있다. 마치 극장에서 영화의 주인공과 나를 동일시하며 눈물 흘리고 공감하지만, 영화가 끝나면 다시 현실로 돌아오는 것과 같다.

무엇보다 천재에게 필요한 것은 광기처럼 반짝하는 창의적 순간보다 이 천부적 재능을 지속적이고 일관되게 추구하면서도 기존 관습과 부딪히며 겪는 좌절과 실패를 견디고 극복해 내는 끈기와 열정이다. 즉, 진정한 창의적 예술가는 불안정한 정신적 기질이나 남과 다르게 생각하려는 특이한 사고방식에 더해 끈기와 열정, 적당한 자아의 힘이 함께할 때 탄생한다. 프랜시스 골턴은 『타고난 천재(Hereditary Genius)』(1869)라는 책에서 대략 100만 명당 250명이 뛰어난데, 그들 중 15명 정도가 남들보다 월등히 출중하므로 결국 전국의 지식인이 죽음을 애도하고, 국민장을 치르며, 미래의 교과서에 언급될 만한 '진정한 천재'는 100만 명 중 1명이라고 추산했다.

21세기의 예술 시장의 변화와 천재적 광기의 연관성

과거의 창의적 예술가들이 정신질환의 발병 빈도가 상대적으로 높았던 것에 비해, 21세기의 예술가들은 1960~1970년대의 재즈나 록 음악가들을 제외하면 정신질환이 흔치 않다. 이는 예술의 산업화와 연관이 있다. 이전 시대의 예술, 특히 시, 소설, 미술, 음악은 모두 혼자서 하는 작업이기 때문에 정신질환이라고 진단할 만한 문제가 있다 하더라도 상태가 심하지 않은 동안 자신의 작업만 하면 될 뿐이었다. 그리고 대부분은 작업을 돌봐주고, 평가하고, 세상에 알리는 사람이 곁에 있었기 때문에 예술가들이 직접 나설 필요는 없었다.

현대의 예술은 이와는 다른 양상이다. 특히 20세기의 가장 각광받는 대중문화이자 예술인 영화를 보자. 지금은 영화를 감독의 예술작품이라고만 생각하기 어렵다. 수많은 사람들이 함께 작업하고 거대한 자본이 투입되면서, 쇼비즈니스적 영향에서 자유롭지 못하다. 그리고 최소 1~2년의 오랜 준비 기간 동안 많은 이들의 이해관계를 조정하고 배우와 제작진을 통제하는 등 감독이 모두 해야 하며, 대단한 자아의 통제 능력을 필요로 한다. 미술, 소설, 음악 분야에서도 사회적 관계를 잘 맺고 유지하는 능력, 갈등을 견디는 능력, 자신을 적당히 포장하는 능력이 예술가의 작품만큼 중요하기는 마찬가지다. 그래서 21세기에는 정신질환을 앓는 창의적 예술가들이 이전 시대에 비해 덜 관찰되는 것이다. 예술을 전공하는 학생들을 조사해 보면 다른 전공에 비해 정신질환이 상대적으로 많이 관찰될지도 모르지만, 사회적 명망을 얻을 정도의 예술가 수준에서는 발병률이 확실히 적을 것이라 추측된다.

지금까지 밝혀진 사실을 종합해 보면 정신질환과 예술적 창의성은 상당한 관련성이 있다고 볼 수 있다. 정신질환의 소인이 되는 불안함, 우울함, 정동의 불안정은 예술가들의 가족력을 보아도 일반인에 비해 확실히 많은 경향이 있다. 또한 대단한 업적을 이룬 창의적 예술가들은 스스로 감당하기 힘든 정신병리적 소인을 갖고 있었지만, 이를 작품으로 승화해 낼 수 있었다. 이는 자신의 타고난 재능이기도 하지만, 동시에 심리적 불안정성을 치유하기 위한 힘겨운 노력이기도 했다. 천재적 예술가의 가족들 중 여러 명이 유사한 기질을 갖고 있었지만 예술가로 성공하지 못했고, 심한 정신질환으로 자살하거나 정상적 사회생활을 하지 못했던 것을 보면 더욱 분명해진다. 결국 창의적 예술가가 될 수 있었던 것은 특출한 재능 덕에 불안정한 정신 상태를 예술성으로 치환시킬 수 있었고, 적절한 시기에 가족이나 교육 환경에 자극을 받았으며, 꾸준히 자기만의 창작품을 만들어낼 수 있는 자아 능력이 있었다는 사실들이 잘 맞아떨어졌기 때문이라고 할 수 있다. 그래서 '천재'는 역사에서 쉽게 나오기도, 같은 집안에서 여러 명이 나오기도 어려운 것이다.

지능과
인종의
상관관계

헌스타인과 머리의 『벨 커브』가 던진 논란

21세기에 정말 중요한 것은 지능일까, 창의성일까? 모두가 똑똑해지고 정보에 대한 접근이 매우 쉬워진 21세기에 잘 정의된 문제를 효율적으로 잘 풀 수 있는 능력을 측정하는 지능이 경쟁력이 되기는 힘들 것이다.

"난 왜 머리가 나쁠까?"

데니스가 노력한 만큼 성적이 나오지 않아 로버트에게 하소연을 했다. 그러자 워싱턴은 이렇게 말했다.

"그건 네가 흑인(african-american)이기 때문일 거야. 우리 학교에서 공부 잘하는 애들을 한번 봐봐. 메리, 제인, 다나카, 데이비드."

"뭐라고?"

"백인, 유대인, 아시아인이지? 우리가 아는 한 대학에 들어갈 만큼 공부를 잘하는 흑인을 본 적이 있어?"

"글쎄, 그건 집이 잘살기 때문은 아닐까?"

"아니야, 한국인 찰리도 공부 잘하잖아? 그런데 걔네 부모는 세탁소를 해. 우리 집보다 못살아. 그런데 내 동생 수학을 가르치러 와서 용돈을 번다고. 흑인은 공부를 잘하는 유전자를 타고나지 않았어. 데니스, 공부는 접어두고, 나랑 같이 힙합 그룹을 만들자. 노래 잘하잖아. 우리는 운동을 하든지, 노래를 하는 게 빨라."

확신을 가지고 단정적으로 말을 하는 워싱턴의 말을 믿을 수 없던 데니스는 며칠 후 서점에 갔다가 『벨 커브(The Bell Curve: intelligence and class structure in american life)』라는 책을 발견했다. 책에서는 흑인이 백인이나 황인종에 비해 평균 지능지수가 15점 정도 낮다고 주장을 하고 있었다. 데니스는 이제 공부를 포기해야 할까?

1994년경에 미국의 한 고등학교에서 있었을 법한 상황이다.

1994년 사회학자 리처드 헌스타인(Richard Hernstein, 1930~1994)과 정치학자 찰스 머리(Charles Murray, 1943~)는 『벨 커브』라는 책을 펴내면서 지능과 인종의 상관관계를 주장하여 논란의 중심에 섰다. 이 책은 당시 수십만 권이 팔려나가면서 베스트셀러가 되었고, 이 책에 대한 수많은 논쟁이 미국 전역에서 벌어졌다.

　　두 사람은 미국 노동부에서 1980년대부터 실시한 '국가청년장기연구(National Longitudinal Survey of Youth)'에서 수천 명의 젊은이들에게 지능검사와 유사한 ASVAB라는 검사를 실시하고, 이들의 향후의 직업 성취도와 연봉 등을 조사한 자료를 바탕으로 통계 분석을 했다. 그들은 책에서 인종별 평균 IQ를 제시했는데 흑인은 85, 라틴계는 89, 백인은 103, 황인종은 106이었다. 그러면서 지능은 타고난 것과 환경적 영향의 상호작용임이 분명하지만, 이 정도로 뚜렷한 차이를 보이는 것은 부모의 교육 수준, 사는 지역 등 환경적 영향을 뛰어넘는 것이라 할 수 있고 인지적 엘리트란 존재하는 사실이라고 규정하면서, 점차 미국 사회가 두 그룹으로 양극화될 위험이 있다고 경고했다.

　　그들은 지능과 직업적 성취도의 상관관계가 뚜렷하고 가장 중요한 요인이며 갈수록 그 영향이 증가하고 있고, 40~80퍼센트 정도는 유전적인 면이 있다고 했다. 그러면서 정책을 수립하는 데 인종 간 지능 차이를 고려해야 한다고 주장했다. 그들은 흑인과 라틴계가 전체 미국인들의 평균에 비해서 아이를 많이 낳는 데 반해 지적으로 뛰어난 인종은 출산률이 낮은 추세이므로, 향후 수십 년 안에 미국인의 평균지능은 더 떨어질 것이라 예측했다. 게다가 미국의 남부와 서부 지역에 평균 지능이 떨어지는 남미 인종이 많이 유입되는 것도 문제라고 했다. 당시 미국

이 시행하고 있는 보편적 복지 정책 때문에 가난한 흑인과 라틴계가 애를 많이 낳고, 또 교육에 있어서도 책임을 지지 않는 단점이 있으므로 보편적 복지를 축소하고, 복지 정책의 수혜만 받고 국가에 별다른 도움이 되지 않는 일종의 무임승차를 하는 인종의 유입을 제한해야 한다고 주장했다. 매우 과격한 정치적 주장을 펼친 것이다. 그들의 주장은 인종주의를 조장하고, 보편적 복지, 이민 정책에 대한 부정적 이론을 제공해서 인종청소와 증오범죄를 부추긴다는 비판을 받았다. 또, 위의 사례에서 보이는 데니스와 같은 저소득층 흑인 학생들의 학업 성취도를 올리려는 노력에 찬물을 끼얹는 다는 평가를 받았다.

논란이 미국 전역에서 거세지자, 미국심리학회에서는 1995년 태스크 포스팀을 구성해서 지능에 대해 그때까지 연구된 모든 검증된 증거들을 바탕으로 보고서를 냈다.

• • •

1) 지능은 학생의 학업 성취와 연관되며 전반적으로 안정적이고 크게 변화하지 않는다.
2) 성적은 지능과 가장 뚜렷한 연관이 있고, 직업 성취도를 설명하고 예측할 수 있다. 지능이 높을수록 높은 소득을 얻는 직업을 가진다고 예측할 수 있다.
3) 지능이 떨어지는 것과 청소년기 범죄율이 증가하는 것 사이의 연관성은 적다.
4) 나이가 들수록 유전적 영향은 지능에서 차지하는 비중이 줄어든다.

하지만 인종 간에 지능의 차이가 존재하고 직업적 성취도를 예측하는 측면은 있으나 현상학적인 현상일 뿐, 이를 유전적/인종적 차이로 해석할 근거는 거의 없다고 결론을 내렸다. 그런데도 꽤 오랫동안 논란은 지속되었다. 최근에는 DNA 나선구조를 발견한 과학자 제임스 왓슨(James Watson)조차도 "흑인과 백인 사이의 지능 차이가 존재한다"라고 주장하여 논란의 중심에 선 바 있다.

세계적인 과학자가 주장하듯이 지능은 타고난 것이고 유전적 영향을 받는 것일까? 뉴스에 부모와 형제 모두가 서울대를 졸업한 집안이 소개되는 걸 보면 그런 것 같기도 하다. 정말 지능이란 타고나는 면이 클까? 그렇다면 교육을 할 필요도 없는 것 아닐까? 또 한편으로는 어릴 때부터 교육을 열심히 시키거나, 각고의 노력을 기울여서 상당한 성취를 이루는 사람을 보면 꼭 그런 것만은 아닌 것 같다.

지능이란 무엇인가?

지능지수는 다음과 같이 얻어진다.

$$\frac{\text{심리적 발달 연령}}{\text{생물학적 발달 연령}} \times 100$$

즉, 10살 나이에 10살만큼 인지적 발달을 해냈으면 지능지수는 100이다. 90~110 사이는 보통이고, 대부분의 사람들은 평균분포곡선을 그렸을 때 70~130 안에 위치한다. 70보다 낮을 확률은 2.5퍼센트 미만이고, 130보다 높을 확률도 그만큼 적다.

지능이 높은 것이 무작정 좋지만은 않다. 오직 인지적 과잉 발달만 추정할 수 있기 때문이다. 그래서 대니얼 골먼(Daniel Goleman) 같은 사람은 정서지능(EQ)를 개발하기도 했고, 다른 많은 이들이 지능검사를 뛰어넘는 방법을 개발하려고 애썼다. 그러나 아직까지 지능지수를 뛰어넘어 보편적인 검사로 자리잡은 것은 없다.

지능검사의 역사는 100년이 조금 넘었을 뿐이다. 프랜시스 골턴이 1884년경에 런던 소재 사우스켄싱턴 박물관에서 유료로 지능검사를 시행한 것이 처음이었다. 이후 프랑스의 알프레드 비네는 정부로부터 학교에서 학생들의 학업 성취를 예측할 수 있는 수단을 개발해 달라는 요청을 받고 1905년에 처음으로 구조화된 지능검사를 개발했고, 지금도 이를 개정한 스탠퍼드-비네 지능검사를 사용하고 있다. 그런데 무엇을 예측하려 했는지가 중요하다. 당국은 초등학교에 입학해서 학업을 따라가지 못할 아이를 찾아내려고 한 것이지, 영재를 찾아내려고 한 것이 아니었다. 이는 제1차 세계대전이 벌어지면서 군대에서 복무할 만큼 최소한의 인지 능력이 있는지 간편하게 알아내는 검사로 발전했다.

지능이란 '서로 연결되지 않은 다양한 정보들을 새로운 방식으로 관련짓고 그 결과를 상황에 맞게 적용하는 능력'이라 정의한다. 그리고 각각의 하위 영역들을 종합해서 점수를 내는데, 모든 지능 전체를 총괄하는 요소를 G요소라고 한다. 잘 외우는 능력보다는 보이지 않는 것들 사이에서 새로운 연관성을 찾아내는 능력이 지능을 잘 반영한다. 그렇지만 이것이 사회에서 성공하는 것을 설명하지는 않는다. 성공하는 요인에는 사회성도 있고, 감정적 공감 능력도 매우 중요하며, 소통능력도 필요하다. 그렇지만 지능은 이런 부분까지 모두 반영하지는 못한다. 그리고 영양과 환경적 영향으로 지난 세기에 10년에 3점씩 지능지수가 좋아졌다는 플린 효과에 의해서, 개발도상국보다 잘사는 나라의 평균 지능지수는 좋아지고 있다. 우리나라도 예외는 아니다. 게다가 지난 10여 년간 새로 개발되어 보급되고 있는 어린이용 놀이기구, 학교에서 내는 시험문제나 사고력 문제가 사실은 지능검사의 항목들과 매우 유사하게 구성되어 있는 경우가 많다. 그렇기에 이런 놀이나 테스트에 익숙한 사람일수록 지능검사를 하면 더 좋은 점수를 받을 수 있다. 즉, 지능이 정말 좋아졌다기보다는 이런 종류의 테스트에 익숙해지면서 대부분의 아이들이 꽤 높은 점수를 받게 되었다고 해석할 수도 있다.

2001년 맥거핀 등이 《사이언스》에 발표한 쌍둥이 연구의 메타 분석에 따르면, 어릴 때의 지능지수에서 타고난 것이 차지하는 비중은 50퍼센트이지만 성인의 경우에는 60퍼센트로 증가한다. 그외에 개인의 동기부여, 목표 의식, 부모의 사회경제적 수준과 같은 환경적 영향이 차지한다. 즉, 어릴 때에는 부모가 어떻게 도와주는지, 어떤 교육에 노출되었는지가 더 많은 영향을 미치지만, 성인기가 되면 자기가 갖고 태어난 능력이 훨씬 중요해진다는 것을 의미한다.

지능이란 모든 것을 설명하고 예측해 주지 못한다. 그렇지만 어릴 때 많은 시간을 보내는 학교에서의 학업 성취를 제일 잘 예측하고, 이후 성인기의 직업 선택에도 많은 영향을 미친다고 알려져 있다. 그런 면에서 '지능지수 따위는 잊어버려'라고 할 수는 없다. 하지만 이 검사는 '능력이 안 되어 도움이 필요한 사람'을 찾아내기 위한 것이고, 그런 부분을 찾아내는 데 훨씬 민감하므로 지능지수 점수가 10점 정도 오르고 내리는 것은 정상인의 범주에서는 큰 문제가 되거나 핸디캡이라 여길 필요가 없다.

그리고 21세기에 정말 중요한 것은 지능일까, 창의성일까? 모두가 똑똑해지고 정보에 대한 접근이 매우 쉬워진 21세기에 잘 정의된 문제를 효율적으로 잘 풀 수 있는 능력을 측정하는 지능이 경쟁력이 되기는 힘들 것이다. 이에 반해 정의되지 않은 문제를 잘 풀고 새로운 시각에서 남이 생각하지 못한 것을 찾아낼 수 있는 창의력이 미래 경쟁력에서 제일 중요한 요소가 될 것이라 예측하는 학자가 많다. 예를 들어, 주어진 나무토막의 부피를 빠른 시간 안에 계산해 낼 수 있는 것은 지능이다. 그러나 나무토막으로 어떤 일을 할 수 있을지, 놀이를 생각해 내는 것은 창의성이다. 어떤 능력이 더 요긴할까? 이제 지능 만능주의에서 벗어날 시기가 도래했는지도 모른다.

그리고 찰스 머리 등이 주장했듯이 유전적인 부분이 중요한 것도 아니다. 개인의 차이가 더 중요하며, 집단적으로 지능이 높은 집단과 낮은 집단이 타고나는 것이 아니기 때문이다. 이것은 우리가 배척해야 할 인종주의적 관점에 지나지 않는다. 헌스타인과 머리의 『벨 커브』는 흑인이 미국의 대통령이 된 2014년의 시점에는 더이상 힘을 발휘하지 못한다. 그러나 집단적 차이가 있다는 대담한 학설은 여전히 사람들의 마음속에 존재하고, 이런 것들이 자칫 과학이라는 탈을 쓰고 정치나 복지 정책에 나쁜 영향을 미칠 수 있다는 것을 잊어서는 안 될 것이다. 통계와 숫자는 우리를 현혹하고, 지능지수와 같이 익숙한 숫자는 객관적이고 강력한 대중적 설득력을 갖는다. 그렇다고 해도 고개를 끄덕이기 전에 한 번은 갸우뚱하면서 다른 시각으로 보려는 노력을 멈추지 말아야 한다.

연대순으로 본 '정신의학의 결정적 순간'

참고 문헌

기본 참고 도서

APA, *Diagnostic and Statistical Manual of Mental Disorders*, Washington DC: APA, 1952

APA, *Diagnostic and Statistical Manual of Mental Disorders, Second Edition: DSM-II*, Washington DC: APA, 1968

APA, *Diagnostic and Statistical Manual of Mental Disorders, Third Edition: DSM-III*, Washington DC: APA, 1980

APA, *Diagnostic and Statistical Manual of Mental Disorders, Third Edition-Revised: DSM-III-R*, Washington DC: APA, 1987

APA, *Diagnostic and Statistical Manual of Mental Disorders, Forth Edition: DSM-IV*, Washington DC: APA, 1994

APA, *Diagnostic and Statistical Manual of Mental Disorders, Fifth Edition: DSM-5*, Washington DC: APA, 2013

Hales, Robert et al., *The American Psychiatric Publishing Textbook of Psychiatry(6th ed.)*, Washington DC: APA, 2014

Sadock, Benjamin J. and Virginia A. Sadock, *Kaplan and Sadock's Synopsis of Psychiatry: Behavioral Sciences/Clinical Psychiatry(10th ed.)*, Philadelphia: Lippincott Williams and Wilkins, 2007

논문

Andreasen, Nancy, "Creativity and mental illness: prevalence rates in writers and their first-degree relatives", *American Journal of Psychiatry*, vol.144, no.10: 1288-1292, October 1987

Aserinsky, E. and N. Kleitman "Regularly occurring periods of eye motility, and concomitant phenomena, during sleep", *Science*, vol.118, no.3062: 273-274, September 1953

Baron-Cohen, Simon and Sally Wheelwright, "The Empathy Quotient: An Investigation of Adults with Asperger Syndrome or High Functioning Autism, and Normal Sex Differences", *Journal of Autism and Developmental Disorders*, vol.34, no.2: 163-175, 2004

Baron-Cohen, Simon, "Autism and Technical Mind", *Scientific American*, vol.307: 72-75, 2012

Berrios, G. E., "Alzheimer's disease: a conceptual history", *International Journal of Geriatric Psychiatry*, vol.5: 355-365, 1990

Cade, Jack F., "John Frederick Joseph Cade: family memories on the occasion of the 50th anniversary of his discovery of the use of lithium in mania", *Australian and New Zealand Journal of Psychiatry*, vol.33, no.5: 615-618, 1999

Cade, John F. J., "Lithium salts in the treatment of psychotic excitement", *Medical Journal of Australia*, vol.2, no.36: 349-352, 1949

Caspi, Avshalom et al., "Influence of life stress on depression: moderation by a polymorphism in the 5-HTT gene", *Science*, vol.301, no.5631, July 2003

Cipriani, Gabriele, Cristina Dolciotti, Lucia Picchi and Ubaldo Bonuccelli, "Alzheimer and his disease: a brief history", *Neurological Sciences*, vol.32, no.2: 275-279, April 2011

Corder, E. H. et al., "Gene dose of apolipoprotein E type 4 allele and the risk of Alzheimer's disease in late onset families", *Science*, vol.261, no.5123: 921-923, August 1993

Crocq, Marc-Antoine, "Milestones in the history of personality disorders", *Dialogues Clin Nueroscience*, vol.15: 147-153, June 2013

Freud, Sigmund, Sándor Ferenczi, Karl Abraham, Alfred Ernest Jones and Ernst Simmel, "Psycho-analysis and the War Neuroses", *American Journal of Psychology*, vol.33, no.2, April 1922

Friedman, Meyer and Ray H. Rosenman, "Association of specific overt behaviour pattern with blood and cardiovascular findings", *Journal of the American Medical Association*, vol.169, no.12: 1286-1296, 1959

Gull, William Withey, "Anorexia Nervosa(Apepsia Hysterica, Anorexia Hysterica)", *Transactions of the Clinical Society*, vol.7: 22-28, 1874

Harlow, John Martyn, "Recovery from the passage of an iron bar through the head", *Publications of the Massachusetts Medical Society*, vol.2: 327-347, 1868

Hobson, J.A. and R.W. McCarley, "The brain as a dream state generator: an activation-synthesis hypothesis of the dream process," *American Journal of Psychiatry*, vol.134, no.12: 1335-1348, December 1977

Kallman, Franz, "The genetics of psychoses; an analysis of 1,232 twin index families", *American Journal of Human Genetics*, vol.2, no.4: 385-390, December 1950

Kety, Seymour S., David Rosenthal, Paul H. Wender, Fini Schulsinger and Bjørn Jacobsen, "Mental illness in the biological and adoptive families of adopted individuals who have become schizophrenic: a preliminary report based on psychiatric interviews", *Proceedings of the Annual Meeting of the American Psychopathological Association*, 63: 147-165, 1975

Kosslyn, Stephen M., William L. Thompson, Maria F. Costantini-Ferrando, Nathaniel M. Alpert and David Spiegel, "Hypnotic visual illusion alters color processing in the brain", *American Journal of Psychiatry*, vol.157, no.8: 1279-1284, Aug 2000

Lasègue, C., "On Hysterical Anorexia", *Medical Times and Gazette*, vol.7, September 1873

Marks, L.M. and M.G. Gelder, "Different ages of onset in varieties of phobias", *American Journal of Psychiatry*, vol.123, no.2: 218-221, 1966

López-Muñoz, Francisco, Cecilio Alamo, Eduardo Cuenca, Winston W. Shen, Patrick Clervoy and Gabriel Rubio, "History of the discovery and clinical introduction of chlorpromazine", *Annals of Clinical Psychiatry*, vol.17, no.3: 113-135, 2005

Neisser, Ulrich, Gwyneth Boodoo et al., "Intelligence: knowns and unknowns", *American Psychologist*, vol.51, no.2: 77-101, 1996

McGuffin, P.B. Riley and R. Plomin, "Genomics and behavior: Toward behavioral genomics," *Science*, vol.291, no.5507: 1232-1249, February 2001

Raison, Charles L. et al., "The moon and madness reconsidered", *Journal of Affective Disorders*, vol.53, no.1, 1999

Riva, M.A. et al., "The disease of the moon: the linguistic and pathological evolution of the English term 'Lunatic'", *Journal of the History of the Neurosciences*, vol.20, no.1, 2011

Rosenhan, D.L., "On being sane in insane places", *Science*, vol.179, no.4070, January 1973

_____, "The contextual nature of psychiatric diagnosis", *Journal of Abnormal Psychology*, vol.84. no.5, October 1975

Russell, Gerald, "Bulimia nervosa: an ominous variant of anorexia nervosa", *Psychological Medicine*, vol.9, no.3: 429-448, August 1979

Selye, Hans, "The general adaptation syndrome and the diseases of adaptation", *Journal of Clinical Endocrinology and Metabolism*, vol.6: 17-230, February 1946

Spiegel, D. et al., "Hypnotic visual illusion alters color processing in the brain", *American Journal of Psychiatry*, vol.157, 2000

Spitzer, R.L. et al., "Rosenhan revisited: the scientific credibility of Lauren Slater's pseudopatient diagnosis study", *Journal of Nervous and Mental Disease*, vol.193, no.11, 2005

Spitzer R.L., "More on pseudoscience in science and the case for psychiatric diagnosis: a critique of D.L. Rosenhans 'On being sane in insane places'",

Archives of General Psychiatry, vol.33, April 1976

Van Horn, J. D. et al., "Mapping connectivity damage in the case of Phineas Gage", *PLOS ONE*, vol.7, no.5, 2012

Torgersen, S., "The nature (and nurture) of personality disorders", *Scandinavian Journal of Psychology*, vol.50, no.6: 624-632, 2009

U.S. Department of Health, Education, and Welfare, "Protection on Human Subjects: use of psychosurgery in practice and research: report and recommendations for public comment", *Federal Register*, vol.42, no.99: 26317-26332, Part III, 23 May 1977

Watson, John, "Psychology as the behaviorist views it", *Psychological Review*, vol.20, 1913

Watson, John and Rosalie Rayner, "Conditioned emotional reactions", *Journal of Experimental Psychology*, vol.3: 1-14, February 1920

Zimmerman, M., "Pseudopatient or pseudoscience: a reviewer's perspective", *Journal of Nervous and Mental Disease*, vol.193, No.11, 2005

최은경·하지현, 「DSM-5 인격장애에 정신분석적 개념의 진입 시도」, 《한국정신분석》 24권 2호, pp. 102-110, 2013

하지현·유재학, 「사이코패스의 다양한 의미」, 《한국정신분석》 22권 1호, pp. 27-33, 2011

단행본

Alexander, Franz and Thomas M. French, *Studies in Psychosomatic Medicine*, New York: Ronald Press, 1948

Bowlby, John, *Maternal Care and Mental Health*, Geneva: World Health Organisation, 1951

Braid, James and John Churchill, *Neurypnology; or The rationale of nervous sleep*, London: Churchill, 1843

Bruch, Hilde, *The Golden Cage: The Enigma of Anorexia Nervosa*, Cambridge, MA:
Harvard University Press, 1978

Cleckley, Hervey M., *The Mask of Sanity*, St. Louis, MD: Mosby, 1982

Dukakis, Kitty and Larry Tye, *Shock: The Healing Power of Electroconvulsive Therapy*,
New York: Avery, 2006

Freud, Sigmund and Josef Breuer, *Studies on Hysteria(SE)*, 1955(한국어판『히스테
리 연구』, 지그문트 프로이트, 김미리혜 옮김, 열린책들, 2003)

Freud, Sigmund, *The Interpretation of Dreams(SE)*, London: Horgarth Press,
1953(한국어판:『꿈의 해석』, 김인순 옮김, 열린책들, 2004)

_____, "Fragment of an Analysis of a Case of Hysteria", *A Case of
Hysteria, Three Essays on Sexuality and Other Works(SE)*, London: Horgarth Press,
1953

_____, "Character and anal eroticism", *Jensen's 'Gradiva' and Other
Works(SE)*, London: Horgarth Press, 1959

Galton, Francis, *Hereditary Genius*, London: Macmillan, 1869

Herrnstein, Richard and Charles Murray, *The Bell Curve: Intelligence and Class
Structure in American Life*, New York: Free Press, 1994

Hull, Clark, *Hypnosis and Suggestibility: An Experimental Approach*, New York:
Appleton-Century-Crofts, 1933

Kaplan, Helen Singer, *The New Sex Therapy: Active Treatment Of Sexual Dysfunctions*,
New York: Brunner-Routledge, 1974.

Kesey, Ken, *One Flew Over the Cuckoo's Nest*, New York: Viking Press, 1962(한국어
판:『뻐꾸기 둥지 위로 날아간 새』, 정회성 옮김, 민음사, 2009)

Kinsey, Alfred, Wardell Pomeroy and Clyde Martin, *Sexual Behavior in the Human
Male*, vol.2, Philadelphia: W.B. Saunders, 1948

_____, "*Sexual Behavior in the Human Female*, Philadelphia: W.B.
Saunders, 1953

Kramer, Peter D., *Listening to Prozac: : A Psychiatrist Explores Antidepressant Drugs and the Remaking of the Self*, New York: Viking Press, 1993

Kris, Ernst, *Psychoanalytic exploration in art*, New York: International Universities Press, 1952

Levenson, James L., *The American Psychiatric Publishing Textbook of Psychosomatic Medicine(1st ed.)*, APP, 2004

Luce, Gay Gaer and J. Segal, *Sleep and Dreams*, London: HarperCollins, 1969

Ludwig, Arnold, *The Price of Greatness: Resolving the Creativity and Madness Controversy*, New York: Guilford Press, 1995(한국어판:『천재인가 광인인가』, 김정휘 옮김, 이화여자대학교출판부, 2007)

Masters, William and Virginia Johnson, *Human Sexual Response*, Toronto; New York: Bantam Books, 1966

_____, *Human Sexual Inadequacy*, Toronto; New York: Bantam Books, 1970

Moreno, Jacob L., *Preludes to My Autobiography*, New York: Beacon House, 1955

Rorschach, Hermann, *Psychodiagnostik*, Huber Verlag, 1921

Slater, Lauren, *Opening Skinner's Box*, New York: W. W. Norton, 2004(한국어판:『스키너의 심리상자 열기』, 조증열 옮김, 에코의서재, 2005)

Watson, John, *Behaviorism*, Chicago: University of Chicago Press, 1930

가나자와 사토시, 김영선 옮김,『지능의 사생활』, 웅진지식하우스, 2012

게랄드 휘터, 장현숙 옮김,『불안의 심리학』, 궁리, 2007

고제원,『최면의 이론과 실제』, 학지사, 2008

기시미 이치로, 박재현 옮김,『아들러 심리학을 읽는 밤』, 살림, 2015

대니얼 네틀, 김상우 옮김,『성격의 탄생』, 와이즈북, 2009

대한불안장애학회,『재난과 정신 건강』, 지식공작소, 2004

댄 애리얼리, 장석훈 옮김,『상식 밖의 경제학』, 청림출판, 2008

로버트 새폴스키, 이지윤·이재담 옮김,『스트레스』, 사이언스북스, 2008

로버트 D. 헤어, 조은경·황정하·조은경·황정하 옮김,『진단명 사이코패스』, 바다출판사, 2005

루이스 브레거, 홍강의 옮김, 『인간발달의 통합적 이해』, 이화여자대학교출판부, 1998

마크 솜즈, 김종주 옮김, 『뇌와 내부세계: 신경 정신분석학 입문』, 하나의학사, 2005

매트 리들리, 김한영 옮김, 『본성과 양육』, 김영사, 2004

미셸 푸코, 이규현 옮김, 『광기의 역사』, 나남출판, 2003

비키 오랜스키 위튼스타인, 안희정 옮김, 서민 감수, 『나쁜 과학자들』, 다른, 2014

빅터 프랭클, 이시형 옮김, 『죽음의 수용소에서』, 청아출판사, 2005

_____, _____, 삶의 의미를 찾아서』, 청아출판사, 2005

_____, 강윤영 옮김, 『빅터 프랭클의 심리의 발견』, 청아출판사, 2008

사이먼 배런코언, 홍승효 옮김, 『공감 제로』, 사이언스북스, 2013

설기문, 『에릭슨최면과 심리치료』, 학지사, 2009

아론 벡, 원호택 옮김, 『우울증의 인지치료』, 학지사, 2005

안드레아 록, 윤상운 옮김, 『꿈꾸는 뇌의 비밀』, 지식의 숲, 2006

안토니오 다마지오, 김린 옮김, 『데카르트의 오류』, 중앙문화사, 1999

알프레드 아들러, 김문성 옮김, 『아들러 심리학 입문』, 스타북스, 2014

앤드류 스컬, 전대호 옮김, 『현대 정신의학 잔혹사』, 모티브북, 2007

앨런 프랜시스, 김명남 옮김, 『정신병을 만드는 사람들』, 사이언스북스, 2014

에른스트 크리스·오토 쿠르츠, 노성두 옮김, 『예술가의 전설』, 사계절, 1999

에릭 H. 에릭슨, 송제훈 옮김, 『유년기와 사회』, 연암서가, 2014

엘리자베스 워첼, 김유미 옮김, 『프로작 네이션』, 민음인, 2011

오카다 다카시, 황선종 옮김, 『심리를 조작하는 사람들』, 어크로스, 2013

이부영, 『분석심리학』, 일조각, 2011

이병욱, 『프로이트와 함께하는 세계문학일주』, 학지사, 2014

잉에 슈테판, 이영희 옮김, 『프로이트를 만든 여자들』, 새로운 사람들, 1996

잭 코플랜드, 이재범 옮김, 『앨런 튜링』, 지식함지, 2014

제바스티안 브란트, 노성두 옮김, 『바보배』, 안티쿠스, 2006

조너선 개손 하디, 김승욱 옮김, 『킨제이와 20세기 성 연구』, 작가정신, 2010

존 엑스너, 『로르샤하 종합체계』, 윤화영 역, 학지사, 2011

존 콜라핀토, 이은선 옮김, 『이상한 나라의 브렌다』, 알마, 2014

주디스 허먼, 최현정 옮김, 『트라우마』, 열린책들, 2012

지그문트 프로이트, 한승완 옮김, 『나의 이력서』, 열린책들, 1997

최정윤, 『심리검사의 이해』, 시그마프레스, 2010

칼 구스타브 융, 이부영·이철·조수철 옮김, 『인간과 상징』, 집문당, 2013

캐서린 콜린·나이젤 벤슨·조안나 긴스버그·불라 그랜드·메린 레이지만·마커스 윅스, 이
    경희·박유진·이시은 옮김, 『심리의 책』, 지식갤러리, 2011

켄 로빈슨·루 에로니카, 정미나 옮김, 아이의 미래를 바꾸는 학교혁명, 21세기북스, 2015

켄 키지, 정회성 옮김, 『뻐꾸기 둥지 위로 날아간 새』, 민음사, 2009

크리스토퍼 레인, 이문희 옮김, 『만들어진 우울증』, 한겨레출판, 2009

테일러 클락, 문희경 옮김, 『너브』, 한국경제신문사, 2013

폴 바비악·로버트 D. 헤어, 이경식 옮김, 『직장으로 간 사이코패스』, 랜덤하우스코리
    아, 2007

프란츠 파농, 노서경 옮김, 『검은 피부, 하얀 가면』, 문학동네, 2014

프란츠 파농, 남경태 옮김, 『대지의 저주받은 사람들』, 그린비, 2010

피터 게이, 정영목 옮김, 『프로이트 1, 2』, 교양인, 2011

필립 짐바르도, 임지원, 이충호 옮김, 『루시퍼 이펙트』, 웅진지식하우스, 2007

헨리 지거리스트, 김진언 옮김, 『위대한 의사들』, 현인, 2011

Albert Ellis·Catharine MacLaren, 서수균·김윤희 옮김, 『합리적 정서행동치료』, 학지
    사, 2007

Majorie E. Weishaar, 권석만 옮김, 『아론 벡』, 학지사, 2007

원문

Gaius Plinius Secundus, *Historia Naturalis*

Shakespeare, William, *A Midsummer Night's Dream*

Theophrastus, *The Characters*

The Vulgate

신문 기사 및 보고서

「사이코드라마, 각박한 세상에 딱 맞는 힐링 수단」, 《중앙선데이》, 2013. 5. 19

「'비틀린 보이'… 9명 '정신이상 위장' 현역 면제」, 《경향신문》, 2010. 5. 4

Senate Select Committee on Intelligence, *Committee Study of the Central Intelligence Agency's Detention and Interrogation Program*, 2014

"Electroconvulsive Therapy", *National Institutes of Health Consensus Development Conference Statement*, June 1985(https://consensus.nih.gov/1985/1985electroconvulsivetherapy051html.htm)

블로그 및 강연

Thomas Insel Director's Blog: Transforming Diagnosis from 'NIMH blog' 29 April 2013(http://www.nimh.nih.gov/about/director/2013/transforming-diagnosis.shtml)

켄 로빈슨, 테드 강연 〈학교가 창의력을 죽인다〉(https://www.ted.com/talks/ken_robinson_says_schools_kill_creativity?language=ko)

영화

에드리안 라인 감독, 〈야곱의 사다리〉, 1990

마이클 치미노 감독, 〈디어 헌터〉, 1979

밀로스 포먼 감독, 〈뻐꾸기 둥지 위로 날아간 새〉, 1975

찾아보기

정신의학의 탄생

초판 1쇄 2016년 1월 15일
초판 5쇄 2022년 3월 5일

지은이 | 하지현
펴낸이 | 송영석

주간 | 이혜진
기획편집 | 박신애 · 최미혜 · 최예은 · 조아혜
외서기획편집 | 정혜경 · 송하린 · 양한나
디자인 | 박윤정
마케팅 | 이종우 · 김유종 · 한승민
관리 | 송우석 · 황규성 · 전지연 · 채경민

펴낸곳 | (株)해냄출판사
등록번호 | 제10-229호
등록일자 | 1988년 5월 11일(설립일자 | 1983년 6월 24일)

04042 서울시 마포구 잔다리로 30 해냄빌딩 5 · 6층
대표전화 | 326-1600 **팩스** | 326-1624
홈페이지 | www.hainaim.com

ISBN 978-89-6574-544-0